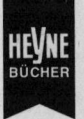

MECHTHILD SCHEFFER

Bach-Blütentherapie

Theorie und Praxis

Das Standardwerk mit den
ausführlichsten Blütenbeschreibungen

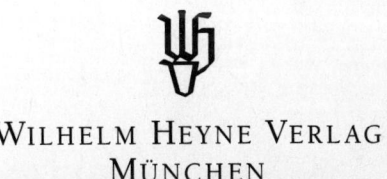

WILHELM HEYNE VERLAG
MÜNCHEN

HEYNE RATGEBER
08/5323

Umwelthinweis:
Dieses Buch wurde auf chlor- und
säurefreiem Papier gedruckt.

3. Auflage

Taschenbucherstausgabe 5/2000
Copyright © 1981 by Heinrich Hugendubel Verlag, München
Wilhelm Heyne Verlag GmbH & Co. KG, München
http://www.heyne.de
Printed in Germany 2001
Umschlaggestaltung: Martina Eisele, Grafik-Design, München
unter Verwendung eines Motivs von Dieter Bonhorst, München
Blütenzeichnungen: Andreas Roth
Aura- und Wirkungsmodell: Gunther Woelky
Satz: Schaber Satz- und Datentechnik, Wels
Druck und Bindung: Ebner Ulm

ISBN 3-453-17123-3

Inhalt

Vorwort

Dieses Buch entstand 1981 auf Anregung und Wunsch von Patienten und Kollegen, mehr über diese in Deutschland noch relativ unbekannte feinstoffliche Methode zur Selbstharmonisierung der menschlichen Persönlichkeit zu erfahren.

Es dient zum Studium der Methode, die nach dem Wunsch ihres Entdeckers, des englischen Arztes Dr. Edward Bach, sowohl denjenigen, die einen Heilberuf ausüben, als auch den Laien ohne medizinische Ausbildung offenstehen soll.

Die Beschreibung der 38 Blüten soll den Menschen, die eine bestimmte Blüte einnehmen, zu einem tieferen Verständnis des jeweils zugrundeliegenden geistigen Konzeptes verhelfen und damit den Selbstauseinandersetzungsprozeß unterstützen.

Ein wichtiger Hinweis für alle Leser dieses Buches, die keine Ärzte oder Heilpraktiker sind:

Das System der 38 Bach-Blüten dient dazu, der Persönlichkeit die Chance zu geben, vorübergehende allgemeinmenschliche negative Gemütsstimmungen, wie z. B. Unsicherheit, Eifersucht, Kleinmütigkeit u. ä., deren Ursache Charakterschwäche ist, selbst in den Griff zu bekommen. Zielsetzung ist die seelische Reinigung, Selbsterkenntnis, harmonische Entfaltung, damit eine größere Stabilität der Persönlichkeit. Daraus folgt dann indirekt auch eine höhere Resistenz gegenüber seelischen und gegebenenfalls psychosomatischen Störungen. Es wäre deshalb falsch, die Wirkung der 38 Bach-Blüten in direktem Zusammenhang mit körperlichen Krankheitssymptomen zu betrachten und zu bringen. Die Bach-Blütenkonzentrate können deshalb auch zur Vorbeugung gegen körperliche Krankheiten und zur Unterstützung einer fachgerechten Behandlung dienen, diese aber nicht ersetzen. Wenn in diesem Buch von Diagnose, Patient, Therapie oder Heilung gesprochen wird, so ist dieses deshalb nicht im Sinne der Schulmedizin aufzufassen.

Inzwischen konnte das Buch aufgrund der Erfahrungen vieler Hunderter Freunde der Bach-Blüten in wichtigen Punkten ergänzt und besonders in den Symptomen-Listen präzisiert werden. Für die Entwicklung der Bach-Blütentherapie in den deutschsprachigen Ländern und für weitere Auflagen werden Erfahrungen aus Leserkreisen jeder Art dankbar entgegengenommen. Schreiben Sie an: Institut für Bach-Blütentherapie, Forschung und Lehre, Mechthild Scheffer, Lippmannstraße 57, 22769 Hamburg. Hier erhalten Sie auch Auskunft und Beratung in allen weiteren praktischen und theoretischen Fragen in Zusammenhang mit den Bach-Blütenkonzentraten.

Die Bach-Blütenkonzentrate werden heute noch an den von Dr. Edward Bach bestimmten Fundorten in freier Natur gesammelt. Das System der 38 Blüten umfaßt nach Aussagen von Dr. Bach alle grundsätzlichen negativen Seelenzustände des menschlichen Charakters und stellt ein in sich abgeschlossenes System dar, das seine Wirksamkeit in 50 Jahren unter Beweis gestellt hat. Das Bach Centre in England distanziert sich deshalb ausdrücklich von »Ergänzungen« oder »Weiterentwicklungen« des Bach-Systems, Nachempfindungen der Originalessenzen oder der Berufung auf die Herstellungsmethoden von Dr. Bach oder des Bach Centres selbst. Allen Persönlichkeiten im In- und Ausland, die zur Entstehung dieses Buches beigetragen haben, sei an dieser Stelle gedankt.

1. KAPITEL

Die Bach-Blüten – eine holistische Methode der Selbstheilung

> »Krankheit ist weder Grausamkeit noch Strafe, sondern einzig und allein ein Korrektiv; ein Werkzeug, dessen sich unsere eigene Seele bedient, um uns auf unsere Fehler hinzuweisen, um uns von größeren Irrtümern zurückzuhalten, um uns daran zu hindern, mehr Schaden anzurichten – und uns auf den Weg der Wahrheit und des Lichts zurückzubringen, von dem wir nie hätten abkommen sollen.«

EDWARD BACH

Die zeitlose Aktualität dieser Sätze, von dem englischen Arzt Dr. Edward Bach vor mehr als 50 Jahren geschrieben, findet heute im Zeichen von »Humanistischer Medizin«, »Psychosomatik« und »Holistischem Heilen« mehr und mehr offene Herzen und Ohren. Tatsächlich ist das Interesse an den Bach-Blütenkonzentraten, so wie Bach es vorausgesagt hatte, in den letzten Jahren international sprunghaft gewachsen.

Die holistische[1] Auffassung von Gesundheit, Krankheit und Heilung geht von der vollkommenen Einheit allen Lebens und der absoluten Einzigartigkeit aller darin vorhandenen Systeme aus. Jeder von uns befindet sich auf einer einmaligen, in dieser Form unwiederholbaren Lebensreise, und unser Gesundheitszustand ist ein Indikator dafür, an welchem Punkt dieser Reise wir momentan stehen.

Jedes Krankheitssymptom, sei es körperlich, seelisch oder geistig, gibt uns eine spezifische Botschaft, die es zu erkennen, zu akzeptieren und für unsere Lebensreise zu nutzen gilt. Jedes echte Heilungsgeschehen ist eine Bejahung unserer Ganzheit, eine Bekräftigung unserer Heilheit oder Heiligkeit.

Das System der Bach-Blüten läßt sich aus dieser Sicht als »Heilung durch Reharmonisierung des Bewußtseins« bezeichnen. Es bringt uns an den Schaltstellen unserer Persönlichkeit, an denen Lebensenergie in falschen Bahnen läuft oder blockiert ist, wieder in harmonischen Kontakt mit unserer Ganzheit, mit unserer wahren Energiequelle.

»Heal Thyself«, »Heile dich selbst« ist die Kernaussage der Philosophie von Edward Bach. Denn im letzten sind es wir selbst, das »universelle Heilprinzip« oder die »göttliche Heilkraft« in uns, die die Heilung zuläßt und möglich macht. Bach hatte die Vorstellung, daß in nicht allzu fernen Tagen seine Blütenkonzentrate nicht nur in der Praxis von Ärzten und Heilpraktikern, sondern auch in jedem Haushalt verwendet würden.

In diesem Sinne dienen die Bach-Blüten neben der professionellen Mit-Behandlung psychosomatischer Störungen auch von Jahr zu Jahr mehr Menschen zur seelischen Reinigung, die bewußt an ihrem seelischen Wachstum und an ihrer spirituellen Entfaltung arbeiten.

Das Bach-Blütensystem läßt sich bis heute nur schwer kategorisieren. Aufgrund der Subtilität der Wirkungsweise könnte man es möglicherweise als wesensverwandt mit der klassischen Homöopathie nach Hahnemann sowie einigen anthroposophischen und spagyrischen Verfahren betrachten. Denn es wirkt nicht auf dem mühevollen Umweg über den physischen Körper, sondern auf feineren energetischen Schwingungsebenen direkt auf das Energiesystem Mensch ein.

Edward Bach selbst wirkte, bevor er sein Blüten-System entwickelte, als sehr erfolgreicher Bakteriologe und Homöopath[2]. Er fühlte sich geistig unter anderem mit Hippokrates, Paracelsus und Samuel Hahnemann[3] verbunden. Mit ihnen teilte er die Auffassung: Es gibt keine Krankheiten, sondern nur kranke Menschen!

Doch man würde ihn und sein Werk zu eng sehen, bezeichnete man ihn, wie seine zeitgenössischen Kollegen, nur als den »Hahnemann unserer Tage«.

Was 1930 den damals 43jährigen dazu bewog, seine lukrative Praxis in der berühmten Londoner Ärzte-Straße Harley-street aufzugeben und seine letzten sechs Lebensjahre der Suche nach einer »einfacheren, natürlichen Heilmethode« zu widmen, bei der »nichts zerstört oder verändert zu werden brauchte«, ist neu und geht in wichtigen Aspekten über die Ansichten und Absichten von Hahnemann hinaus.

Was das Bach-Blütensystem gegenüber bisherigen subtilen Methoden des Westens neu und anders macht, läßt sich in drei Punkten zusammenfassen:

1. Edward Bachs Auffassung von Gesundheit und Krankheit, also der *geistige Ansatz* seiner Therapie, wurzelt in einem übergeordneten Bezugssystem, das über die Grenzen der menschlichen Einzelpersönlichkeit hinausgeht[4]. Das führte ihn zu einer *neuen Form der »Diagnose«,* die sich nicht mehr an körperlichen Symptomen, sondern ausschließlich an disharmonischen seelischen Zuständen oder negativen Gefühlskonzepten orientiert, ähnlich, aber umfassender als die homöopathischen »Gemütssymptome«.

2. Neu und anders für die heutige Zeit ist auch das simple und natürliche *Verfahren,* durch das Bach die Energie der Blüten aus ihrer materiellen Form freisetzte und an die Trägersubstanz band. Das führt auf *direktem Wege,* also nicht über das Ähnlichkeitsprinzip, zu einer harmonisierenden Wirkung seiner Blütenkonzentrate, bei der es keine Überdosierung, keine Nebenwirkungen und keine Unverträglichkeit mit anderen Therapieformen gibt.

3. Diese, im besten Sinne des Wortes, »harmlose« Wirkungsweise, macht die Segnungen des Bach-Systems einer *viel grö-*

ßeren Zahl von Menschen zur Vorbeugung und Selbstheilung zugänglich, als es bisher bei feinstofflichen Methoden möglich war. Da es sich bei den von Bach beschriebenen Zuständen um die Folgen allgemeinmenschlicher Charakterschwächen, aber nicht um seelische Krankheitssymptome handelt, braucht man keine medizinische oder psychologische Ausbildung, um mit den Bach-Blüten erfolgreich umgehen zu können. Viel wichtiger ist menschliche Reife, gepaart mit einer guten Auffassungsgabe, Denk- und Erkenntnisfähigkeit sowie vor allem ein natürliches Einfühlungsvermögen und gesundes Empfinden für den Mitmenschen.

2. Kapitel

**Wie die Bach-Blüten
wirken können**

Eine naturwissenschaftlich voll befriedigende Erklärung der
Wirkungsweise gibt es zum jetzigen Zeitpunkt noch nicht.
Hypothesen aus den Bereichen der Molekularchemie, In-
formatik, Kybernetik, Psychoneuroimmunologie existieren
schon für verschiedene feinstoffliche Methoden. Diese Hypothesen könnten auch auf das Bach-System anwendbar sein. Es
kann bei der rasanten Entwicklung der Erkenntnisse auf diesen Gebieten nur noch eine Zeitfrage sein, daß man die durch
feinstoffliche Methoden hervorgerufenen energetischen Veränderungen auch mit naturwissenschaftlichen Methoden mes-
sen und darstellen kann.

Edward Bach hat alles, was er im Zusammenhang mit seinem Blüten-System für wichtig hielt, in seinen Werken »Heal
Thyself« und »The Twelve Healers and Other Remedies« mit
wenigen Worten mitgeteilt. Wer in seiner geistigen Welt lebt,
braucht auch heute nicht mehr als diese Schriften. Und jeder,
der sich mit dem Bach-Blütensystem beschäftigt, sollte »Heile
dich selbst« lesen und zum Wiederlesen besitzen.[5]

Es hat sich jedoch gezeigt, daß heute nicht jeder die Einfachheit und Größe der Gedanken von Edward Bach – geschrieben
in den Worten einer anderen Generation – ohne weiteres verstehen und akzeptieren kann. Deshalb werden auf den folgenden Seiten seine Gedanken und die Wirkungsweise der Blütenkonzentrate in teilweise moderneren Bezügen dargestellt
und erläutert.

Als Ergänzung dazu folgt eine Wirkungsinterpretation aus
psychodynamischer Sicht, wie sie zur Zeit von psychologisch
orientierten Behandlern gern zur Veranschaulichung verwen-

det wird. Und schließlich, für Interessierte, weitere ergänzende Hinweise aus der Erfahrung einer esoterischen Heilerin.

A. *Die Interpretation von Edward Bach*

Bach schrieb 1934 über die Wirkung seiner Blütenessenzen:

> »Bestimmte wildwachsende Blumen, Büsche und Bäume höherer Ordnung haben durch ihre hohe Schwingung die Kraft, unsere menschlichen Schwingungen zu erhöhen und unsere Kanäle für die Botschaften unseres spirituellen Selbst zu öffnen; unsere Persönlichkeit mit den Tugenden, die wir nötig haben, zu überfluten und dadurch die (Charakter-)Mängel auszuwaschen, die unsere Leiden verursachen. Wie schöne Musik oder andere großartige, inspirierende Dinge, sind sie in der Lage, unsere ganze Persönlichkeit zu erheben und uns unserer Seele näherzubringen. Dadurch schenken sie uns Frieden und entbinden uns von unseren Leiden. Sie heilen nicht dadurch, daß sie die Krankheit direkt angreifen, sondern dadurch, daß sie unseren Körper mit den schönen Schwingungen unseres Höheren Selbst durchfluten, in deren Gegenwart die Krankheit hinwegschmilzt wie Schnee an der Sonne. Es gibt keine echte Heilung ohne eine Veränderung in der Lebenseinstellung, des Seelenfriedens und des inneren Glücksgefühls.«[6]

So unwahrscheinlich diese Gedanken manchem zunächst erscheinen mögen, so einleuchtend sind sie, wenn man die Voraussetzungen versteht und akzeptiert, von denen Bach, ähnlich wie auch seine großen Geistesverwandten Hippokrates, Hahnemann und Paracelsus, ausgeht.

1. *Schöpfung und Schicksal*

o Das menschliche Leben und der Mensch auf diesem Planeten ist ein *Teil eines größeren Schöpfungsgedankens.* Wir leben
in einem größeren Bezugsrahmen, in einer umfassenderen Einheit, etwa so wie eine Zelle in einem menschlichen
Körper.

o Jeder Mensch ist zweierlei: ein unverwechselbares Individuum und durch diese individuellen Eigenschaften zugleich
auch ein lebensnotwendiger Teil der umfassenderen Einheit, des größeren Ganzen.

o Weil in der Schöpfung alles eine Einheit ist, ist jeder von
uns auch mit allem verbunden, und zwar durch eine ge-
meinsame, übergeordnete, mächtige Energieschwingung,
die mit vielerlei Namen, so z. B. »Schöpfungskraft«, »univer-
selles Lebensprinzip«, »kosmisches Prinzip«, »Liebe im Sinne höherer Vernunft« oder ganz einfach »Gott« genannt
wird.

o Die Entwicklung jedes Menschen folgt, wie alles in diesem
Universum, von der Eisblume am Fenster bis zum Werden
und Vergehen ganzer Planetensysteme einem program-
mierten Wirkungsprinzip, einer inneren Gesetzmäßigkeit.
Jeder Mensch hat seine Matrix mit bestimmten Energie-
potentialen, seinen Auftrag, seine Aufgabe, sein Schicksal
oder wie immer man es nennen möchte.

o Jeder Mensch hat als Teil des größeren Schöpfungsgedankens eine unsterbliche *Seele* - das, was er eigentlich ist -
und eine sterbliche *Persönlichkeit* - das, was er hier auf Erden darstellt. Eng mit der Seele verbunden ist das *Höhere
Selbst,* das sozusagen als Vermittler zwischen Seele und Persönlichkeit fungiert.

o Die Seele kennt den jeweiligen Auftrag des Menschen und
hat den Drang, diesen Auftrag mit Hilfe des Höheren Selbst
durch die Persönlichkeit aus Fleisch und Blut auszudrücken

und in konkrete Realität umzusetzen. Die Persönlichkeit kennt diesen Auftrag zunächst nicht.

o Die Potentiale, die unsere Seele durch die Persönlichkeit verwirklichen möchte, sind aber nicht konkreter Natur. Es sind mehr übergeordnete ideelle Qualitäten, die Edward Bach »die Tugenden unserer höheren Natur« nennt. Dazu gehören z. B. Sanftmut, Stärke, Mut, Beständigkeit, Weisheit, Freude, Zielstrebigkeit. Große Dichter aller Zeitepochen haben sie als edle Charaktereigenschaften besungen. Man könnte diese Qualitäten auch als ideale archetypische Seelenkonzepte der Menschheit bezeichnen, deren Verwirklichung im Sinne eines größeren Ganzen unser wahres Glücksgefühl ausmacht.

o Werden sie nicht verwirklicht, kommt es früher oder später zum entgegengesetzten Gefühl: Unglücklichsein. Die nicht verwirklichten Tugenden zeigen sich nun von ihrer Schattenseite, als »Mängel«, z. B. als Stolz, Grausamkeit, Haß, Egoismus, Habgier. Diese Mängel, so sagt nicht nur Edward Bach, sind die wahren Ursachen für Krankheiten.

o Jeder Mensch hat das unbewußte Verlangen, in Harmonie zu leben, denn die Natur, als großes Energiefeld betrachtet, ist immer bestrebt, den effizientesten Energiezustand herzustellen.

2. *Gesundheit und Krankheit*

Gesundheit: Könnte und würde die Persönlichkeit vollkommen im Einklang mit ihrer Seele handeln, die ja wiederum Teil der größeren Einheit ist, würde der Mensch in vollständiger Harmonie leben. Die universelle göttliche Schöpfungsenergie könnte sich durch die Seele und das Höhere Selbst in der Persönlichkeit ausdrücken, und wir Menschen wären stark, gesund und glücklich als harmonisch schwingende Teile des größeren kosmischen Energiefeldes.

Krankheit: Überall dort, wo die Persönlichkeit nicht durch ihre Seele mit dem großen kosmischen Energiefeld verbunden ist, wo sie nicht mit ihm im Einklang schwingt, herrscht Störung, Stauung, Reibung, Verzerrung, Disharmonie, Energieverlust. Diese Zustände setzen sich fort vom Feineren zum Festeren und manifestieren sich zunächst als negative Gemütsstimmungen, später als körperliche Krankheit. Die körperliche Krankheit hat die Funktion eines letzten Korrektivs. Sie ist, simpel ausgedrückt, eine rote Warnlampe, die handgreiflich signalisiert, daß jetzt sofort etwas geändert werden muß, wenn es nicht früher oder später zum Totalausfall kommen soll.

Edward Bach sagt, die wirklichen Ursachen von Krankheit sind letztlich nur zwei grundlegende Mißverständnisse oder Irrtümer:

Das erste Mißverständnis: Die Persönlichkeit handelt nicht in Übereinstimmung mit ihrer Seele, sondern lebt in der Illusion des Abgetrenntseins.

Im extremsten Fall ist die Persönlichkeit gar nicht mehr in der Lage, die Existenz ihrer Seele und eines Höheren Selbst überhaupt noch zu erkennen, weil sie »materialistisch« nur das akzeptiert, »was man sieht und anfassen kann«. Dadurch schneidet sie sich langfristig sozusagen von ihrer eigenen Nabelschnur ab, verdorrt und zerstört sich selbst.

Häufiger jedoch verkennt die Persönlichkeit in Teilbereichen die Absichten ihrer Seele und handelt dort nach ihrem eigenen beschränkten Verständnis der Zusammenhänge.

In allen Teilbereichen, in denen die Persönlichkeit sich so vom großen kosmischen Energiestrom oder, wie Bach sagt, von der Liebe abgewandt hat, verzerren sich Tugenden oder positive Charaktereigenschaften ins Destruktive und führen zu negativen Seelenzuständen oder Gemütsstimmungen.[7]

Das zweite Mißverständnis: Die Persönlichkeit verstößt gegen das »Prinzip der Einheit«. Handelt die Persönlichkeit entgegen den Absichten ihres Höheren Selbst und ihrer Seele, handelt sie bereits automatisch auch gegen die Interessen der Größeren Einheit, mit der ihre Seele ja energetisch verbunden ist.

Vor allem aber verstößt die Persönlichkeit gegen das Prinzip der Einheit, wenn sie versucht, einem anderen Wesen, entgegen dessen Absicht, seinen eigenen Willen aufzuzwingen. Sie behindert damit nicht nur die Entwicklung des anderen Wesens, sondern stört, da alles mit allem verbunden ist, gleichzeitig auch das gesamte kosmische Energiefeld, d. h. den Entwicklungsprozeß der gesamten Menschheit.

Jeder Krankheit geht ein negativer Seelenzustand voraus, der auf dem falschen Gebrauch eines der großen archetypischen menschlichen Seelenkonzepte oder Tugenden beruht. Ein Beispiel:

Der negative Seelenzustand wäre rücksichtsloses, egoistisches Verhalten, hervorgerufen durch Habgier als falsch gebrauchte Tugend. Habgier ist eine negative Kehrseite des Seelenkonzeptes der Nächstenliebe und Toleranz.

Hierzu erklärt Edward Bach in »Heile dich selbst«[8]: »Habgier führt zu einem Streben nach Macht. Sie ist eine Verneinung der Freiheit und Individualität jeder Seele. Anstatt anzuerkennen, daß jeder Mensch hier ist, um sich frei in der Weise zu entwickeln, wie es nur seine eigene Seele ihm gebietet, strebt die von Habgier besessene Persönlichkeit danach, selbst zu herrschen, zu formen und zu befehlen und damit die Macht des Schöpfers zu usurpieren.

Verharrt man in diesem »Mangel«, entgegen der Stimme seines Höheren Selbst, so ruft das einen Konflikt hervor, der durch ein spezifisches Krankheitsgeschehen im Körper widergespiegelt wird.

So sind das Ergebnis von Habgier und der Beherrschung anderer solche Krankheiten, die den Leidenden zum Sklaven seines eigenen Körpers machen und das Ausleben seiner Wünsche und Süchte hindern ...«[9]

3. *Der therapeutische Ansatz von Edward Bach*

Bach geht in seiner Diagnose von dem Gesetz der Seele, also von einem übergeordneten Ursachenbereich aus, anstatt, wie fast alle anderen westlichen Systeme, vom begrenzten Blickpunkt der Persönlichkeit und vom Reich der Wirkungen.

Edward Bach orientiert sich in seiner Diagnose nicht an körperlichen Symptomen, sondern ausschließlich an den negativen seelischen Zuständen, die als Folge widersprüchlichen Handelns zwischen den Absichten Seele und Persönlichkeit schließlich Ursache für körperliche Krankheiten werden können.

Diese negativen Seelenzustände werden aber nicht als Symptome »bekämpft«, denn dadurch würde man sie energetisch aufrechterhalten. Sie werden vielmehr von übergeordneten harmonischen Energieschwingungen sozusagen überflutet, wodurch sie, wie Bach sagt, »hinwegschmelzen wie Schnee an der Sonne«. Wie kann man sich das vorstellen?

Die von Bach verwendeten Blüten stammen, wie er sagt, »von bestimmten Pflanzen höherer Ordnung«. Jede von ihnen verkörpert ein bestimmtes Seelenkonzept oder schwingt, energetisch ausgedrückt, in einer bestimmten Schwingungsfrequenz. Jedes dieser »pflanzlichen« Seelenkonzepte stimmt mit einem bestimmten Seelenkonzept im Menschen bzw. mit einer bestimmten Energiefrequenz im menschlichen Energiefeld überein. In der menschlichen Seele sind alle 38 Seelenkonzepte der Bach-Blüten als Seelenkonzepte, Energiepotentiale, Tugenden oder göttliche Funken enthalten.

Besteht nun in einem bestimmten menschlichen Seelenkonzept oder Energiepotential ein Konflikt zwischen den Absichten der Seele und der Persönlichkeit, so ist dort die Schwingungsfrequenz im energetischen Feld disharmonisch verzerrt und verlangsamt. Diese Verzerrung beeinflußt das gesamte menschliche Energiefeld bzw. beeinträchtigt den gesamten seelischen Zustand des Menschen. Es kommt, in den Worten von Edward Bach, zu einem negativen Seelen- oder Gemütszustand.

Was bewirkt nach dieser Vorstellung eine Bach-Blütenessenz?

Da sie in der gleichen harmonischen Energiefrequenz schwingt, die das betreffende menschliche Seelenkonzept ohne seine disharmonische Verzerrung und Verlangsamung hätte, kann die Blütenessenz zu diesem menschlichen Seelenkonzept Kontakt aufnehmen und es mit ihrer eigenen harmonischen Schwingungsfrequenz durch Schwingungsresonanz wieder harmonisieren.[10]

Anders ausgedrückt: Die Bach-Blütenessenz stellt als eine Art Katalysator den an diesem Punkt blockierten Kontakt zwischen Seele und Persönlichkeit wieder her. Die Seele kann sich wieder Gehör in der Persönlichkeit verschaffen. Dort, wo Disharmonie und Erstarrung herrschte, fließt wieder Leben ein. Oder wie Bach sagt: Dort, wo der Mensch nicht »mehr ganz er selbst« war, wird er wieder »ganz er selbst«.

Die Persönlichkeit findet aus der menschlich allzu menschlichen Verwirrung und Begrenzung heraus, zurück zu den Seelenpotentialen oder Tugenden, die unserer Existenz auf diesem Planeten Sinn geben und Harmonie schenken.

4. *Die neue einfache Methode des Potenzierens*

Seit Menschengedenken werden Pflanzen zu Heilzwecken verwendet. Bach unterscheidet jedoch zwischen Pflanzen, die Leiden lindern – die meisten unserer Arzneipflanzen –, und solchen, die mit göttlichen Heilkräften angereichert sind. Letztere sind Pflanzen »Höherer Ordnung«. Er fand diese Pflanzen auf intuitivem Wege und nannte sie »the happy fellows of the plant world«. Seine Sensitivität war zu diesem Zeitpunkt so stark entwickelt, daß er nur das Blütenblatt der betreffenden Pflanze auf die Zunge zu legen brauchte, um ihre Wirkung auf Körper, Seele und Geist zu fühlen. Interessant ist, daß es sich durchweg um ungiftige Gewächse handelt, keine, die dem Menschen zur Nahrung dienen und außerdem meistens um Pflanzen, denen man ihre inneren Qualitäten nicht von außen ansieht. Einige von ihnen werden in anderer Form auch in der Phytotherapie verwendet, die Mehrzahl jedoch wird bisher zum Unkraut gerechnet. Wichtig ist, daß diese Pflanzen nur wildwachsend an bestimmten naturbelassenen Stellen gesammelt werden. Als kultivierte Pflanzen hätten sie diese göttlichen Heilkräfte nicht mehr.

So einfach wie das Aussehen der meisten Blüten ist auch das Potenzierungsverfahren[11], das Edward Bach fand oder wiederfand. In der Indianermedizin soll man ähnliche Verfahren angewendet haben. Um die Seele oder die »Essenz«[12] der *Pflanze* aus dem physischen Pflanzenkörper zu lösen, fand Bach die »Sonnenmethode« und die »Kochmethode«.

Die Sonnenmethode verwendete er für alle Blumen, die im späten Frühling oder im Sommer blühen, wenn die Sonne ihre volle Kraft erreicht hat. Dabei werden an einem sonnigen, wolkenlosen Tag morgens die Blüten möglichst vieler verschiedener Pflanzen gepflückt. Als Schutz wird ein Blatt zwischen Daumen und Zeigefinger genommen, damit die Blüten nicht mit der menschlichen Haut in Berührung kommen. Nun werden so viele Blüten in eine Schüssel mit Quellwasser gelegt, bis die Oberfläche dicht bedeckt ist. Diese Schüssel bleibt so lange in der Sonne stehen, bis die Essenz der Blüten auf das Quellwasser übergegangen ist. Das so »imprägnierte« Wasser wird später in eine Flasche gegossen, die mit Alkohol präpariert ist. Diese Essenzflasche ist unbegrenzt haltbar und liefert die Basis zur Herstellung der »stock bottles« oder Vorratsflaschen.

Die Kochmethode wird vorwiegend für die Blüten der Bäume, Büsche und Sträucher verwendet, die sehr früh im Jahr blühen, noch bevor die Sonne ihre volle Kraft erreicht hat. Gesammelt werden die Blüten in der gleichen Weise wie bei der Sonnenmethode. Dann aber werden sie ausgekocht, mehrfach gefiltert und ebenfalls in vorpräparierte Essenzflaschen abgefüllt. In dieser – im Vergleich zum Dynamisierungsprozeß der Homöopathie oder zum Herstellungsverfahren anthroposophischer Heilmittel – scheinbar simplen Potenzierungsmethode sah Bach folgende Vorteile:

Es ist keine Zerstörung oder Beschädigung des Pflanzenwesens notwendig. Die Blüte, in der sich die Wesensenergie der Pflanze konzentriert, wird im Stadium der Vollreife oder Vollendung[13], also kurz vor dem Abfallen, gepflückt.

Zwischen diesem Pflückvorgang und der Präparierung vergeht kaum Zeit. Es geht also kaum Energie verloren. Das Ganze ist ein harmonischer Prozeß natürlicher Alchimie, bei dem die gewaltigen Kräfte der vier Elemente zusammenspielen. Erde und Luft: um die Pflanze zur Reife zu bringen. Sonne oder Feuer: um die Pflanzenseele aus dem Pflanzenkörper freizusetzen. Wasser: als Trägersubstanz, für ihre höhere Bestimmung.

Edward Bach schrieb damals für seine homöopathischen Kollegen: »Laßt Euch nicht durch die Einfachheit der Methode von ihrem Gebrauch abhalten, denn je weiter Eure Forschungen voranschreiten, um so mehr wird sich Euch die Einfachheit aller Schöpfung erschließen.«

5. »Simplicity« oder Einfachheit, das Grundprinzip des Bach-Blütensystems

Der Begriff »Einfachheit« unterliegt in unserer täglich komplizierter werdenden Welt leicht der Gefahr, mißverstanden und mit dem Begriff »Primitivität« verwechselt zu werden. Einfachheit hat mit Einheit, Vollendung und Harmonie zu tun. Das ist der Grund, warum sich jeder Mensch, und sei es auf noch so diffuse Weise, von den sogenannten einfachen Dingen des Lebens angezogen fühlt. Um hinter der größten Differenziert-

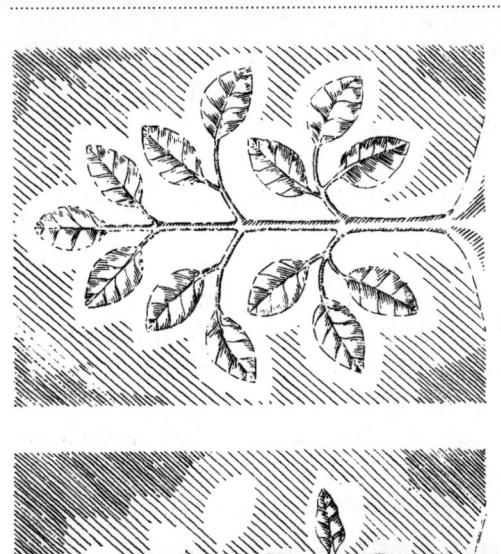

3. Vollkommen entwickelte Persönlichkeit. Alle Potentiale sind verwirklicht.

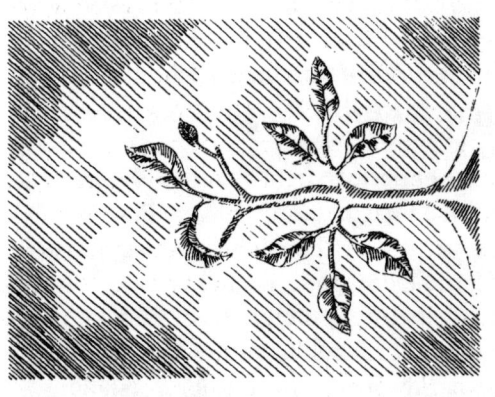

2. Unvollständig entwickelte Persönlichkeit. Potentiale werden nicht voll genutzt.

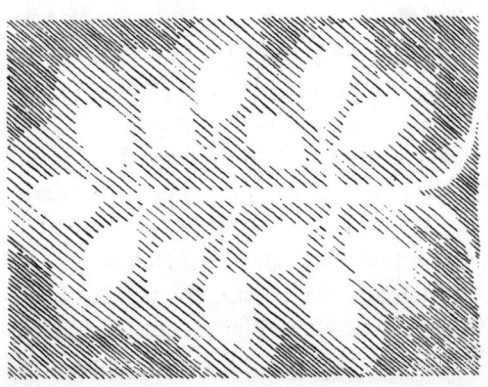

1. Lebensplan des Höheren Selbst für die Entwicklung der Persönlichkeit.

heit und scheinbaren Kompliziertheit eines Geschehens wieder die Einheit und Einfachheit zu erfassen, muß man außer Objektivität, Durchblick und Überblick die grundsätzliche Bereitschaft haben, sich als Teil eines Ganzen zu sehen, das letztlich von einem einheitlichen und einfachen Schöpfungsprinzip regiert wird.

Es kann kein Zufall sein, daß sich fast alle großen Naturwissenschaftler am Ende ihres Lebens zu dieser Einstellung bekannt haben. Diese Grundeinstellung in jedem Menschen wiederherzustellen und zu stärken, ist das übergeordnete Ziel und Ergebnis jeder Bach-Blütentherapie.

B. *Beispiel einer psychodynamischen Wirkungsinterpretation*

Sehr psychologisch orientierte Bach-Behandler legen heute das Schwergewicht ihrer Interpretation auf die Bewußtseinsveränderung und auf den seelischen Wachstumsprozeß. Sie laufen damit zuweilen Gefahr, in den Grenzen der Persönlichkeit befangen zu bleiben und damit hinter dem geistigen Ansatz von Edward Bach zurückzubleiben.

Sie gehen dabei, wie Edward Bach, von der Vorstellung eines »Höheren Selbst« aus, das sich durch das Individuum oder die »Persönlichkeit« verwirklichen möchte. Der Wachstumsprozeß verläuft nach dieser Interpretation in verschiedenen, voneinander unabhängigen, aber sich ergänzenden Zyklen.

Neben dem für jedermann offensichtlichen körperlichen Entwicklungszyklus gibt es auch Zyklen der geistigen und der seelischen Entwicklung, um nur die wichtigsten zu nennen.

Ziel des Lebens ist es, alle diese Zyklen mit steigendem Bewußtsein zu durchlaufen und auszuleben, um so im Laufe des Lebens das ganze Potential des Höheren Selbst zu verwirklichen. Alles, was diesen bewußten Verwirklichungsprozeß fördert, auch wenn es zunächst negative Ereignisse zu sein scheinen, ist positiv. Alles, was das Bewußtsein verdunkelt, ist negativ und wird früher oder später zur Krankheit führen. Entscheidend bei dieser psychodynamischen Betrachtungsweise ist, in der Therapie die konstruktive Veränderung bewußt anzustreben und zu akzeptieren. Zur Veranschaulichung ein stark vereinfachtes Beispiel:

Das Höhere Selbst möchte sein Potential »Selbstvertrauen und Risikofreude« durch die Persönlichkeit ausdrücken. Es sendet entsprechende energetische Impulse aus, die vom »Ich« der Persönlichkeit aufgefangen werden. Das Individuum bekommt die Idee, ein Blumengeschäft zu eröffnen. Es nutzt die Energie, die ihm vom Höheren Selbst zufließt, geht mit Schwung an die Idee heran und wird nach den obligaten positiven und negativen Erfahrungen ein zufriedener Florist.

Was ist geschehen? – Das Potential des Höheren Selbst hat sich in der Persönlichkeit ausgedrückt. Die Persönlichkeit ist reicher geworden.

Leider können die Impulse des Höheren Selbst nicht immer vom Individuum so vorbehaltlos akzeptiert und verwirklicht werden. Häufig geschieht folgendes: Leidvolle Erfahrungen durch Kindheitserlebnisse, Erziehungsfehler, Umweltschäden u. ä. lassen dem Individuum die Botschaften des Höheren Selbst als nicht wünschenswert erscheinen. Es versucht, diese Impulse in sich zum Schweigen zu bringen und antwortet mit einer Vermeidungsreaktion, z. B. mit Angst, Unsicherheit, Mutlosigkeit, Rückzug oder Unentschlossenheit. Der energetische Impuls des Höheren Selbst wird in diesem Moment blockiert. Das Potential kann nicht verwirklicht werden.

In unserem Beispiel: Das Individuum hat als Kind erlebt, wie sein Vater mit einem eigenen Geschäft bankrott gegangen ist. Auf die Idee, einen Blumenladen zu eröffnen, reagiert es mit Mutlosigkeit. Es sagt sich zum Beispiel: »Ich traue mir nicht zu, einen Blumenladen zu betreiben. Andere mögen das können, ich aber nicht.« Der Konflikt zwischen dem Impuls des Höheren Selbst und der Vermeidungsreaktion des Individuums macht die Persönlichkeit nicht reicher, sondern in doppelter Weise ärmer:

Erstens kann ein Teil des Potentials nicht verwirklicht werden. Das heißt, wertvolle psychische Energie ist blockiert.

Zweitens kostet die innere Auseinandersetzung täglich zusätzliche psychische Energie, die ja nicht aus dem unerschöpflichen Quell des Höheren Selbst fließt, sondern sozusagen aus den eigenen Beständen der Persönlichkeit abgezogen werden muß, wo sie an anderer Stelle für gezielte Aktivitäten fehlt.

Jetzt bekommt die Persönlichkeit die Bach-Blüte Larch »für diejenigen, die sich für weniger fähig und tüchtig halten als andere ...« Was bewirkt sie nach dieser Hypothese?

Da sie auf der gleichen Frequenzebene schwingt wie das Potential des Höheren Selbst, das sich ausdrücken möchte, kann sie direkten Kontakt zu diesem Energiepotential aufnehmen.

Sie überschwemmt die Blockade, die auf einer niedrigeren, disharmonischen Frequenzebene schwingt, kurzfristig mit ihrer höheren, harmonischen Frequenz. Dadurch, so könnte man sagen, bekommt das Potential des Höheren Selbst Verstärkung und kann nun die richtigen Maßnahmen ergreifen, um die Blockade vollständig aufzulösen.

In unserem Beispiel wird sich das Individuum seiner negativen Einstellung des mangelnden Selbstvertrauens bewußt und beginnt die Dinge plötzlich in einem anderen Licht zu sehen. Es sagt sich: »Was meinem Vater passiert ist, muß mir ja nicht auch passieren. Warum sollte ich eigentlich kein Geschäft eröffnen können. Andere schaffen es ja auch. Ich versuche es einfach. Und wenn es nicht klappen sollte, habe ich immerhin eine Menge dabei gelernt.«

Daß dieser Prozeß nicht so gradlinig verläuft wie hier beschrieben, sondern mit Stockungen und Rückfällen, versteht sich von selbst.

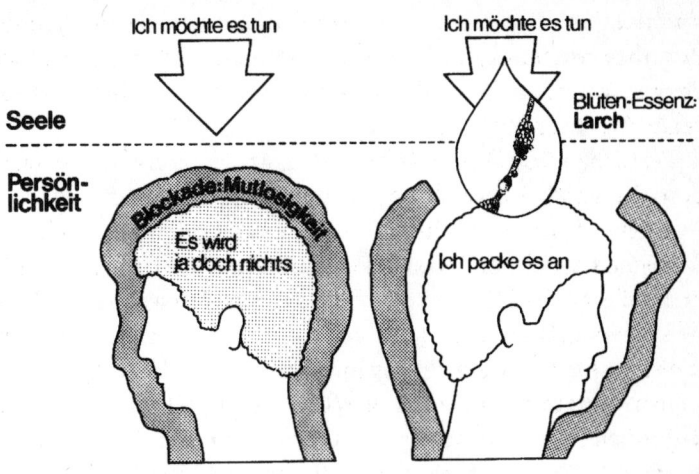

Ergebnis nach Auflösung der Blockade: Die Energie des Höheren Selbst kann jetzt von der Persönlichkeit voll genutzt werden. Zusätzlich steht dem Individuum auch wieder die psychische Energie zur Verfügung, die es täglich einsetzen mußte, um die negative Vermeidungsreaktion aufrechtzuerhalten. Die Persönlichkeit ist in doppelter Weise bereichert.

C. *Ergänzungen aus esoterischer Sicht*

Einleitend einige interessante esoterische Gedanken zum Verhältnis Mensch und Blume.

Schon immer wird die Blume von Menschen als Symbol der Schönheit und der Entfaltung höchster Fähigkeiten angesehen und verwendet. Man denke an die Rose der Rosenkreuzer und der Sufis oder an die tausendblättrigen Lotus in der indischen Philosophie. Warum: Als der Mensch den Planeten Erde betrat, um seinen physischen Körper zu entwickeln, war die Pflanze in ihrer evolutionären Entwicklung schon sehr weit fortgeschritten. Deshalb verdankt die Menschheit viel von ihrer eigenen Struktur den Energien, die sie bei ihrer Entwicklung aus dem in sich schon fast perfekten Pflanzenreich zog.

Der tibetische Meister Djwal Kul übermittelte, daß auch heute noch eine direkte Verbindung zwischen dem Unterbewußtsein des Menschen und dem Pflanzenreich besteht. Deshalb kann der Mensch über sein Unterbewußtsein durch das Pflanzenwesen Kontakt zu seinem eigenen Wesen oder Höheren Selbst aufnehmen und Disharmonien in sich ausgleichen.

Die esoterische Wirkungsinterpretation erhellt manches, was Edward Bach in seinem Werk »Heal Thyself« schreibt. Die folgenden Zeilen stützen sich auf Studien und Erfahrungen von Ioanna Salayan in der Terminologie der Theosophen.

Sie interpretiert den Menschen als Energiefeld mit sieben verschiedenen, sich gegenseitig beeinflussenden und ergänzenden Ebenen, von denen nur der physische Körper dem normalen menschlichen Auge sichtbar ist. Jede Ebene schwingt auf einer anderen Energiefrequenz. Die sechs nicht sichtbaren Ebenen werden unter dem Begriff »Aura« zusammengefaßt.[14] Diese Vorstellung wird in abgewandelter Form von fast allen geistigen Schulen benutzt.

In der ersten, der ätherischen Ebene der Aura, sind als Energiesammel- und Verteilerstellen die Chakren lokalisiert. Sie stehen jeweils mit verschiedenen anderen Ebenen des Energiefeldes in Verbindung und rotieren in unterschiedlichen Frequenzen, die von Sensitiven in unterschiedlichen Farben wahrgenommen werden.

Die Aura umfaßt alle Bewußtseins- und Erfahrungsebenen unserer Persönlichkeit. Die Persönlichkeit wird von dem Höheren Selbst geleitet. Es bildet bei dieser Vorstellung auf der vierten, der transpersonalen Ebene der Aura allerdings nur die Brücke zwischen der sterblichen Persönlichkeit und der unsterblichen Seele, wobei die sterbliche Persönlichkeit wiederum nur eine von vielen Ausdrucksformen der unsterblichen Seele ist.

Das Ziel eines Lebens ist es auch hier, die Absichten der Seele durch das Höhere Selbst in der Persönlichkeit zu verwirklichen.

Krankheit ist nach dieser Interpretation Disharmonie oder Schwingungsverzerrung innerhalb oder zwischen den verschiedenen Ebenen der Aura bzw. dem Höheren Selbst. Das Informationsmuster dieser Schwingungsverzerrung erscheint auf der ersten, der ätherischen Ebene, die anderen Zeitgesetzen folgt als der physische Körper, schon Wochen, Monate, vielleicht sogar Jahre, bevor sie sich im Körper manifestiert.

Einige Sensitive nehmen solche disharmonischen Informationsmuster als Schatten wahr, andere fühlen sie als disharmonische Ausstrahlung. Korrigiert man diese Disharmonien schon auf der ätherischen Ebene mit feinstofflichen Heilweisen, so werden sie sich nicht mehr im physischen Körper manifestieren. Gesundheit ist idealerweise die harmonische Schwingungs-Balance zwischen allen Schichten der Aura und dem Höheren Selbst.

Die Ursache für die meisten Krankheiten, an denen die Menschheit heute leidet, liegt nach esoterischer Auffassung in kleinerem Umfang auf der mentalen Ebene (sogenanntes falsches Denken, falsch verstandene Prinzipien), zum größten Teil aber auf der *emotionalen Ebene,* auf der Ebene der unbewußten Emotionen und subjektiven Gefühlsreaktionen, welche entweder blockiert oder übermäßig stimuliert werden.

Das führt zu Schwingungsverzerrungen und dadurch zu negativen Gefühlszuständen wie Angst, Haß, Eifersucht, Ärger, Ungeduld, Kummer usw., die sich über die ätherische Ebene zunächst auf das Nervensystem des physischen Körpers, später auch auf die anderen Organe auswirken.

Heute wird durch Drogen aller Art, von Nikotin, Alkohol,

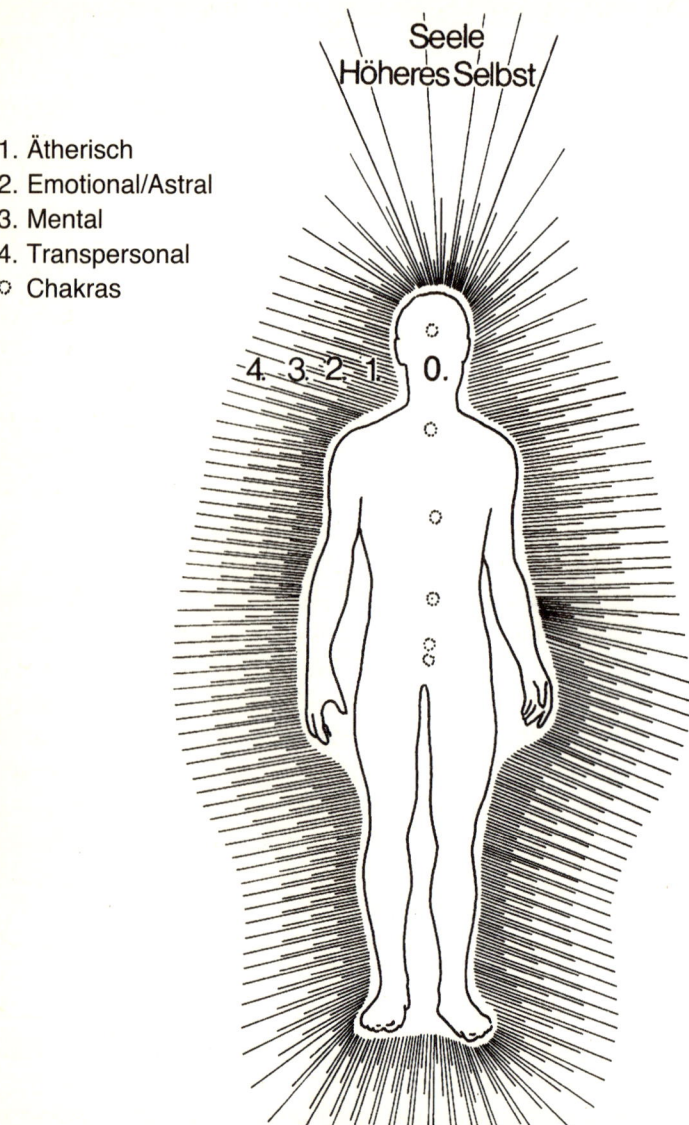

1. Ätherisch
2. Emotional/Astral
3. Mental
4. Transpersonal
○ Chakras

Seele
Höheres Selbst

4. 3. 2. 1.   0.

Haschisch über exzessives Fernsehen, harte Rockmusik bis hin zur allgemeinen Informationsüberflutung, unsere emotionale Ebene zusätzlich ständig überstimuliert.

Man beachte, wie konsequent und »fortschrittlich« Edward Bach mit seiner Therapie ausschließlich an diesen negativen Gefühlszuständen ansetzt.

Was kann aus dieser Sicht außerdem noch zum tieferen Verständnis der Wirkung der Bach-Blüten interessant sein?

Bach sagt, daß die Blütenessenzen direkten Kontakt zum Höheren Selbst der Persönlichkeit aufnehmen und deshalb in unserem ganzen Wesen, in allen Teilen der Aura wirksam werden. Da die Ebenen der Aura nicht den Raum-Zeit-Gesetzen des physischen Körpers folgen, kann eine entstehende Krankheit schon geheilt werden, bevor sie im physischen Körper sichtbar wird. Das erklärt, warum Edward Bach immer wieder auch auf die vorbeugende Wirkung seiner Blütenkonzentrate hingewiesen hat.

Daß die Bach-Blütenessenzen direkt mit dem Höheren Selbst des Menschen in Verbindung treten, erklärt aber auch, warum sie sich praktisch mit allen Medikamenten und Therapien vertragen, die ja jeweils immer nur auf einer begrenzten Schwingungsebene, meistens im physischen Körper, wirken. Die Bach-Blüten wirken als göttliche Energieimpulse über sämtliche Schwingungsebenen hinweg.

Einige sensitive Heiler sehen oder fühlen bei ihren Patienten sofort nach Einnahme der Blütenkonzentrate eine verstärkte Aktivität der ganzen Aura. Viele sensitive Menschen erleben eine unmittelbare Reaktion in einem bestimmten Chakra, die teilweise auch mit Farbwahrnehmungen verbunden ist. Andere schildern im Doppelblindversuch[15] das entsprechende Gefühlskonzept, das durch die Blütenenergie angesprochen wird.

Allerdings – und das kann nicht genug betont werden – sind diese Phänomene zwar interessant, aber logischerweise immer völlig subjektiv. Sie lassen sich keinesfalls verallgemeinern, auch wenn es immer wieder von einigen Autoren versucht wird.

So brachte der Vergleich der Aufstellungen von drei verschiedenen Autoren über die Ansatzpunkte der Bach-Blüten auf den verschiedenen Ebenen der Aura nur in vier der 38 Blüten ein übereinstimmendes Ergebnis.

In diesem Sinne möchten diese Ergänzungen aus esoterischer Sicht nur als Anregung zu eigenen Überlegungen für diejenigen verstanden werden, die sich ernsthaft mit diesen Gebieten beschäftigen.

3. KAPITEL

Wie finde ich die richtige Bach-Blüte?

»Für die Anwendung der Blütenessenzen sind keine wissenschaftlichen Erkenntnisse erforderlich. Wer den größten Nutzen aus dieser göttlichen Gabe ziehen will, muß sie in ihrer Ursprünglichkeit rein erhalten, frei von Theorie und wissenschaftlicher Erwägung – denn alles in der Natur ist einfach.«

EDWARD BACH

»Behandle die Persönlichkeit und nicht die Krankheit«, lautet der Grundsatz der Bach-Therapie. Wer ist der Mensch, der vor dir steht, und in welcher seelischen Verfassung befindet er sich? Lebenserfahrung und gesunder Menschenverstand sollten uns ermöglichen, seelische Zustände wie Zorn, Angst oder mangelndes Selbstvertrauen zu erkennen. Allerdings unter einer entscheidenden Voraussetzung:

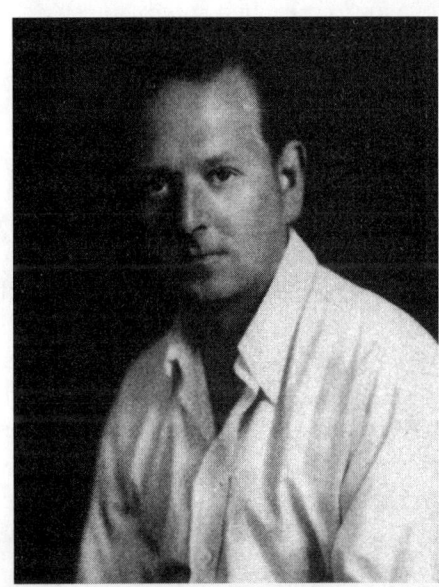

EDWARD BACH,
1886–1936

A. *Erst Selbstklärung, dann Fremddiagnose*

Vor der Diagnose für andere muß die Selbsterkenntnis stehen. Nur da, wo man sich selbst versucht, kann man einen anderen verstehen. Man sollte auch, soweit es menschenmöglich ist, sicher sein, daß man den anderen Menschen nicht durch die Brille der eigenen Befürchtungen, Hemmungen und Vorurteile wahrnimmt.

Deshalb empfehlen alle erfahrenen Bach-Behandler, die Blütenessenzen mindestens ein Jahr an sich selbst kennenzulernen, bevor man sich mit der Diagnose für andere Menschen befaßt. Dabei hat sich bewährt, zunächst selbst bei einem Bach-Spezialisten »in Behandlung« zu gehen und zu beobachten, wie man die Wirkung der Bach-Blüten bei sich erlebt. Wie fühlt man sich, wenn man eine Blüte braucht? Und wie fühlt man sich, nachdem man sie eingenommen hat?

Das ist verhältnismäßig einfach, wenn man sich gerade in einer seelischen Ausnahmesituation wie Trauer, Existenzangst, Entscheidungskrise befindet. Es wird schwieriger, wenn der eigene Entwicklungsprozeß äußerlich gerade ohne besondere Höhen und Tiefen verläuft.

Es ist beruhigend, zu wissen, daß man auch bei unzulänglicher Eigendiagnose nichts falsch machen kann. Wenn eine Blütenfrequenz nicht paßt, wird sie vom Höheren Selbst als »nicht notwendig« erkannt und findet keine Resonanz in unserem energetischen System. Sie bewirkt also in diesem Falle gar nichts, im Gegensatz zu grobstofflichen Medikamenten, die den körperlichen Stoffwechsel in jedem Falle beeinflussen.

Wichtig ist noch, sich immer wieder vor Augen zu führen, daß die im nächsten Kapitel folgenden Symptomverzeichnisse nur Tendenzen beschreiben. Man sollte sich nie davon irritieren lassen, sondern sie als Ausgangspunkte für das eigene Erkennen der konkreten und immer einmaligen energetischen Situation benutzen.

Erfahrungen bei der Eigentherapie

Immer leitet die Arbeit mit den Bach-Blüten einen intensiven Prozeß der Selbstbegegnung ein. Dabei sollte man prüfen, ob nicht gerade die Blüte, mit deren Konzept man anscheinend am wenigsten anfangen kann, genau die ist, die man am nötigsten braucht. Es gibt Charakterzüge, denen gegenüber man buchstäblich blind ist.

Meistens erkennt man im Verlauf seiner Eigentherapie die Probleme im Grenzbereich zwischen Bewußtsein und Unterbewußtsein, die nach dem Lebensplan jetzt erkannt werden sollen und jetzt lösbar sind. Ist das geschehen, so werden erfahrungsgemäß die in der Entwicklung früher entstandenen Blockaden aufgearbeitet, und zwar in rückläufiger Reihenfolge bis zurück in die Kindheit. Dabei kann es zu kleineren oder größeren »Bewußtseinskrisen« kommen, die manchmal notwendig sind, um die Energie in Fluß zu bringen. Manches Problem muß erst noch einmal schmerzlich erkannt und betrachtet werden, ehe genügend Antrieb zu einer inneren Veränderung aufgebracht werden kann. Die Erfahrungen sind hier sehr unterschiedlich und immer völlig individuell. Es gibt keine zwei gleichen Menschen, darum keine zwei gleichen Reaktionen. Jeder erlebt die Bach-Blüten seinem Charakter gemäß.

Die Intensität der Reaktion scheint in Wechselbeziehung zu stehen mit dem Grad der Sensibilität, mit der grundsätzlichen Offenheit gegenüber Veränderungen und mit der Bereitwilligkeit, Verantwortung für die eigene Entwicklung, damit auch für den eigenen Gesundheitszustand zu übernehmen.

Einige Anregungen, um sich mit den Bach-Blüten schneller vertraut zu machen

Da die Bach-Blüten 38 archetypische menschliche Seelenkonzepte darstellen, schlägt Julian Barnard ein ebenso lehrreiches wie unterhaltsames Spiel vor: »Welche unserer bekannten Märchenfiguren braucht welche Bach-Blütenessenz?« Aschenputtel zum Beispiel wäre ein Centaury-Typ; sie wird von ihrer ganzen Familie ausgenutzt und ist nicht willensstark genug, sich dagegen aufzulehnen. Weil sie sich dabei aber nicht als »armes Opfer« fühlt, braucht sie nicht gleichzeitig auch noch Willow. Als sie schließlich den Prinzen heiratet, hätten ihre beiden Schwestern sicher ein paar Tropfen Holly gegen Haß und Eifersucht gebraucht. Auch die Klassiker bieten eine unerschöpfliche Fundgrube für Diagnosen. Was würden Sie Hamlet verordnen? Als wichtigstes Mittel Scleranthus gegen seine Unentschiedenheit »Sein oder nicht sein ...« Außerdem Mustard gegen seine tiefe Melancholie, und Cherry-Plum gegen seine Wahnideen und Selbstmordgedanken.

Hier ist eine andere gute Übung: Blicken Sie auf Ihren Lebenslauf zurück, und stellen Sie fest, in welcher Phase welcher seelische Zustand im Vordergrund stand. Wie verhielten Sie sich z. B. als Schulkind? Agrimony-artig, d. h. nach außen fröhlich, aber »wie's drinnen aussah, ging niemand was an«? Oder waren Sie – wie Clematis – »mit den Gedanken immer ganz woanders?«

Denken Sie an vergangene Krisensituationen, und rufen Sie sich das damalige seelische Echo wieder ins Gedächtnis. Vielleicht sind Sie als Kleinkind fast ertrunken: Star of Bethlehem – und seither wasserscheu: Mimulus. Der Schock von damals sitzt unter Umständen heute noch in ihrem energetischen System und kann jetzt endlich aufgelöst werden. Beobachten Sie Ihre Reaktionen, wenn Sie sehr müde sind, sich in einer Krisensituation befinden oder eine schwierige Entscheidung treffen müssen. Bei solchen Gelegenheiten erlebt man seine eigene Persönlichkeit mit ihren Schwächen und hindernden Charakterzügen hautnah, ohne Beschönigung und intellektuelle Rechtfertigungen.

Hat man so die segensreiche Wirkung der Bach-Blüten an

sich selbst erfahren, kann man ins Auge fassen, auch anderen Menschen zu helfen, wobei man sich in einer stillen Stunde auch einmal die Frage stellen sollte: »Warum will ich eigentlich anderen helfen?« Was sind die Motive? Ist es wirklich nur Dienst am Nächsten? Oder was bewegt mich noch? Vielleicht Geltungsdrang, der Wunsch nach Einflußnahme, die Suche nach mehr Kontakten oder die Ausnutzung einer Marktlücke? Je mehr diese und ähnliche begrenzenden persönlichen Motive, von denen natürlich kein Mensch völlig frei sein kann, im Vordergrund stehen, desto geringer werden zwangsläufig auf die Dauer die Erfolge sein, weil das Handeln in diesen Punkten nicht vom Höheren Selbst nach geistigen Gesetzen gelenkt wird.

Deshalb muß die Arbeit an der Vervollkommnung der eigenen Persönlichkeit im Sinne der göttlichen Gesetze weiterhin an erster Stelle stehen. Oder, wie Bach sinngemäß sagt: Das größte Geschenk, das man einem anderen machen kann, ist, selbst glücklich und hoffnungsvoll zu sein, denn so zieht man ihn aus seiner Niedergeschlagenheit empor. Mit anderen Worten: Durch die eigene harmonische Schwingungsfrequenz harmonisiert sich auch die Schwingungsfrequenz des anderen.

B. *Die Diagnose[16] für andere*

10 eigentlich bekannte, aber immer wieder beherzigenswerte Grundsätze vorab:

1. Überprüfe vor jeder Diagnose zunächst die eigene Verfassung. Fange erst an, wenn du das Gefühl hast, ganz in deinem Zentrum, in Kontakt mit deinem Höheren Selbst zu sein.
2. Eine gute Diagnose findet nie auf der intellektuellen Ebene statt. Laß den anderen auf dich wirken, und fühle durch

seine Worte hindurch, was wirklich ist. Man sollte immer mit der Kraft der Liebe arbeiten, die aus dem Herzen kommt, und nicht aus dem Kopf.

3. Bei der Diagnose nimmst du als Behandler am Heilungsprozeß teil. Es sollte immer eine Kommunikation zwischen deinem Höheren Selbst und dem Höheren Selbst des anderen stattfinden.

4. Sieh den anderen als »Mitmenschen« und nicht als »Fall«. Nur in einer Atmosphäre von absolutem Vertrauen kann ein Mensch sich wirklich öffnen.

5. Deshalb beziehe den anderen soweit wie möglich in den Prozeß der Diagnose mit ein. Gehe nicht nach einem festgelegten Schema vor. Laß ihn die Tonart der Diagnose »mitbestimmen«, laß ihn eventuell selbst einige Mittel für sich auswählen.

6. Stelle nie deine Autorität heraus. Hüte dich vor innerlichen moralischen Bewertungen. Und versuche nicht – auch nicht unbewußt – recht behalten zu wollen.

7. Wichtigstes Ziel der Bach-Therapie ist es, das Höhere Selbst des anderen zu stimulieren, sich selbst heilen zu wollen. »Heile dich selbst«! Dazu gehört, daß der andere zunächst seinen Zustand oder seine Krankheit als einen legitimen Teil seiner Persönlichkeit anerkennt, ihren Sinn versteht und innerlich die Verantwortung dafür übernimmt, ohne sich dafür zu verurteilen. Aber er muß ganz bewußt eine Veränderung anstreben und wissen, daß eine Verwandlung in ihm stattfinden wird.

8. Der andere muß aktiv werden. Er soll lernen, mit der Energie der Blütenessenz zu kooperieren. Darum sollte er sich mit deiner Unterstützung alle gewünschten Informationen über das Prinzip der Blüten, ihren Unterschied zu herkömmlichen Medikamenten wie auch über psychologische Mechanismen und philosophische Fragen zugänglich machen können.

9. Immer ist es die Entwicklung der positiven Gegenseite des jetzigen negativen Seelenzustandes, der die Verwirklichung des Höheren Selbst möglich macht. Deshalb sollte man sich im Gespräch nicht zu sehr an den negativen Symptomen festhalten, sondern die positiven Qualitäten oder Tugenden – das, was der andere erreichen müßte – gemeinsam herausarbeiten. Der andere sollte z. B. nicht den Eindruck mitnehmen: »Ich bin zu ungeduldig, darum brauche ich Impatiens.« Sondern: »Impatiens wird mir helfen, meine Überlegenheit endlich sinnvoller für mich und meine Mitmenschen einzusetzen.«

10. Schließlich solltest du als Behandler mit dem Behandelten in der Überzeugung einig sein, daß der Erfolg einer Therapie letztlich nicht in Menschenhand liegt.

Diagnose durch das Gespräch

Falls der andere nicht von sich aus über seine Probleme zu sprechen beginnt, sollte man vorsichtig versuchen, folgende Fragen zu klären.

Wie ist seine Einstellung zum Leben? Wie ist die Einstellung gegenüber seiner eigenen Person? Welche »Spiele der Erwachsenen«[17] spielt er? Seine Sprechweise und die Wahl seiner Formulierungen liefern immer schon wichtige Ansatzpunkte für die Wahl der passenden Bach-Blüte. Berichtet er eilig, langsam oder zögernd? Spricht er sehr überzeugt (Vervain) oder autoritär (Vine)? Erzählt er mit leiser, ängstlicher Stimme (Mimulus)? Sagt er: »Ich habe die Hoffnung aufgegeben, daß ...« (Gorse) oder »Es macht mich ganz unruhig, daß ...« (Impatiens)?

Betrachten wir weiter: Was erzählt seine Lebensgeschichte, sein Beruf, sein Familienstand? Was hat er seelisch und körperlich wohl nicht verkraftet, z. B. Spannungen im Elternhaus, Enttäuschung in der Liebe, Drogenkonsum? Woran hält er fest?

Welche Umstände, vor denen er sich eventuell fürchtet, kommen jetzt auf ihn zu, z. B. Berufswechsel, Scheidung, Umzug in eine andere Stadt?

Man kann auch Alternativfragen zu einem Einzelthema stellen. Zum Beispiel: »Was stört Sie heute noch an Ihrem Vater oder an Ihrer Mutter?« Oder: »Wie fühlen Sie sich, wenn Sie in einem Team arbeiten müssen?« Ängstlich? (Mimulus). Arbeiten Sie lieber für sich? (Water Violet). Die anderen sind Ihnen meistens zu langsam? (Impatiens). Versuchen Sie das Team unter Ihre Kontrolle zu bekommen? (Vine). Sind Sie am Ende immer der Dumme, an dem alles hängenbleibt? (Centaury). Oder benutzen Sie die Teampartner als willkommene Gesprächsopfer? (Heather).

Viel von der seelischen Verfassung eines Menschen verrät natürlich auch seine Körpersprache. Wie ist seine Haltung, gelockert, verspannt? Rutscht er unruhig auf dem Stuhl hin und her? Wie guckt er? Ist sein Lächeln echt oder aufgesetzt? Hat er Grübelfalten? An welcher Stelle wird offensichtlich Energie blockiert oder im Übermaß verausgabt?

Bei chronischen Krankheiten kann die Heilung mitunter verblüffend schnell in Gang kommen, wenn es gelingt, gemeinsam aufzudecken, welches unangenehme Gefühl der andere durch das Aufrechterhalten seiner Krankheit vermeiden kann. In einem Fall von chronischem Rheuma ergab sich zum Beispiel folgendes: Eine Frau hatte starke Aggressionen gegen Menschen ihrer nächsten Umgebung, die sie aber nicht zeigen wollte. Unbewußt richtete sie darum diese aggressiven Impulse gegen sich selbst und entwickelte eine Krankheit, die ihr selbst Schmerzen bereitete.

Wenn man eine Diagnose stellt, kommen einem anfangs oft sieben bis acht Blüten in den Sinn. Das passiert, wenn man sich unbewußt gleichzeitig auf verschiedene Ebenen der Persönlichkeit eingestellt hat. In diesem Fall sollte man sich die innere Frage stellen: »Welche Blüten werden jetzt zu diesem

Zeitpunkt gebraucht?« Nicht immer sind fünf oder sechs auf einmal erforderlich. Oft haben ein bis zwei richtig gewählte Blütenessenzen die größere Wirkung.

C. *Sensitive Diagnose-Techniken*

Einige Menschen haben die Fähigkeit, die richtigen Bach-Blüten mit Hilfe von sensitiven Techniken zu bestimmen, die auf der Ebene der Körperintuition arbeiten.

Vorausgesetzt, daß diese Techniken wirklich beherrscht werden – was häufig nicht der Fall ist –, können das besonders für den Anfänger der Bach-Blütentherapie sehr effektive ergänzende Diagnosemöglichkeiten sein. Aber, wie auch das englische Bach-Center betont, können und sollten sie nie als Ersatz für die klassische Gesprächsdiagnose benutzt werden.

In welchen Fällen können sensitive Techniken wie z. B. Pendeln von Vorteil sein?

o Wenn der Patient nicht persönlich anwesend sein kann.
o Wenn die Behandlung stagniert. Mit sensitiven Techniken kann man oft tiefer liegende seelische Zustände erfassen, die im Gespräch nicht so schnell erkennbar sind.
o Zur zusätzlichen Absicherung der Dialog-Diagnose. Man kann zum Beispiel abklären, ob alle jetzt notwendigen Mittel gefunden worden sind.
o Zur individuelleren Dosierung: Tropfenmenge, Einnahmezeitraum, weitere Anwendungsmöglichkeiten usw.

Diesen Vorteilen stehen, besonders für den Behandler selbst, folgende Nachteile gegenüber:

o Kondition und Sensibilität des Behandlers schwanken. Das ist ein Unsicherheitsfaktor.

o Man baut dem anderen gegenüber, sofern er mit diesen Techniken nicht vertraut ist, einen unnötigen Unsicherheitsfaktor oder eine zusätzliche Autorität auf.

o Wenn man sich nur auf »seine Technik« verläßt, nutzt man nicht alle Fähigkeiten, die man hat, um dem anderen wirklich zu helfen. Es wird weniger psychische Energie mobilisiert. Die Intuition wird weniger zur Entwicklung angeregt. Der eigene Entscheidungsprozeß stagniert![18]

Es ist eine immer wieder gemachte Erfahrung, daß die völlige Vertrautheit mit den Blüten jede sensitive Diagnose-Technik früher oder später überflüssig macht. Das Höhere Selbst bzw. die Intuition liefert dann schon blitzartig die Antworten, ehe so eine Technik überhaupt zum Einsatz kommen kann.

Nach diesen einschränkenden Vorbemerkungen hier nun beispielhaft einige Erfahrungen mit sensitiven Techniken zur Absicherung der klassischen Gesprächs-Diagnose:

Ein englischer Arzt berichtet: »Ich nehme die linke Hand des Patienten in meine rechte Hand. Nach einem kurzen Moment der Einstimmung nehme ich dann nacheinander die 38 stock bottles in meine linke Hand, natürlich ohne auf das Etikett zu sehen. Bei einigen der Testfläschchen fühle ich ein Prickeln in der Nackengegend, das, wenn es stark ist, wie ein Schauer über den ganzen Körper rieselt. Das sind dann die Blüten, die der Patient braucht. Andere Sensitive erleben dieses Gefühl als Schluckauf oder wie einen kleinen elektrischen Schlag.«

Eine Atem-Therapeutin bestimmt für sich selbst die passenden Blütenessenzen, indem sie sich im Liegen die Fläschchen hintereinander auf den Solarplexus legt und die Veränderung des Atems registriert. Der Atem intensiviert sich, wenn die Blüte gebraucht wird.

Eine erfahrene Krankenschwester gibt ihren Patienten die zur Auswahl stehenden Fläschchen hintereinander in die

Hand. An der Veränderung der Pulswelle erfühlt sie, ob die betreffende Essenz gebraucht wird.

Bei allen geschilderten Beispielen ist zu beachten, daß nur Auskunft darüber gewonnen wurde, daß die betreffende Blüte in diesem Moment gebraucht wird. Ob die Einnahme längerfristig notwendig ist, bleibt einer bewußten Entscheidung vorbehalten.

4. KAPITEL

Die 38 Bach-Blüten

Grundsätzliches

In den folgenden Beschreibungen der 38 Bach-Blüten sind die zur Zeit zugänglichen Erfahrungen aus verschiedensten Blickrichtungen zusammengetragen. Es muß jedoch betont werden, daß es sich dabei nicht um letztverbindliche Informationen handeln kann, da die Erschließung der vielschichtigen Wirkungen dieses wunderbaren Systems gerade erst begonnen hat. Je mehr sensible Menschen in den nächsten Jahren auf ihre Weise mit den Bach-Blüten arbeiten, desto feinere Facetten ihrer göttlichen Heilkraft auf Seele und Geist des Menschen werden sich offenbaren. Nun zunächst eine Vorbemerkung zum Aufbau der einzelnen Blütenbilder:

Die botanischen Angaben stammen in gekürzter Form aus dem Buch »The Bach-Flower-Remedies«[19] von Nora Weeks und Victor Bullen, zwei Mitarbeitern von Edward Bach.

Unter *Prinzip* wird hier versucht, das geistige Grundkonzept der Blüte im Hinblick auf die Mißverständnisse im geistig-seelischen Entwicklungsprozeß des Menschen aufzuzeigen. Dann folgen einige Erfahrungen von Praktikern mit der betreffenden Bach-Blüte.

Die *Schlüsselsymptome* sind die charakteristischsten Symptome im blockierten Energiezustand, in dem Zustand, in dem die Blütenenergie gebraucht wird. Sie sollen eine erste Diagnose ermöglichen.

Die Liste der *Symptome im blockierten Zustand* soll helfen, die Diagnose abzusichern. Hier wurden Aufzeichnungen aus der Praxis verschiedener Bach-Spezialisten und die vorhandene Bach-Literatur ausgewertet. Die Absicht war, bewußt viele, sich teilweise auch überschneidende Symptome aufzuführen, um ein breites Spektrum individueller Einstiegsmöglichkeiten und Ansatzpunkte zu bieten.

Manchem werden einige Symptome negativ überzeichnet erscheinen. Erfahrungsgemäß werden sie so in der Praxis vorwiegend bei relativ unbewußt lebenden Menschen angetroffen. Je bewußter sich ein Mensch mit seinem eigenen Entwicklungsprozeß auseinandersetzt, auf desto subtileren Ebenen können sich die beschriebenen Zustände abspielen, und um so weniger werden sie für Außenstehende vordergründig erkennbar sein. Deshalb ist es wichtig, die aufgeführten Symptome nicht immer nur wörtlich, sondern als Tendenz zu nehmen. In erster Linie kommt es darauf an, das dahinter wirkende Prinzip zu erfühlen und zu erkennen, das sich in jedem Individuum und in jeder Kombination mehrerer Blütenessenzen wieder unterschiedlich darstellen wird.

Der Vollständigkeit halber sei noch gesagt, daß man selbstverständlich nicht alle aufgeführten Symptome zeigen muß, wenn man eine bestimmte Bach-Blüte braucht.[20] Wenn das Prinzip richtig erkannt ist, reichen manchmal ein bis drei stark hervortretende Symptome, um die Wahl zu rechtfertigen.

Potential im transformierten Zustand heißt der wichtigste Teil des Blütenbildes. Es beschreibt das Seelenkonzept, Energiepotential oder die Tugend, die der Mensch von seiner Anlage her zur Verfügung hat und ursprünglich verwirklichen wollte. Durch die eigenbewußte Arbeit mit den Bach-Blüten kann dieses Energiepotential aus dem negativ-blockierten in den positiv-harmonisch fließenden Zustand überführt, transformiert und verwirklicht werden. Dieses ist die wichtigste Zielsetzung der Bach-Blütentherapie.

Die am Schluß der Mittelbilder genannten *unterstützenden Empfehlungen* haben sich bei einigen Bach-Spezialisten in der Praxis bewährt, sind aber nur als ergänzende Anregungen für eigene Überlegungen gedacht.

1. **Agrimony, Agrimonia eupatoria, Odermennig**

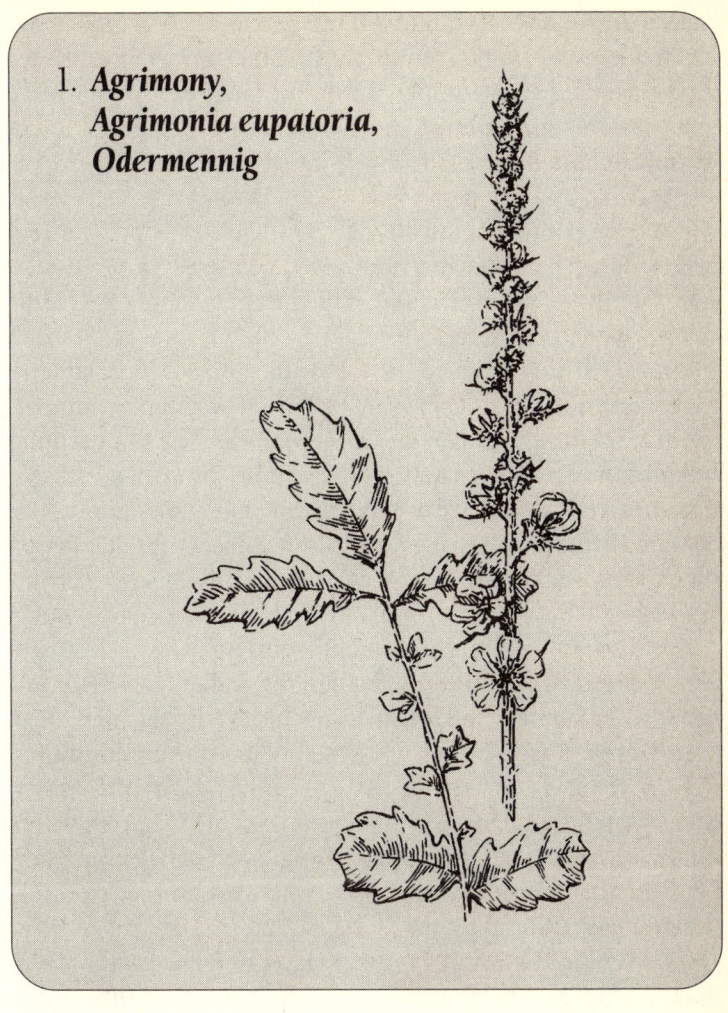

Wächst 30 bis 60 cm hoch, vorwiegend auf Feldern, Böschungen und Brachland. Blüht zwischen Juni und August mit kleinen gelben Blüten an langen, konisch zulaufenden Blütenähren. Jede Einzelblüte blüht nur drei Tage.

PRINZIP: Agrimony ist verbunden mit den Seelenpotentialen der Konfrontationsfähigkeit und der Freude. Im negativen Agrimony-Zustand versucht man die dunkle Seite des Lebens nicht zur Kenntnis zu nehmen und kann ihre Erfahrungen nicht ausreichend in die Persönlichkeit integrieren.

Wenn man jemanden anruft, der gerade einen wichtigen Prozeß verloren hat, und ihn fragt: »Na, wie geht's?«, kann man normalerweise damit rechnen, daß er in irgendeiner Form niedergeschlagen reagieren wird. Der Agrimony-betonte Mensch antwortet in der gleichen Situation routinemäßig: »Danke – ausgezeichnet«, und man muß schon sehr gut mit ihm befreundet sein, um hinter dieser Antwort seine Enttäuschung herauszufühlen. Menschen, die Agrimony brauchen, präsentieren ihrer Umwelt grundsätzlich nur ein unbekümmertes, liebenswürdig-heiteres Gesicht. Darum ist es in der Praxis nicht ganz leicht, den negativen Agrimony-Zustand zu erkennen.

Wenn man Agrimony braucht, wird man innerlich von Ängsten und Befürchtungen gequält; oft sind es materielle Sorgen über Krankheit, Geldverluste, Berufsschwierigkeiten. Aber man würde sich lieber die Zunge abbeißen, ehe man irgend jemand etwas davon erzählt, denn »Wie's da drinnen aussieht, geht niemand was an«. Ein Agrimony-betonter Mensch wahrt immer sein Gesicht und macht, wie ein Schauspieler, im Rampenlicht gute Miene zu dem bösen Spiel, das hinter den Kulissen gespielt wird.

Agrimony-Charaktere sind von Haus aus sehr harmoniebedürftig und gleichzeitig recht sensibel. Unter Streitigkeiten und Disharmonie in ihrer Umgebung leiden sie so, daß sie um des lieben Friedens willen oft zurückstecken, manchmal sogar Opfer bringen. Sie sind ausgesprochen freundlich zu ihren Mitmenschen, in dem Wunsch, daß man auch zu ihnen freundlich sein möge. Wegen der fröhlichen Stimmung, die sie um sich verbreiten, sind sie bei Freunden und Kollegen, am Stammtisch und im Sportverein sehr beliebt. Sie sind die Stimmungsmacher auf jeder Party. Selbst als Kranke sind Agrimony-Menschen noch geschätzt, denn sie überspielen ihre Beschwerden und erheitern mit ihren Witzen sogar noch das Pflegepersonal.

Wenn ein Agrimony-Typ einmal ganz allein und ruhig dasitzt, schieben sich Probleme, die er sonst verdrängt, in sein Bewußtsein. Da er aber Probleme grundsätzlich nicht zur Kenntnis nehmen möchte, vor allem nicht in Verbindung mit seiner eigenen Person, läßt er es möglichst gar nicht zum Alleinsein kommen. Er stürzt sich in Aktivitäten, Unternehmungen und Gesellschaften, von der Disko bis zum Wohltätigkeitsverein. Sehr viele Agrimony-betonte Menschen schütten ihre Sorgen auch in ein Gläschen Wein oder versuchen durch Tabletten oder Drogen aufkommende unschöne Gefühle euphorisch zu überdecken. Der negative Agrimony-Zustand hat Ähnlichkeit mit einer Alkoholeuphorie, man ist nach außen hin locker, aber innerlich angespannt.

Aufgrund ihrer hohen Rezeptivität und starken Ablenkbarkeit sind Agrimony-betonte Menschen selten konsequent im Durchhalten. Eine Frau im negativen Agrimony-Zustand grämt sich zum Beispiel innerlich darüber, daß sie ihr Diätprogramm nicht einhalten kann, sondern, von einer inneren Unruhe getrieben, nachts immer wieder heimlich an den Kühlschrank geht; das passiert besonders dann, wenn wieder quälende Gedanken an ihr zu nagen beginnen.

Im Agrimony-Zustand grämt man sich auch über kleinere Alltagsdinge, wie zum Beispiel Telefonanrufe, die man vergessen hat, Briefe, die man nicht abgeschickt hat, sexuelle »Mißerfolge«. Viele Agrimony-Charaktere haben kleine geheime Laster.

Einen Grund für die Entwicklung einer Neigung zum Agrimony-Zustand sehen Praktiker in einem sehr gesellschaftlich orientierten Elternhaus, in dem Kinder von frühester Jugend an zum »keep smiling« erzogen wurden. Eine größere Rolle spielt hier aber wohl die Veranlagung. Menschen mit einem starken Agrimony-Charakterzug sind, im Vergleich zu vielen Mitmenschen, mehr an der äußeren Ebene der Persönlichkeit orientiert und wollen das, was auf inneren Ebenen abläuft, weder selbst fühlen noch nach außen sichtbar werden lassen. Die Oberfläche muß perfekt aussehen, selbst wenn es darunter zuweilen chaotisch zugeht. Im Agrimony-Zustand reagiert man wie ein siamesisches Zwillingspaar, das sich nur mit der einen, der heiteren und problemloseren Hälfte seiner Persönlichkeit identifiziert. Die andere Seite wird beharrlich übersehen. Man versucht, sich selbst und anderen vorzutäuschen, daß sie gar nicht vorhanden ist. Anders gesagt: Der Energieaustausch zwischen den Erfahrungsebenen des Denkens und Fühlens ist gestört. Oft herrscht zwischen beiden Ebenen ein chronischer Kriegszustand.

Im negativen Agrimony-Zustand unterliegt die Persönlichkeit einem doppelten Irrtum. Da sie einen großen Teil ihrer selbst nicht anerkennt, kann sie mit ihrem Höheren Selbst keinen vollständigen Kontakt aufnehmen und so das Programm, das ihre Seele für sie niedergelegt hat, nicht erkennen. Statt dessen handelt sie nach eigenen begrenzten Maximen, die meistens mehr materiell gefärbt sind. Da sie aber trotzdem, wie jedes Wesen, einen idealen Zustand anstrebt und ihn in ihrem Inneren nicht finden kann, sucht sie ihn in äußeren Zuständen, die eine gewisse Leichtigkeit und Geistigkeit beinhalten. Weinseligkeit und Drogeneuphorien kommen dem gewünschten Zustand scheinbar am nächsten, sind aber in Wirklichkeit weit davon entfernt, weil damit keine geistige Klarheit, sondern das Gegenteil, Vernebelung erreicht wird.

Sobald sich die Persönlichkeit zu ihrer Ganzheit bekennt und sich unter die Führung ihres Höheren Selbst stellt, fließen ihr die stabilisierenden Kräfte ihrer eigenen Seele zu. Sie bekommt innere Stärke und genügend Standfestigkeit, um die Mißhelligkeiten des Alltags besser zu konfrontieren. Sie braucht negative Erfahrung nicht mehr zu verdrängen, sondern kann sie in ihr Bewußtsein integrieren.

Im positiven Agrimony-Zustand erkennt man die Relativität aller Probleme und findet den strahlenden, heiteren Zustand in sich selbst, den man bisher außen gesucht hat. Man ist von echter Freude erfüllt und setzt seine hervorragenden Charaktereigenschaften, wie Unterscheidungsvermögen, innere Balance, Klugheit und diplomatisches Geschick, zu seiner eigenen Befriedigung und zum Wohl seiner Umgebung ein.

In der Praxis ist Agrimony eine der Blüten, die häufig bei Kindern angezeigt ist.

Agrimony-Kinder sind normalerweise fröhlich, gesellig, ihre Tränen trocknen schnell. Wenn sie, wie alle Kinder, Entwicklungsperioden von innerer Einsamkeit und Traurigkeit durchmachen, verhilft ihnen Agrimony dazu, sich besser mitzuteilen. Auch in der Pubertät, in der Jugendliche mit vielen divergierenden Gedanken und Gefühlen klarkommen müssen, kann Agrimony gute Dienste leisten.

Es wird empfohlen, bei Agrimony-betonten Menschen bei der Diagnose nicht zu tief zu bohren, sondern mehr das lockere, verständnisvolle Gespräch zu suchen.

Die innere Ruhelosigkeit des Agrimony-Zustandes kann sich körperlich in Symptomen wie Nägelbeißen, am Haar zupfen, feiner Tremor, sich kneifen oder nervösen Hautirritationen zeigen. Viele Agrimony-Patienten knirschen nachts mit den Zähnen. Agrimony hat sich bei der Mitbehandlung von Suchtveranlagung, besonders bei der Alkoholkrankheit, bewährt, wenn die Erkrankten Agrimony-Züge erkennen ließen.

Agrimony kann zusammen mit Scleranthus, auch stabilisierend bei äußeren Adaptionsschwierigkeiten wirken, zum Beispiel, wenn man im Schichtdienst tätig ist und seinen

Schlafrhythmus öfter umstellen muß oder wenn man als Angestellter einer Fluggesellschaft in verschiedenen Zeitzonen unterwegs ist.

AGRIMONY – SCHLÜSSELSYMPTOME

Man versucht, quälende Gedanken und innere Unruhe hinter einer Fassade von Fröhlichkeit und Sorglosigkeit zu verbergen.

SYMPTOME IM BLOCKIERTEN ZUSTAND

o Da man gern in Frieden lebt und gute Stimmung um sich haben möchte, gerät man durch Mißstimmungen und Streit in seelische Bedrängnis.
o Man tut viel »um des lieben Friedens willen«.
o Man bringt fast jedes Opfer, um seinen inneren und äußeren Seelenfrieden aufrechtzuerhalten und Konfrontationen zu vermeiden.
o Seine eigenen Sorgen und seine innere Ruhelosigkeit verbirgt man hinter einer Maske von Witz und Heiterkeit Motto: »Immer nur lächeln ...«.
o Der gute Eindruck nach außen ist einem sehr wichtig.
o Man bagatellisiert seine Probleme und spricht von selbst nicht darüber; man gesteht sie nicht einmal ein, wenn man darauf angesprochen wird.
o Um seinen nagenden, sorgenvollen Gedanken zu entfliehen, ist man immer auf Anregung und Abwechslung aus, z. B. Kino, Parties, »action« in jeder Form.
o Man ist gesellig, um seine inneren Nöte in erfreulicher Gesellschaft zu vergessen.
o Man ist der gute Freund, der Friedensstifter, der tolle Kumpel, der Stimmungsmacher auf jeder Party.
o Man greift unter Umständen zu Alkohol, Tabletten, Drogen, um Schwierigkeiten in guter Stimmung durchstehen zu können und um quälende Gedanken zu besänftigen.

o Man muß immer in Bewegung sein, um nicht zum Nachdenken zu kommen.

o Als Kranker überspielt man seine Beschwerden; man unterhält mit seinen Witzen sogar noch das Pflegepersonal.

o Man beunruhigt sich darüber, daß man Vorhaben, wie Abnehmen, sich das Rauchen abgewöhnen u. ä., nicht durchhalten kann.

o Geheimer Seelenschmerz und Einsamkeitsgefühle in der Kindheit, bei Kindern, die normalerweise ihren Kummer schnell vergessen können.

POTENTIAL IM TRANSFORMIERTEN ZUSTAND

o Ausgeglichenheit, Urteilsfähigkeit, Objektivität.

o Echte innere Fröhlichkeit.

o Der vertrauensvolle Optimist, der kluge Diplomat, der unermüdliche Friedensstifter.

o Man kann die Mißhelligkeiten des Lebens integrieren, gibt Problemen den richtigen Stellenwert.

o Man kann tatsächlich über die eigenen Sorgen lachen, weil man sich über ihre relative Unwichtigkeit klar ist.

o Man erkennt die Einheit der Vielheit.

UNTERSTÜTZENDE EMPFEHLUNGEN IM AGRIMONY-ZUSTAND

o Die rosarote Brille abnehmen und Situationen objektiv betrachten.

o Konflikte bewußt zur Kenntnis nehmen, eventuell schriftlich analysieren, auf dem Papier lösen, zugrundeliegende Prinzipien herausfinden.

o Innere Gegensätze in sich zu erkennen und zu verbinden versuchen.

o Mehr in die Tiefe als in die Breite leben.

o Stimulantien aufgeben; weniger konsumierend, mehr produzierend leben.

o Yoga-Übungen zur Harmonisierung des energetischen Systems

o Anregungen für positive Programmierungssätze:

»Wo Licht ist, muß auch Schatten sein. – Ich sehe den Tatsachen objektiv ins Auge.«

»Ich finde Frieden in mir selbst.«

»Ich genieße auch die dunklen Stunden meines Lebens.«

»Ich schaffe eine Verbindung zwischen meinen verschiedenen Persönlichkeitsebenen.«

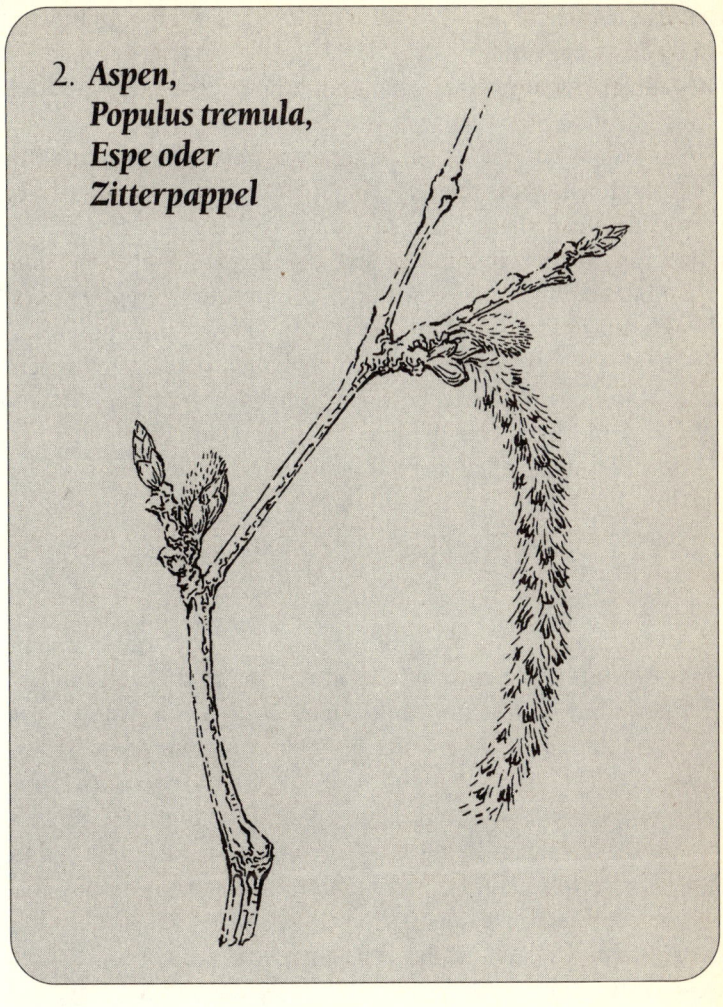

2. **Aspen,
Populus tremula,
Espe oder
Zitterpappel**

Der schlanke, selten mehr als 2,40 m hohe Baum wächst überall in England. Die männlichen hängenden und die kleineren
weiblichen runden Kätzchen erscheinen im März oder April
vor dem Laubausbruch.

PRINZIP: Aspen ist mit den Seelenpotentialen der Furchtlosigkeit, des Überwindens und der Auferstehung verbunden. Im negativen Aspen-Zustand ist man in unbewußten Angstvorstellungen gefangen.

Man sagt, daß Menschen, die Aspen brauchen, »mit einer Haut zu wenig« auf diese Welt gekommen sind. Die Abgrenzung ihres physischen Realitätsbewußtseins gegenüber den anderen Ebenen, besonders gegenüber der emotionalen oder astralen Ebene, ist nur sehr fein. Auf diesen Ebenen sind außer persönlichen Gefühlserlebnissen auch kollektive Vorstellungen, wie Märchen- und Symbolvorstellungen, Archetypen, Aberglauben, unsere Vorstellungen von Himmel und Hölle und vieles andere, angesiedelt. Diese Ebene müssen wir jede Nacht im Traum durchwandern, um auf die transpersonale Ebene unseres Seins zu gelangen; denn dort nehmen wir Kontakt mit unserem Höheren Selbst auf, von dem uns im Schlaf aufbauende und heilende Kräfte zufließen.

Menschen, die Aspen brauchen, werden, ohne es zu wissen, stärker als andere Individuen Tag und Nacht mit Gedanken und Vorstellungsbildern aus dieser astralen oder emotionalen Ebene überflutet. Sie bekommen unbewußte Impulse, die von ihrem Wachbewußtsein nicht eingeordnet werden können, weil die Impulsquelle nicht bekannt ist. Das erzeugt Angst. Eine unheimliche Art von Angst, die langsam den Rücken hochkriecht, bei der sich eine Gänsehaut bildet und die Nackenhaare sträuben. »Ich habe solche Angst, aber ich weiß nicht, wovor.« – »Ich habe Angst, daß etwas Furchtbares geschieht, aber ich weiß nicht, was es sein könnte.« – Das sind typische Redewendungen. Im Extremfall erleidet man Höllenqualen, und der ganze Körper leidet mit: Zittern, Schweißausbrüche, Magenflattern. Aber die Angst bleibt ohnmächtig, man kann nichts tun. Das frustriert und erzeugt noch mehr Angst.

Man könnte sich vorstellen, daß Aspen-Patienten in diesem Moment auf der angstbesetzten Astralebene steckenbleiben und keinen Kontakt mit ihrem Höheren Selbst aufnehmen können, das ihnen helfende Kräfte zufließen lassen würde. Dieses Steckenbleiben zeigt sich häufig als Schlafwandeln mit Sprechen oder als Alptraum. Man wacht panikgeschüttelt auf und hat Angst davor, wieder einzuschlafen.

Kinder, die diesen Ebenen gegenüber offener sind als Erwachsene, verlangen im Aspen-Zustand häufig, daß die Tür zu ihrem Zimmer nachts geöffnet bleibt oder ein Licht in ihrem Zimmer brennen soll. Sie fürchten unbewußt, daß sonst ihre Vorstellungen vom »bösen Geist« oder »schwarzen Mann« handgreifliche Gestalt annehmen könnten.

Viele Aspen-Patienten haben eine panische Angst im Dunkeln, die sie sich nicht erklären können. Auch Menschen, die sich auf ängstlich-abergläubische Art von okkulten und magischen Vorstellungen faszinieren lassen, brauchen häufig Aspen, weil die Gefahr besteht, daß sie Opfer ihrer magischen Vorstellungsbilder werden.

Die äußere Form der Espe oder Zitterpappel ist das perfekte Symbol für die extreme Sensitivität des Aspen-Zustandes. Ein Windhauch genügt, und es rauscht im Blätterwald. Man zittert wie Espenlaub.

Aspen-geprägte Menschen reagieren seismographisch auf die Atmosphäre ihrer sichtbaren und unsichtbaren Umgebung. Sie haben eine unbewußte Antenne für aufkommende Konflikte und psychische Störungen in anderen Menschen. Es kann vorkommen, daß sie sich in fröhlicher Gesellschaft plötzlich von einer Minute zur anderen so unwohl fühlen, daß sie sich zurückziehen müssen. Aspen-geprägte Menschen registrieren einfach alles und verbrauchen dabei sehr viel Kraft: das konfliktgeladene Betriebsklima, die morgendliche Hektik und Erschöpfung in einem überfüllten Bus, die in der Luft liegende Angst vor Inflation und Krieg. Aber im

Gegensatz zum Mimulus-Zustand, in dem sich die Ängste klar definieren und mit anderen Menschen diskutieren lassen, bleiben die Ängste im Aspen-Zustand vage und unbestimmt. Man kann sie nicht benennen und darum auch nur schwer mit anderen darüber sprechen.

Wer Aspen einnimmt, erlebt, wie die Ängste weniger werden und sich die innere Zuversicht verstärkt, daß es hinter der Ebene der Angst noch etwas Größeres, Sinnvolleres gibt, in dem man letztlich eingebettet und geborgen ist. Man erkennt, daß das große göttliche Gesetz, die göttliche Kraft der Liebe hinter allem und über allem steht und alle Ängste überflüssig macht.

Dieses Vertrauen macht es schließlich möglich, die positive Seite der Aspen-Energie bewußt zu nutzen. Es ist die Fähigkeit, sich in feinere, nichtmaterielle Bewußtseinsebenen einzuschwingen, diese Ebenen furchtlos zu entdecken, experimentell zu erforschen und dieses Wissen zum Nutzen seiner Mitmenschen einzusetzen. Gute Erzieher, Psychotherapeuten und Psi-Forscher haben zum Beispiel diese Qualitäten.

Einige Praktiker empfahlen u. a. Aspen besonders zur Mitbehandlung von Alkoholikern, die Opfer von Zwangsvorstellungen werden, ebenso für Frauen, die vergewaltigt worden sind, und für Kinder, die mißhandelt wurden. Derartige Ereignisse können nämlich durch unbewußte Programmierungen aus der astralen Ebene herangezogen werden.

Menschen, die durch Gruppen-Meditationstechniken, sehr »geöffnet« sind, brauchen häufig Aspen, außerdem viele, die Drogen-Horrortrips hinter sich haben.

Aspen – Schlüsselsymptome

Unerklärliche, vage Ängstlichkeiten, Vorahnungen, geheime Furcht vor irgendeinem drohenden Unheil.

SYMPTOME IM BLOCKIERTEN ZUSTAND

o Grundlos Gefühle von Angst und Gefahr.

o Plötzlich auftretende Angstzustände beim Alleinsein oder wenn man unter Menschen ist.

o Man fühlt sich unbehaglich, wie »verhext«.

o Die Phantasie läuft Amok.

o Angsterfüllt fasziniert von okkulten Phänomenen, abergläubisch.

o Verfolgungsängste, Bestrafungsängste; Angst vor einer unsichtbaren Macht oder Kraft.

o Alpträume; man wacht mit panischen Angstgefühlen auf und traut sich nicht, wieder einzuschlafen.

o Angst vor Gedanken und Träumen über religiöse Themen, Dunkelheit und Tod.

o »Angst vor der Angst«, aber man traut sich mit niemandem darüber zu sprechen.

o Kollektivängste wie: Angst vor körperlicher Gewalt, Überfällen, Vergewaltigungen, Mißhandlungen, Angst vor Schlangen, Geistern u. ä.

o Bei Kindern: Will nicht allein bleiben oder im Dunkeln schlafen, aus Angst vor »dem schwarzen Mann« oder ähnlichen Erscheinungen.

o Man kann »die Atmosphäre an bestimmten Orten nicht ertragen«.

POTENTIAL IM TRANSFORMIERTEN ZUSTAND

o Die Fähigkeit, sich in subtilere Bewußtseinsebenen hineinzuversetzen. Dadurch Verständnis für religiöse und esoterische Gedankengänge.

o Erfassen höherer geistiger Welten. Man fühlt sich von diesen Welten angezogen und macht sich furchtlos auf, sie zu erforschen, ohne Rücksicht auf eventuelle Schwierigkeiten.

UNTERSTÜTZENDE EMPFEHLUNGEN FÜR DEN ASPEN-ZUSTAND

o »Erdende« Hobbys: z. B. Töpfern, Brotbacken, Gartenarbeit.
o Vermeiden von allem, was emotionale Vorstellungsbilder aktiviert: z. B. Alkohol, starke Sonnenbestrahlung, brutale Kriegsberichte, Horrorfilme usw.
o Anregungen für positive Programmierungssätze:

»Mein Herz ist voller Zuversicht und Stärke.«
»Ich bin in Gottes Hand.«
»Ich lasse mich zu meinem Besten führen.«
Für Kinder: »Ich habe einen Schutzengel.«

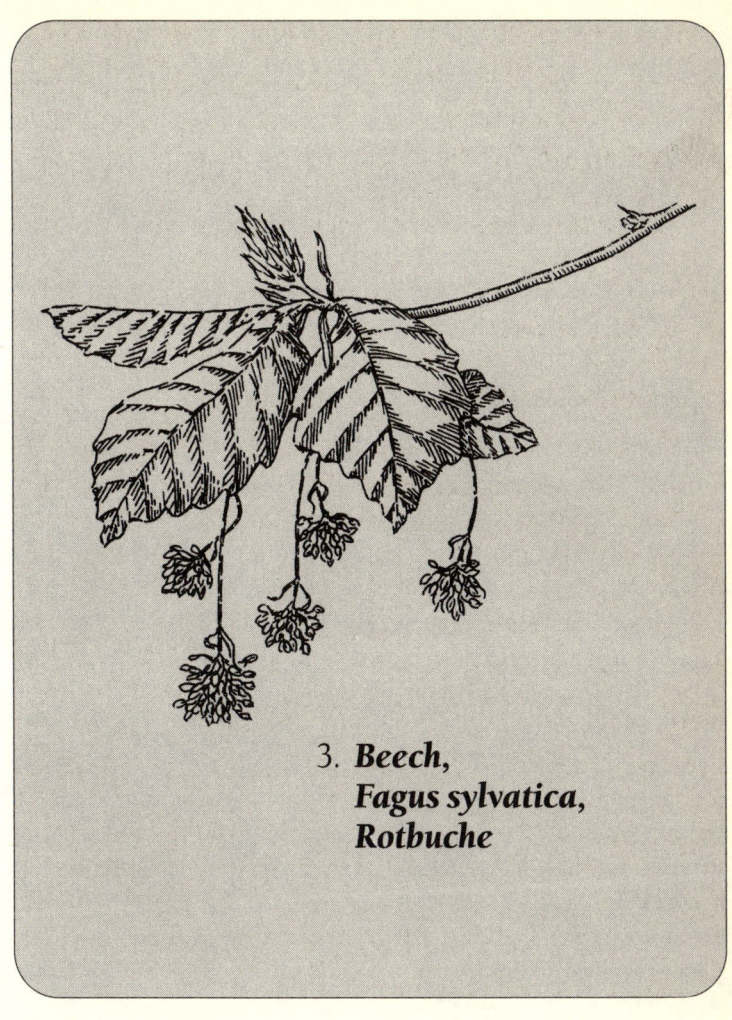

3. **Beech,**
   Fagus sylvatica,
   Rotbuche

Der bis zu 30 m hohe, stolze Baum wurde früher in England »Mutter des Waldes« genannt. Männliche und weibliche Blüten wachsen auf dem gleichen Baum. Sie blühen im April oder Mai, gleichzeitig mit dem Laubausbruch.

PRINZIP: Beech ist verbunden mit den Seelenqualitäten des Mit-
gefühls und der Toleranz. Im negativen Beech-Zustand reagiert
man engstirnig, hart und intolerant.

Geben Sie sich keinen Illusionen hin; jeder Mensch verfällt hin
und wieder in den negativen Beech-Zustand. Oder wer hat die
Tat eines anderen noch nicht hart verurteilt und mußte hin-
terher feststellen, daß er ihm unrecht getan hat, weil er die
näheren Umstände nicht gekannt und nicht in Betracht gezogen hat.

Im negativen Beech-Zustand neigt man dazu, die Dinge sehr
kritisch, nach subjektiven, oft engen Maßstäben zu beurteilen.
Andere Menschen werden nach strengen Kriterien durch-
leuchtet und innerlich abgeurteilt, ohne daß man sich in ihre
Position oder ihre Gefühle hineinversetzt hat.

»Mit einer Person, die so einen Akzent hat, kann man doch
nicht verkehren!« oder: »Wenn ich schon höre ›Umweltschüt-
zer‹, das reicht mir!« Vorurteile werden poliert, die Mundwin-
kel sind innerlich herabgezogen; wohl selten ist ein Mensch so
arrogant wie im negativen Beech-Zustand.

Der leicht versnobte Professor Higgins aus Pygmalion,
der das urwüchsige Blumenmädel Eliza per Wette zu einem
Sprachwunder umfunktionieren will, ist eine heitere Variante
des negativen Beech-Zustandes. Bar jeder Erfahrung und völlig
verständnislos für die Gefühle einer Frau, fragt er ratlos seinen
Freund Pickering: »Why can a woman not be like a man?« Da
er seine eigenen Gefühle völlig verdrängt hat, kann er auch für
Elizas Situation kein Verständnis aufbringen, sondern verletzt
sie nur mit seiner Ironie.

Eine andere Facette des negativen Beech-Zustandes spiegelt
sich in der Karikatur der gestrengen, pedantischen Lehrerin,
die, grau gekleidet und hochaufgerichtet, unbedingte Ordnung, Genauigkeit und Disziplin verlangt und völlig aus den
Augen verloren hat, daß nicht jeder Mensch die gleichen Bega-

bungen mit auf die Welt bringt und nicht jeder die gleichen sozialen Startbedingungen hat.

Auf den negativen Beech-Zustand trifft das Sprichwort zu: »Man sieht immer den Splitter im Auge des anderen, aber nie den Balken im eigenen Auge.« Im Beech-Zustand projiziert man sehr stark nach außen und hat äußerste Schwierigkeiten, sich nach innen zu wenden und Erlebnisse zu verdauen. Diese Haltung kann sich zuweilen auch in Störungen des Magen-Darm-Traktes manifestieren.

Man findet den negativen Beech-Zustand häufig bei Menschen aus Familien, die einer diskriminierten Minderheitsgruppe angehörten und viel Haß, Demütigungen, Enttäuschungen und Verletzungen ihres Selbstgefühls einstecken mußten. Als innere Kompensationsmaßnahme hat man sich in solchen Familien bewußt von anderen zurückgezogen und ein eigenes Wertsystem aufgebaut, in dem man anderen überlegen ist. Die Gefühle der Nichtachtung und Demütigung treffen dann weniger, weil sie in Form und Kritik und Arroganz auf die Außenwelt projiziert werden. Um den eigenen schmerzlichen Gefühlserlebnissen weniger ausgesetzt zu sein, werden die eigenen Gefühle so weit wie möglich verdrängt und somit auch die Möglichkeit, sich in die Gefühle anderer Menschen hineinzuversetzen.

Wo liegt hier der Irrtum? Im negativen Beech-Zustand hat die Persönlichkeit das Lehrprogramm ihrer Seele mißverstanden, nicht angenommen und die damit verbundenen negativen Erfahrungen abgelehnt. Um bei dem obigen Beispiel zu bleiben: Sie hat ihre Außenseiter- und Leidensrolle nicht akzeptiert und die leidvollen Erfahrungen der Diskriminierung nicht verarbeitet. Statt dessen hat die Persönlichkeit einen eigenen Verhaltenskodex entwickelt, in den sie bestimmte Abwehrmechanismen eingebaut hat, die ihr helfen sollen, die Stimme ihres Höheren Selbstes abzuwehren. In unserem Beispiel entwickelt sie Kritik und Arroganz, mit deren Hilfe sie

unerwünschte, demütigende Gefühle auf ihre Umwelt projiziert.

Diese negativen Projektionen schaden nicht nur der Persönlichkeit selbst, sondern auch der größeren Einheit. Die
negativen Gedanken irritieren ihre Umwelt, schlagen auf die
Persönlichkeit zurück und können sich dann in einer Fülle
körperlicher Irritationssymptome zeigen. Die Persönlichkeit
erstarrt und verhärtet mehr und mehr, da sie weder mit ihrem
eigenen Höheren Selbst noch mit ihrer Umwelt Energien aus-
tauscht.

Sobald sich die Persönlichkeit von ihren begrenzten Wert-
maßstäben löst und sich ihrem Höheren Selbst gegenüber
öffnet, werden ihr durch ihre Seelenenergie höhere Wertmaß-
stäbe und größere Möglichkeiten der Erkenntnis und Selbsterkenntnis offenbar. Ihre abgrenzende Kritik verwandelt sich in
Verständnis, ihre Empfindlichkeit gegenüber anderen Menschen in echte Empfindsamkeit gegenüber den Impulsen ihres
Höheren Selbst. Aus Arroganz wird echte Liebe und Toleranz;
die Toleranz, schrieb Bach, die Jesus noch am Kreuz für seine
Peiniger beten läßt: »Vater, vergib ihnen, denn sie wissen nicht,
was sie tun.«

Wenn man zu negativen Beech-Zuständen neigt, gibt es
mehrere grundsätzliche Erkenntnisse, die man in seinem Herzen bewegen sollte. Dazu gehört die Gewißheit, daß man als
kleines Rädchen in einem größeren Uhrwerk oder als kleine
Zelle in einem größeren Wesen nur lebensfähig ist, wenn man
im Atemstrom oder Bewußtsein dieses größeren Wesens mit-
schwingt und nicht davon abgetrennt ist. Man sollte auch
einsehen, daß man als kleine Zelle die Gesetzmäßigkeiten des
größeren Wesens nur sehr mangelhaft erkennen kann, und
daß darum eigene verabsolutierte Beurteilungsmaßstäbe
durch nichts gerechtfertigt sind.

Schließlich muß man auch wissen, daß wir alle letzten
Endes Spiegelungen von wechselseitigen Projektionen sind.

Deshalb sollte man nicht länger eigene negative Befürchtungen und Abwehrmechanismen in andere Menschen hineinprojizieren, sondern sollte lieber versuchen, die positiven Projektionen von anderen in sich selbst wiederzufinden. So kommt statt Abgrenzung ein Gefühl der Einheit, Seelenverwandtschaft und Harmonie auf, das auch ein Mensch im negativen Beech-Zustand trotz all seiner Kritiksucht im Grunde sucht. Findet man dieses Gefühl der Einheit in sich, ist auch die Umgebung plötzlich harmonischer. Man ist nicht mehr von Kleinigkeiten irritiert, weil man mehr und mehr die Einheit in der Vielheit erkennen kann.

Die Beech-Blüte hilft, diesen Kontakt zum Selbst und zur Einheit wiederherzustellen. Sie lockert die innere Strenge und bringt, nach Aussagen von Sensitiven, Freude, Heiterkeit und Farbigkeit ins energetische System zurück. Im positiven Beech-Zustand ist man so etwas wie »der tolerante Diagnostiker«: Man kann seinen menschlichen Röntgenblick und sein gutes Urteilsvermögen konstruktiv für sich und für Aufgaben in der Allgemeinheit einsetzen.

Abgrenzung der Selbstherrlichkeit bei Vine, Beech und Rock Water:

Vine:	Geht innerlich in die Aktion, will sich durchsetzen, zwingt. Das zugrundeliegende negative Seelenkonzept ist Dominanzstreben.
Beech:	Wehrt innerlich ab, richtet, will recht behalten. Das zugrundeliegende negative Seelenkonzept ist Intoleranz.
Rock Water:	Hält sich innerlich heraus, behält für sich. Das zugrundeliegende negative Seelenkonzept ist Eigenliebe.

BEECH – SCHLÜSSELSYMPTOME

Kritiksucht, Arroganz, Intoleranz. Man verurteilt andere ohne jedes Einfühlungsvermögen.

SYMPTOME IM BLOCKIERTEN ZUSTAND

o Die Fehler anderer fallen einem sofort ins Auge.
o Man kann kein Verständnis, keine Nachsicht für die Unzulänglichkeiten anderer Menschen aufbringen.
o Man kann sich gefühlsmäßig nicht in andere Menschen hineinversetzen, da die eigenen Gefühle blockiert sind.
o Man sitzt innerlich über andere zu Gericht, sieht deren Fehler und verurteilt sie.
o Man sieht immer nur das Beanstandenswerte und die Schwäche einer Situation, kann aber nicht das Positive wahrnehmen, das daraus entstehen könnte.
o Die Dummheit anderer Menschen macht einem zu schaffen.
o Man reagiert zuzeiten kleinlich, pedantisch, unnachgiebig.
o Man stößt sich an kleinen Gesten und Sprachgewohnheiten anderer Leute; das Ausmaß der Irritation steht in keinem Verhältnis zum Anlaß.
o Man ist innerlich gespannt, verhärtet.
o Man isoliert sich durch seine überkritische Haltung von seinen Mitmenschen.

POTENTIAL IM TRANSFORMIERTEN ZUSTAND

o Geistiger Scharfblick; Verständnis für die verschiedenen menschlichen Verhaltensmuster und individuellen Entwicklungswege.
o Gute diagnostische Fähigkeiten.
o Man steht tolerant mitten im Leben, erkennt die Einheit in der Vielheit.

UNTERSTÜTZENDE EMPFEHLUNGFN IM BEECH-ZUSTAND

o Netter und liebevoller zu sich selbst sein, damit man auch netter und liebevoller zu anderen sein kann.

o Yoga-Übungen, die Schilddrüse und Herz anregen.

o Körperlichen Ausgleich gegen die innere Starrheit suchen: spielerische Bewegungen, Tanzen u. ä.

o Anregungen für positive Programmierungssätze:

»Ich schließe Frieden mit mir und den anderen.«
»Ich bin im anderen – der andere ist in mir.«
»Ich erkenne hinter allem den positiven Wachstumsprozeß.«
»Ich weiß, daß ich nichts weiß.«

4. Centaury, Centaurium umbellatum, Tausendgüldenkraut

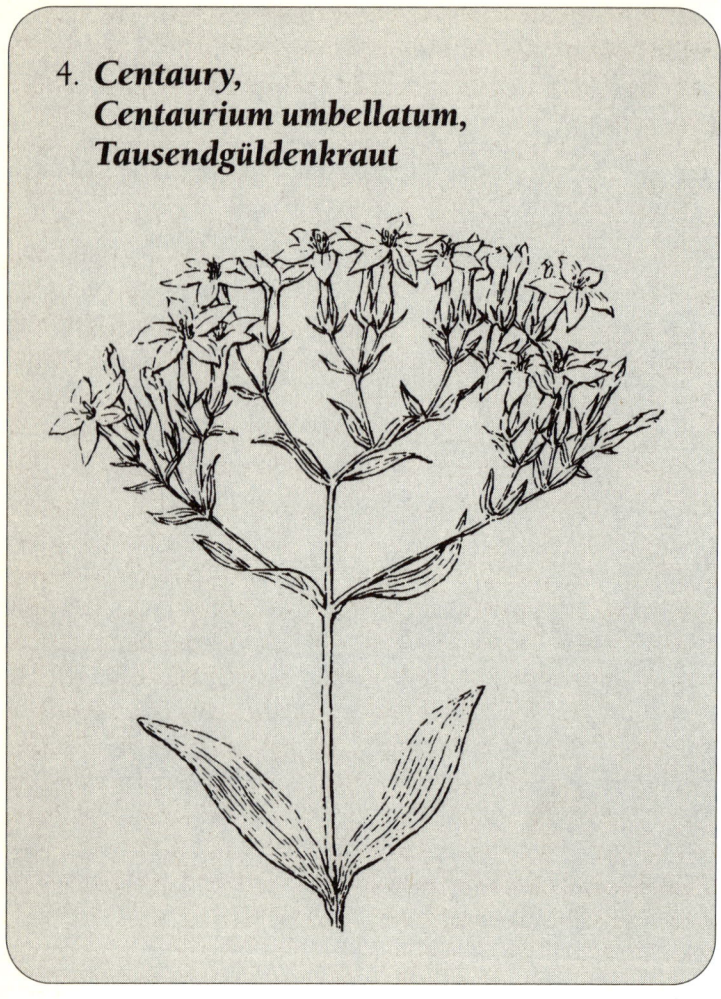

Wächst sehr aufrecht zwischen 5 und 35 cm hoch auf trockenen Feldern, an Wegrändern und öden Plätzen. Die kleinen rosafarbenen Blüten sitzen aufrecht auf der Spitze der
Pflanze. Sie blühen zwischen Juni und August und öffnen sich
nur bei gutem Wetter.

PRINZIP: Centaury ist verbunden mit den Seelenqualitäten der Selbstbestimmung und der Selbstverwirklichung. Im negativen Centaury-Zustand ist die Beziehung zum eigenen Willen gestört.

Kinder mit starken Centaury-Zügen sind oft sogenannte einfache Kinder, gutwillig, fügsam und gefällig. Lob und Tadel fruchten bei ihnen. Sie bereiten ihren Eltern kaum Probleme, außer vielleicht mit der Tatsache, daß sie leicht von ihren Kameraden ausgenutzt werden und manchmal unverständlicherweise zum Prügelknaben der Klasse werden. Als Erwachsene geraten sie leicht unter den Einfluß einer stärkeren Persönlichkeit, die ihre angebotene Hilfsbereitschaft für egoistische Zwecke ausnutzt. Die älteste Tochter, die nicht heiratet, weil sie jahrelang aufopferungsvoll ihre gichtkranke Mutter betreut, ist ein Fall für Centaury. Ebenso der Sohn, der eigentlich lieber Lehrer geworden wäre, sich aber überreden ließ, die elterliche Baufirma zu übernehmen, weil der Vater meint, das Geschäft müsse in der Familie bleiben. Aus der Generation unserer Großeltern kennt man noch das blasse, rastlos schaffende Centaury-Dienstmädchen, das ein Eigenschicksal zugunsten seiner Herrschaft völlig aufgegeben hat, oder das alte Firmenfaktotum, das in Gedanken, Worten und Gesten nur noch der Herr Direktor ist. Aber auch der jungen Ehefrau, die ihrem verwöhnten Muttersöhnchen-Gatten in falsch verstandener Liebe jeden Wunsch von den Augen abliest und ihre eigenen Bedürfnisse sklavisch seinen Launen unterwirft, sollte man dringend Centaury empfehlen.

Menschen im Centaury-Zustand sagen oft mit hilflosem Achselzucken: »Ja, ich kann ihm nun mal keine Bitte abschlagen.« Oder: »Ich kann eben einfach nicht nein sagen.« Außenstehende müssen zuweilen kopfschüttelnd mit ansehen, wie sich ein Centaury-Typ selbst zum seelischen Fußabtreter degradiert.

Zwar klagen Menschen im Centaury-Zustand häufiger über Müdigkeit und Überarbeitung, weil sie sich in ihrer Hilfsbereitschaft wieder einmal zu viel zugemutet haben. Sonst aber leiden sie unter ihrem Zustand kaum, weil sie ihn in seiner vollen Tragweite selbst gar nicht erkennen, und so auch nicht merken, daß sie vor lauter Dienst am anderen ihren eigenen Lebensauftrag versäumen. Das Motiv für ihre Hilfsbereitschaft ist nichts weiter als der ganz menschliche Wunsch nach Anerkennung und Bestätigung.

Im negativen Centaury-Zustand sind die großartigen Tugenden des Helfenwollens, des Dienens und der Hingabe an eine Aufgabe negativ verzerrt. In diesem Mißverständnis ordnet man sich wie ein unmündiges Kind kritiklos einem anderen Menschen und dessen menschlichen Schwächen unter, anstatt durch die eigene Seele höheren Prinzipien zu dienen.

Um diesen höheren Prinzipien überhaupt dienen zu können, muß man aber zunächst die eigene Individualität und Persönlichkeit so entwickeln, daß sie zu einem Instrument für ihre Seele werden kann.

Dazu muß man auch wissen, daß die Persönlichkeit nur durch den eigenen Willen aufgebaut, zusammengehalten und gewahrt wird. Das, was also bei den meisten anderen negativen Seelenzuständen zu stark ist, die Abgrenzung der Persönlichkeit, ist im negativen Centaury-Zustand zu schwach.

Von einigen Praktikern wird Centaury als der sensitivste aller 38 Seelen-Zustände bezeichnet. Menschen, bei denen psychisch-mediale Fähigkeiten zum Ausbruch kommen, geraten anfangs häufig in einen negativen Centaury-Zustand. Es herrscht dann ein Ungleichgewicht, weil die psychischen Fähigkeiten vorübergehend stärker entwickelt sind als der Wille. In diesem Zustand ist der Mensch äußerst feinfühlig, besonders für disharmonische Energien. Er ist leicht zu verunsichern, störbar und verletzbar. Oft wird er aus heiterem Himmel krank und weiß nicht, daß es an diesem Zustand liegt.

Im negativen Centaury-Stadium – besonders wenn dieses noch mit dem negativen Walnut-Zustand gekoppelt ist – wird man auch leicht Opfer stärkerer geistiger Einflüsse, gerät unter den Sog sogenannter erleuchteter Meister. Im Extremfall unterwirft man sich willenlos anscheinend notwendigen Gesetzen und Gruppenritualen und läuft dabei Gefahr, seine Persönlichkeit vollkommen zu verlieren und damit seine einmalige Entwicklungschance zu vertun.

Die Centaury-Energie hilft, den verlorenen Kontakt zum Eigenwillen wiederherzustellen, die Energiepotentiale in der Persönlichkeit zu sammeln und zu stabilisieren. Ein Sensitiver beschrieb nach der Ersteinnahme von Centaury ein machtvolles Gefühl, das die rechte und linke Körperhälfte ausrichtet und sich verstärkt im Solarplexus und im Schilddrüsen-Chakra konzentriert.

Im positiven Centaury-Zustand kann ein Mensch seine großen Tugenden der Hingabe und des Dienens wirklich nutzen. Er kann nach seinen eigenen Gesetzen einer guten Sache dienen, erkennt aber auch die destruktiven Momente, in denen er nein sagen muß. Er kann sich sehr gut in Gruppen integrieren, »voll mitspielen«, ohne dabei seine eigene Persönlichkeit aufzugeben. So kann er sich zeitweise willentlich zum Instrument machen, durch das göttliche Kräfte zum Segen größerer Aufgaben fließen.

Patienten im negativen Centaury-Zustand sollte durch das Gespräch klarwerden, daß sie anderen nicht immer wirklich damit helfen, wenn sie kritiklos ihre Wünsche erfüllen, sondern, im Gegenteil, dadurch ihrer beider Lernprozeß verzögern. Nicht umsonst sagt ein Sprichwort: »Ein Lump gibt mehr als er hat.«

Eine interessante Frage ist, inwieweit der negative Centaury-Zustand nicht auch »eine Flucht in den anderen« ist, um dem eigenen Prozeß des Erwachsenwerdens auszuweichen, der ja unter anderem auch darin besteht, unterscheiden und entscheiden zu lernen.

Wenn nach langer, zehrender Krankheit der Wille, etwas für sich zu tun, zu schwach geworden ist, schenkt Centaury Geist und Körper neue Vitalität.

Abgrenzung der Beeinflußbarkeit im Clematis-, Centaury-, Cerato- und Walnut-Zustand:

Clematis: Beeinflußbar, weil er kein Interesse an den gegenwärtigen Umständen hat und mit seinen Gedanken ganz woanders weilt.

Centaury: Beeinflußbar, weil die Haltung zu offen und der Eigenwille zu schwach ausgebildet ist.

Cerato: Beeinflußbar, weil er seinem eigenen Urteil nicht traut. Die Intuition kommt nicht durch.

Walnut: Beeinflußbar in einer Phase der Wandlung, weil sich der neue geistige Standort noch nicht genügend konsolidieren konnte.

CENTAURY – SCHLÜSSELSYMPTOME

Schwäche des eigenen Willens, Überreaktion auf die Wünsche anderer, seine Gutmütigkeit wird leicht ausgenutzt, kann nicht nein sagen.

SYMPTOME IM BLOCKIERTEN ZUSTAND

o Man kann sich schlecht durchsetzen.

o Passiv, willensschwach, fremdbestimmt.

o Willig, fügsam, servil bis unterwürfig.

o Man reagiert eher auf die Wünsche anderer als auf seine eigenen.

o Man spürt sofort, was andere von einem erwarten und kann dann nicht umhin, es auch zu tun.

o Man läßt sich fehlleiten, in dem Wunsch, anderen gefällig zu sein, im Extremfall bis zur Selbstverleugnung.

- Mehr Sklave als bewußter Helfer.
- Man steht unter dem Joch oder der Fuchtel einer anderen egoistischeren Persönlichkeit: Elternteil, Lebenspartner, Vorgesetzter u. ä.
- Man läßt sich leicht zu etwas überreden, was man eigentlich gar nicht wollte.
- Die eigene Gutwilligkeit wird leicht ausgenutzt.
- Man ist für andere oft das Aschenputtel oder ein seelischer Fußabtreter.
- Man hat wenig Selbstgefühl, läßt sich unbewußt von anderen diktieren, was man zu tun hat.
- Man nimmt unbewußt Gesten, Formulierungen und Meinungen einer stärkeren Persönlichkeit an.
- Leicht ermüdet, blaß, ausgelaugt.
- Man tritt nicht für seine Interessen ein.
- Man gibt oft mehr, als man hat.
- Gefahr, den eigenen Lebensauftrag zu versäumen.
- Kinder richten sich stark nach Lob und Tadel.

POTENTIAL IM TRANSFORMIERTEN ZUSTAND

- Man weiß, wann man ja sagt, kann aber auch an der richtigen Stelle nein sagen.
- Man kann sich gut in Gruppen und ähnliches integrieren, aber dabei immer seine Identität wahren.
- Man dient unaufdringlich und weise nach eigener innerer Zielsetzung.
- Man kann sein Leben seiner wirklichen Aufgabe weihen.

UNTERSTÜTZENDE EMPFEHLUNGEN IM CENTAURY-ZUSTAND

- Sich vor jeder Entscheidung fragen: »Was will ich wirklich?«
- Sich bei jeder Bitte, die andere stellen, fragen: »Was sind seine wirklichen Motive?«

o Den Solarplexus geistig schützen, z. B.: sich in der Vorstellung einen Gürtel aus weißem Licht umlegen. Die Gürtelschnalle besteht aus einem Kreis mit einem Kreuz und liegt genau über dem Solarplexus.

o Anregungen für positive Programmierungssätze:

»Ich bin für meine Entwicklung allein verantwortlich.«
»Meine Aufgabe finde ich in mir allein.«
»Ich unterscheide immer klarer und deutlicher.«
»Ich wahre meine Persönlichkeit und trete für meine Bedürfnisse ein.«

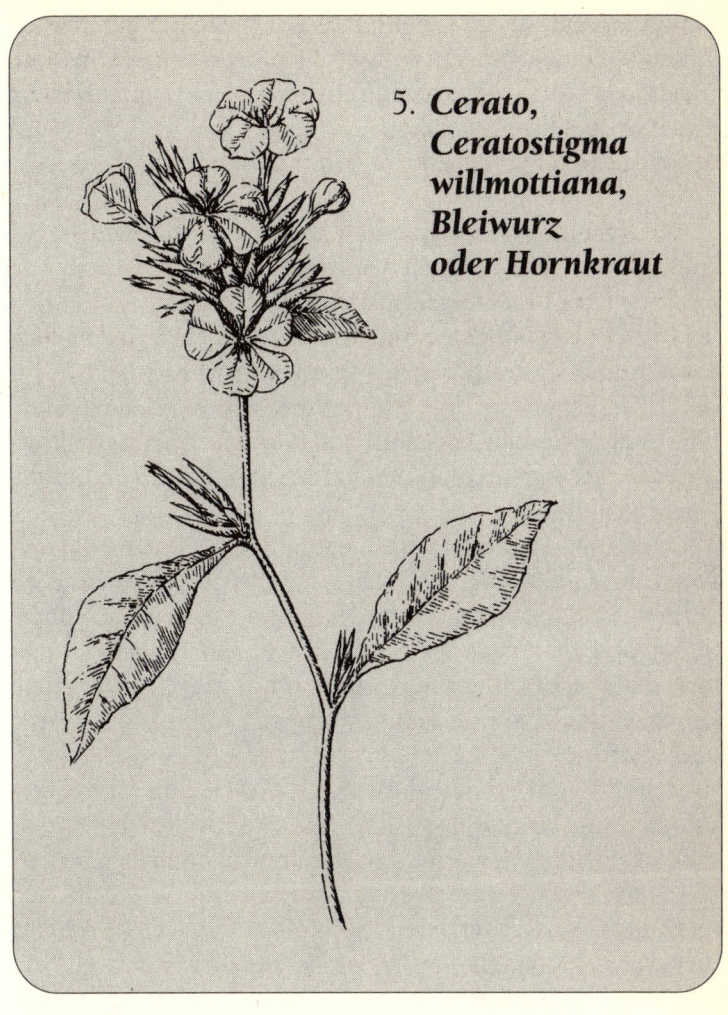

5. **Cerato,
Ceratostigma
willmottiana,
Bleiwurz
oder Hornkraut**

Diese aus dem Himalaja stammende, etwa 60 cm hohe Blume
wächst nicht wild, sondern wird in englischen Bauerngärten
kultiviert. Die etwa 1 cm langen, tubenförmigen blaßblauen
Blüten werden im August und September gesammelt.

PRINZIP: Cerato ist verbunden mit dem Prinzip der inneren Gewißheit, mit der »inneren Stimme«, mit der Intuition. Im negativen Cerato-Zustand hat man Schwierigkeiten, eigene richtige Erkenntnisse zu akzeptieren, meistens, ohne daß man sich dessen überhaupt bewußt ist.

Die Entscheidung wird gefordert. Intuitiv ist die Antwort da, aber der Kopf, der rationale Verstand, läßt diese intuitive Antwort nicht zu, sondern deckt sie blitzschnell mit allerlei herkömmlichen Argumenten und übernommenen Verhaltensmustern zu. Was intuitiv als richtig erkannt wurde, kann nicht mit Überzeugung in die Praxis umgesetzt werden. Ein unbewußter Zwiespalt entsteht. Das führt zu Unsicherheit gegenüber den eigenen Entscheidungen, zum Mißtrauen in die eigene Intuition.

Das Cerato-Mißverständnis liegt in der Weigerung der Persönlichkeit, die Rolle des Höheren Selbst zu sehen und zu akzeptieren. Anstatt zu erkennen, daß nur das eigene Höhere Selbst uns zu unserem eigenen Besten führen kann, sucht man die Antwort in der Außenwelt, oft in gängigen Theorien, Lehrmeinungen und in den Erfahrungen völlig andersgearteter Personen.

Menschen, die Cerato brauchen, nerven ihre Umgebung ständig mit Fragen über ihre subjektiven Probleme und Problemchen. »Wie würdest du das an meiner Stelle machen? Eigentlich weiß ich es ja genau, aber irgendwie möchte ich mich nicht darauf verlassen. So einfach kann das doch gar nicht sein ...« – das sind typische Cerato-Redewendungen.

Viele Menschen im Cerato-Zustand wissen gar nicht, daß sie selbst eigentlich sehr viel wissen. Darum sammeln sie mehr und mehr Informationen, horten sie aber wie auf einem Sparkonto, anstatt mit ihnen zu arbeiten. Auf diese Weise können sie keine eigenen lebendigen Erfahrungen mit ihrem Wissen sammeln. Aber nur aus der lebendigen Erfahrung erwachsen die Sicherheit und das Vertrauen in die eigene Entscheidungsfähigkeit.

Menschen, die immer wieder bestimmte Mode-Diäten bedingungslos mitmachen, auch wenn sie ihnen nachgewiesenermaßen nicht bekommen, sind im negativen Cerato-Zustand. »Ich weiß, daß ich Zwiebeln noch nie vertragen konnte, aber wenn Professor X es sagt, muß es doch gut für mich sein ...« Cerato-Patienten schaden sich oft wider besseres Wissen und wirken in den Augen ihrer Mitmenschen dann einfältig oder dumm.

Wer mit Cerato arbeitet, beginnt seine innere Stimme stärker wahrzunehmen. Und je mehr er ihr vertraut, desto deutlicher spricht sie. Er stellt beglückt fest, wie ihm plötzlich alles Wissen zum richtigen Zeitpunkt auf Anhieb zur Verfügung steht und zu blitzschnellen Entscheidungen, Diagnosen, Interpretationen, Korrelationen genutzt werden kann. Oft entsteht dann der starke Wunsch, dieses Wissen mit anderen zu teilen.

Die positive Seite der Cerato-Energie ist eine Haltung ruhiger Gewißheit, bei der man sich durch keine scheinbar noch so überzeugenden Argumente von seiner, für sich als richtig erkannten Entscheidung abbringen läßt.

Praktiker berichten, daß durch Cerato das Traumleben häufig stark angeregt wird und die Träume besser behalten werden.

Der Cerato-Zustand tritt nicht selten in Kombination mit dem Scleranthus- oder Centaury-Zustand auf.

Oft werden die Ursachen für spätere Cerato-Zustände in der Schulzeit gelegt, in der durch zu hohe Lernstoffanforderungen bei vielen Menschen die Entwicklung der Intuition unterdrückt wird.

CERATO – SCHLÜSSELSYMPTOME

Mangelndes Vertrauen in die eigene Intuition.

SYMPTOME IM BLOCKIERTEN ZUSTAND

o Mißtrauen in die eigene Urteilsfähigkeit.
o Man fragt ständig andere um Rat.
o Man redet viel, nervt andere durch Zwischenfragen.
o Man legt übertriebenen Wert auf die Meinung anderer.
o Übersteigerter Informationshunger.
o Man hortet Wissen, ohne es anzuwenden.
o Man läßt sich durch die Entscheidungen anderer verunsichern.
o Man läßt sich fehlleiten gegen die eigene Überzeugung und zum eigenen Nachteil.
o Eine eben gefällte Entscheidung zweifelt man schon im nächsten Moment wieder an.
o Man sucht die Bestätigung durch Autoritäten.
o Man wirkt auf andere leichtgläubig bis einfältig, sogar dumm.
o Man liebt Konventionen, fragt, was »in« ist.
o Man neigt dazu, Verhaltensweisen anderer nachzuahmen.
o Kinder streichen in Klassenarbeiten Richtiges wieder durch.

POTENTIAL IM TRANSFORMIERTEN ZUSTAND

o Intuitiv und begeisterungsfähig, neugierig, wißbegierig.
o Man kann gut Informationen zusammentragen, verarbeiten und anwenden.
o Man gibt Wissen freudig weiter.
o Gute Koordination von abstraktem und konkretem Denken.
o Man läßt sich von seiner inneren Stimme leiten, vertraut sich und steht zu seinen Entscheidungen.
o Man handelt weise.

UNTERSTÜTZENDE EMPFEHLUNGEN FÜR DEN CERATO-ZUSTAND

o Atemübungen, in denen Kontakt mit dem Zentrum aufgenommen wird.

o Kontaktaufnahme mit der Natur: stille Meditation in der Natur.

o Anregungen für positive Programmierungssätze:

»Innere Stimme, sprich zu mir. Innere Stimme, ich höre dich.«

»Ich achte auf meine ersten Impulse.«

»Nur ich selbst kann entscheiden, was gut für mich ist.«

»Ich vertraue meiner inneren Führung.«

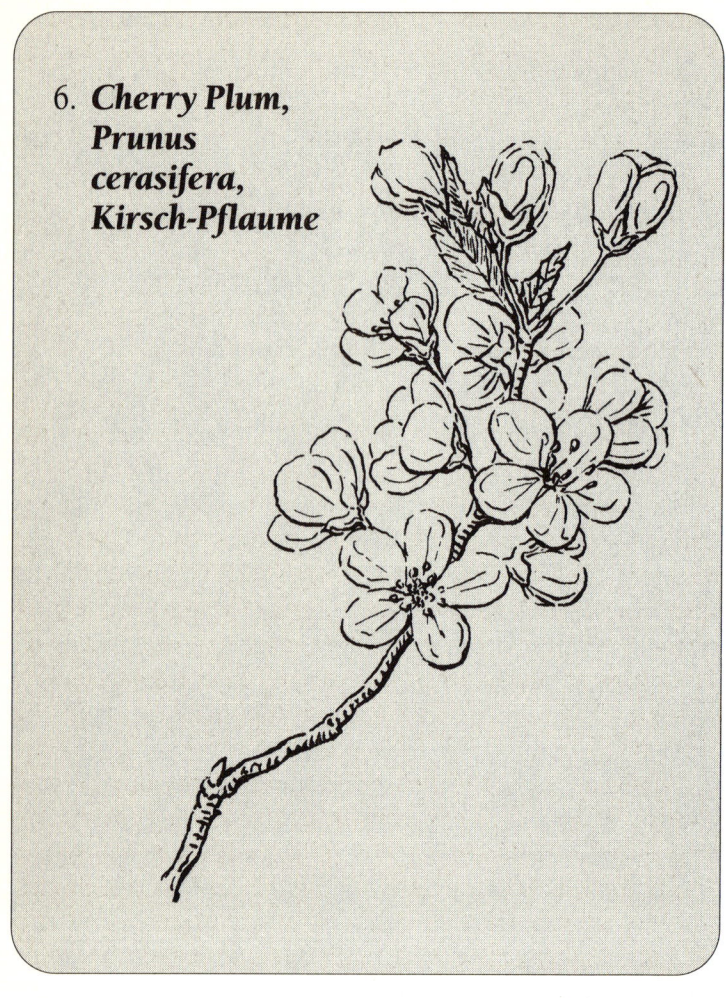

6. **Cherry Plum,
Prunus
cerasifera,
Kirsch-Pflaume**

Die jungen, dornenlosen Zweige dieses 3–4 m hohen Baumes oder Busches werden in England häufig als Windschutz für Obstplantagen verwendet. Die reinweißen Blüten sind etwas größer als die der Schlehe und des Weißdorns und öffnen sich zwischen Februar und April vor dem Laubausbruch.

PRINZIP: Cherry Plum ist verbunden mit dem Prinzip der Offenheit und Gelassenheit. Im negativen Cherry Plum-Zustand versucht man zwanghaft, einen geistig-seelischen Wachstumsprozeß zu unterdrücken.

Der negative Cherry Plum-Zustand ist sehr extrem; er wird entweder ganz bewußt oder mehr auf halbbewußten Ebenen wahrgenommen. Menschen, die einen extremen Cherry Plum-Zustand bewußt erleben, sagen zum Beispiel: »Ich sitze innerlich auf einem Pulverfaß und fürchte, daß es mich jeden Moment in die Luft sprengt.« Oder: »Zu meinem eigenen Entsetzen ertappe ich mich bei gewalttätigen Gedanken wie, ein Küchenmesser zu nehmen und meiner Frau in den Rücken zu stechen.«

Im negativen Cherry Plum-Zustand fürchtet man, durchzudrehen, die Selbstkontrolle oder ganz real seinen Verstand zu verlieren. Die Nerven sind zum Zerreißen gespannt, man fühlt eine innere Zeitbombe ticken. Man fürchtet, daß man gleich etwas Schreckliches anrichtet, das einem sein ganzes weiteres Leben lang leid tun wird. Man fühlt im eigenen Inneren destruktive Kräfte frei werden, die man nicht mehr kontrollieren kann.

Ehemalige Kriegsteilnehmer schildern negative Cherry Plum-Zustände, die im Schützengraben nach tagelangem, ununterbrochenem Trommelfeuer oder nach wochenlangen Internierungen mit schikanösen Verhören auftreten. Hier wird die Persönlichkeit so weit reduziert, daß der Punkt kommt, an dem sie sich aufgeben möchte. Im extremen Cherry Plum-Zustand besteht zumindest auf geistigen Ebenen echte Selbstmordgefahr. Mittelalterliche Bilder, wie »Die Versuchung des heiligen Antonius«, in denen Kräfte der Hölle einen Heiligen zur Kapitulation zwingen wollen, stellen den negativen Cherry Plum-Zustand symbolisch dar.

Psychologisch betrachtet liegt die Ursache für einen nega-

tiven Cherry Plum-Zustand in der Angst, innerlich loszulassen. Man möchte vermeiden, daß Bilder aus dem Unterbewußtsein aufsteigen, die man nicht verkraften kann. Esoteriker verweisen in diesem Zusammenhang auf die Möglichkeit
karmischer Belastungen durch Mißbrauch von Kräften in
anderen Existenzformen.

Ein weiterer, interessanter esoterischer Gedanke zum vermehrten Auftreten des Cherry Plum-Zustandes in der heutigen
Zeit: Immer mehr feinere und zartere Seelen inkarnieren
sich auf diesem Planeten in einer Atmosphäre von steigendem
Chaos, zunehmender Vergiftung und Ausbeutung. Der starke
Kontrast zwischen ihrer Wesensstruktur und den Umweltver-
hältnissen führt auf feineren Ebenen zu einem chronischen
Cherry Plum-Zustand, der bei diesen jungen Menschen äußerlich nur noch in einer Art angespannter Zerstreutheit sichtbar wird.

Im Verlaufe der geistigen Entwicklung kann es vor wichtigen Entscheidungsschritten zu negativen Cherry Plum-Zu-
ständen kommen. Hierbei drängen Auflösungsgedanken und
destruktive Bilder ins Bewußtsein, ohne daß damit die oben
geschilderten extremen Gefühle verbunden sein müssen.

Im negativen Cherry Plum-Zustand hat sich die Persönlichkeit von der Führung ihres Höheren Selbst gänzlich abgewandt. Deshalb kann sie größere Kräfte, die sie in sich wachsen fühlt, nicht einordnen. Sie reagiert mit Angst. Ihr fehlt das
Wissen um die Gesetzmäßigkeit, daß bei jeder geistig-seelischen Entwicklung zusammen mit den hellen, konstruktiven positiven Kräften zugleich auch immer der Gegenpol, die
dunklen, destruktiven negativen Kräfte aktiviert werden.
Angstvoll wird versucht, diese dunklen Kräfte unter der Be-
wußtseinsoberfläche zu halten; aber Druck erzeugt Gegendruck.

Sobald sich die Persönlichkeit der Führung ihres Höheren
Selbst unterstellt, wird sie durch das Chaos und die Dunkel-

heit in das Licht ihrer wahren Bestimmung und damit zu immer größerem Wissen geleitet. Ihr werden gewaltige Energiereserven zugänglich. So wird es ihr möglich, extreme äußere und innere Widrigkeiten zu ertragen, an denen andere Menschen zerbrechen. Beispiele für den positiven Cherry Plum-Zustand sind Menschen, die die »Hölle des Krieges« oder eine jahrzehntelange Internierung ohne Zerstörung ihrer Persönlichkeit überstanden haben.

Im positiven Cherry Plum-Zustand kann man tief in sein Unterbewußtsein hinabtauchen und die dort gewonnenen Einsichten und Erkenntnisse in der Realität ausdrücken und umsetzen. Man kann spontan und gelassen mit großen Kräften umgehen und gewaltige Entwicklungsschritte zurücklegen.

In der Praxis tritt Cherry Plum manchmal schon bei der ersten Verordnung auf. Darin zeigt sich die grundsätzliche Angst der Persönlichkeit, sich ihrem Entwicklungsprozeß weiter zu öffnen.

Dieser negative Cherry Plum-Zustand ist äußerlich nicht immer leicht zu erkennen. Extremere Cherry Plum-Zustände verraten sich häufig durch eine Ausstrahlung erzwungener Ruhe, sowie einen weitgeöffneten, etwas starren Augenausdruck mit vermindertem Lidschlag.

Cherry Plum hat sich bei bettnässenden Kindern bewährt. Diese Kinder kontrollieren sich tagsüber so stark, daß sie erst nachts, wenn die bewußte Körperkontrolle wegfällt, ihren inneren Ängsten durch spontanes Wasserlassen freien Lauf lassen können.

Cherry Plum paßt zu Menschen, die wegen Zwangsvorstellungen, Wahnideen und drohenden Psychosen schon einmal in einer Heilanstalt waren und fürchten, wieder in diese Situation zu geraten, ebenso zu Menschen, die mit Selbstmordgedanken spielen.

Ehe man solchen Menschen Cherry Plum empfiehlt, sollte

man sich vergewissern, daß sie als Kranke unter fachärztlicher Kontrolle sind.

Fachärzte berichten, daß sich Cherry Plum unterstützend bei der Behandlung von Fällen der Parkinsonschen Krankheit und bei ähnlichen neurologischen Krankheitsbildern bewährte. Ferner spielte es eine segensreiche Rolle bei der Drogenrehabilitation.

Abgrenzung der Angstzustände von Rock Rose und Cherry Plum:

Rock Rose: Extreme Angstgefühle in einer konkreten Situation. Sie werden äußerlich gezeigt.
Cherry Plum: Die Angst vor eigenen unterbewußten Konflikten wird soweit möglich innerlich festgehalten. Man läßt sich äußerlich möglichst wenig anmerken.

CHERRY PLUM – SCHLÜSSELSYMPTOME

Angst davor, innerlich loszulassen; Angst, den Verstand zu verlieren; Angst vor seelischen Kurzschlußhandlungen; unbeherrschte Temperamentsausbrüche.

SYMPTOME IM BLOCKIERTEN ZUSTAND

o Man fühlt sich seelisch extrem »gestaut«.
o Man ringt um seine Selbstbeherrschung.
o Man ist verzweifelt, steht kurz vor einem Nervenzusammenbruch.
o Man befürchtet, daß man gegen seinen Willen etwas Schreckliches anrichtet.
o Entgegen der normalen Veranlagung kommen gewalttätige Impulse in einem hoch; man fürchtet, etwas tun zu müssen, was man sonst nie tun würde.

o Man hat Angst vor unkontrollierbaren geistigen Kräften in seinem Inneren.
o Man fürchtet verrückt zu werden, durchzudrehen, in eine Nervenheilanstalt zu müssen.
o Man hat das Gefühl, auf einem Pulverfaß zu sitzen.
o Man spielt mit dem Gedanken, Schluß zu machen.
o Zwangsvorstellungen, Wahnideen.
o Extreme innere Spannung und Verkrampfung, unter Umständen zwanghaftes Hin- und Hergehen, zwanghaftes Sich-Beobachten.
o Plötzliche unkontrollierte Wutausbrüche, besonders bei Kindern: Sie werfen sich auf die Erde, schlagen mit dem Kopf an die Wand u. ä.
o Eltern fürchten, daß ihnen die Hand ausrutscht, Kindesmißhandlung droht.

POTENTIAL IM TRANSFORMIERTEN ZUSTAND

o Mut, Kraft, Spontaneität.
o Man kann tief in sein Unterbewußtsein eintauchen und dort gewonnene Erfahrungen und Erkenntnisse in sein reales Leben integrieren.
o Man hat Anschluß an ein starkes geistiges Kraftreservoir.
o Man kann größte psychische und physische Torturen durchstehen, ohne »Schaden an seiner Seele« zu nehmen.
o Man kann große geistige Erkenntnisse gewinnen, erkennt seine wahre Lebensaufgabe und kann gewaltige Entwicklungsschritte vollziehen.

UNTERSTÜTZENDE EMPFEHLUNGEN IM CHERRY PLUM-ZUSTAND

o Den Mut aufbringen, sich zu öffnen und zu »springen«.
o Auch physisches Springen üben, zum Beispiel im Schwimmbad vom Dreimeterbrett.
o Spielerische Elemente und Spontaneität ins Leben bringen.

o Yoga-Übungen zur Harmonisierung der Schilddrüse.
o Anregungen für positive Programmierungssätze:

»Ich lasse alte Vorstellungsbilder frei.«
»Meine Kräfte stehen mir zur Verfügung.«
»Ich überlasse mich meiner inneren Führung.«
»Ich erfülle meine Lebensaufgabe.«

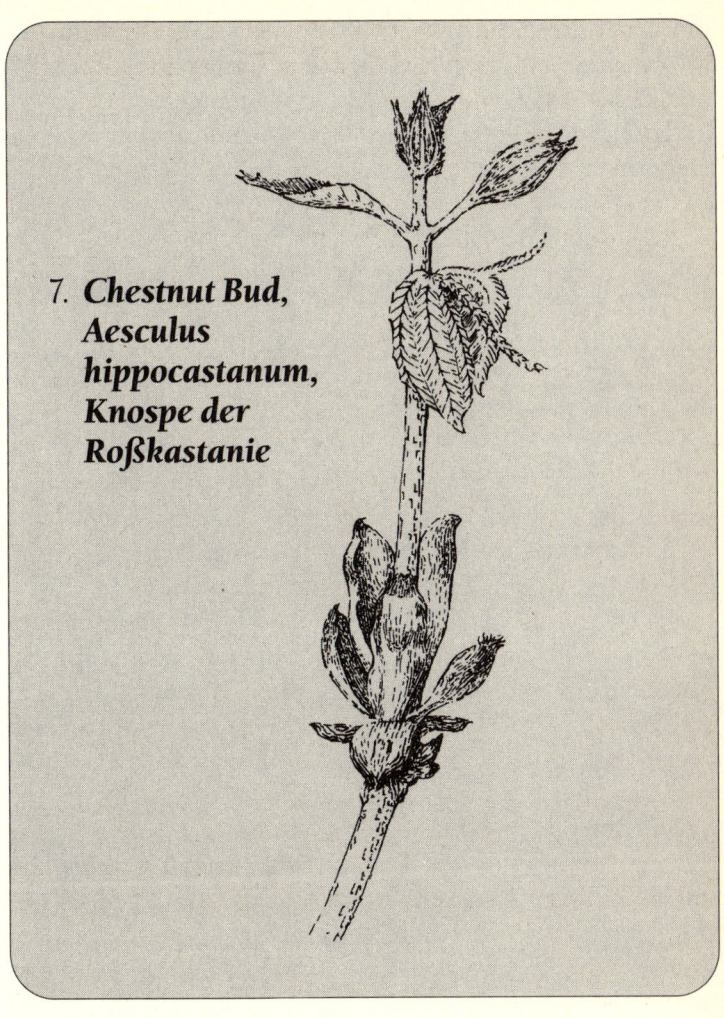

7. **Chestnut Bud,
Aesculus
hippocastanum,
Knospe der
Roßkastanie**

Der gleiche Baum wird auch für die White Chestnut-Essenz verwendet, dort allerdings die Blüten, hier nur die glänzenden Knospen, die unter einer klebrigen Schicht von 14 Häuten Blüte und Blätter zugleich verbergen.

PRINZIP: Chestnut Bud ist verbunden mit den Seelenpotentialen des Lernens und der Materialisation. Im negativen Chestnut Bud-Zustand fällt es einem schwer, die innere Gedankenwelt in der richtigen Form mit der materiellen Realität zu koordinieren.

Im negativen Chestnut Bud-Zustand neigt man dazu, immer wieder die gleichen Fehler zu machen, und lernt in den Augen seiner Umwelt im Laufe seines Lebens nichts dazu. Zum Beispiel kauft sich eine Frau immer wieder Blusen in einem bestimmten Rosa-Ton, obwohl sie letzten Endes weiß, daß ihr diese Farbe gar nicht steht. Mittlerweile hat sie fünf fast identische rosa Blusen im Schrank und zieht keine einzige davon an. Auf die Frage, warum sie das tut, meint sie etwas unbeholfen: »Ja, komisch, ich falle immer wieder auf diese Farbe rein ...«

Ähnliches erlebt auch ihr Nachbar, der ein bewegtes Privatleben führt, in dem immer wieder neue Frauen, Freundinnen, Begleiterinnen auftauchen, die alle dem gleichen eigenwilligen rothaarigen Typ angehören, dem er temperamentsmäßig nicht gewachsen ist. Warum nur, rätselt seine Umgebung, versucht er es nicht mal mit einem anderen Typ? »Ja, das frage ich mich auch«, sagt er naiv, »es geht ja doch immer wieder schief«, zwinkert aber bei diesen Worten bereits der nächsten Rothaarigen zu.

Viele Menschen im Chestnut Bud-Zustand machen im Äußeren keine Fortschritte, weil in ihrem Inneren eine Rakete eingebaut zu sein scheint, die sie ständig antreibt. Im Kopf sind sie oft schon zwei Schritte weiter als in der Realität. Es ist wie mit dem Mann, der ein Buch schreibt und schon Konzepte für das zweite und dritte Buch macht, obwohl von seinem ersten Buch noch nicht einmal drei Kapitel fertig sind. Unter solchen Umständen ist natürlich fraglich, ob das erste Buch jemals erscheint.

Im negativen Chestnut Bud-Zustand fällt es Menschen

schwer, Zwischenbilanz zu ziehen und Erfahrungen wirklich so zu verarbeiten, daß man in Zukunft davon profitieren kann. Vielmehr drängt es sie dazu, sich nach dem Versuch-und-Irrtum-Prinzip immer wieder in neue Abenteuer zu stürzen, die meistens alle wegen des gleichen Irrtums enden. Und häufig sind diese Menschen dabei nicht einmal besonders unglücklich.

Aber es kann passieren, daß sie im Laufe ihres Lebens periodische körperliche Krankheitserscheinungen entwickeln, zum Beispiel Migräneanfälle, die immer nach den gleichen Auseinandersetzungen um das gleiche Thema mit dem gleichen Gesprächspartner auftreten. Oder das berühmte Zwölffingerdarmgeschwür, das sich unter den gleichen beruflichen Streß-Konstellationen immer wieder, pünktlich wie die Uhr, bemerkbar macht. »Was soll sein«, sagt man im negativen Chestnut Bud-Zustand und kauft sich wieder seine Pillen, anstatt sich zu fragen, welcher Zusammenhang zwischen dem Zwölffingerdarmgeschwür und der eigenen Berufseinstellung bestehen könnte. Man kommt auch nicht darauf, einmal seine Kollegen nach ihren Erfahrungen zu fragen, um dadurch neue Blickpunkte zu gewinnen.

Ein Mensch im negativen Chestnut Bud-Zustand ist wie ein Turnierpferd mit Scheuklappen, das immer wieder auf die gleiche Hürde zuläuft und immer wieder an der gleichen Stelle den Sprung verfehlt. Das sieht sich von außen so an, als ob die gleiche Filmsequenz immer wieder vor und zurück läuft. Die Handlung geht nicht weiter, eine Entwicklung findet nicht statt. Der Film kann nämlich erst weiterlaufen, wenn der Jockey vom Pferd absteigt und überlegt, warum er immer wieder an dieser Hürde scheitert, und sich fragt, was er grundsätzlich anders machen könnte. In dem Moment, in dem er das herausgefunden hat, nimmt er die Hürde wie von selbst, und die Filmhandlung kann fortschreiten.

Als Außenstehender hat man manchmal das Gefühl, daß

Chestnut Bud-geprägte Menschen auf der Flucht vor sich selbst sind und sich zwanghaft weigern, sich mit ihrer Vergangenheit, ja mit ihrem Leben überhaupt auseinanderzusetzen. Weil sie so aber aus den Erfahrungen ihrer Vergangenheit keinen Gewinn ziehen können, stehen sie immer wieder mit leeren Händen da. Sie haben nichts, worauf sie ihre gegenwärtigen Entscheidungen stützen könnten, geschweige denn irgendwelche Prinzipien erkannt, auf denen sie in Zukunft aufbauen können.

Es ist so, als ob die Persönlichkeit irrtümlich gegenüber ihrem Höheren Selbst eine kindliche Trotzhaltung einnimmt, als ob sie sich weigert, sich von ihm führen zu lassen, und manchmal am liebsten den ganzen Schulunterricht des Lebens schwänzen würde. So grenzt sie sich in totaler Eigenwilligkeit vom eigentlichen energetischen Geschehen ab. Sie zieht zwanghaft ihren »eigenen Trip durch«, anstatt sich zu öffnen und sich vom größeren energetischen Geschehen tragen zu lassen.

Im negativen Chestnut Bud-Zustand muß man lernen, wie ein Fisch in der Flußströmung mit dem Schwarm nach vorne zu ziehen, anstatt irgendwo mitten im Fluß in einem eigenen kleinen »Aquarium« hin und her zu schwimmen. Man muß begreifen, daß man vor seiner Vergangenheit nicht in die Zukunft fliehen kann, weil die Zukunft nur der Spiegel der Vergangenheit ist und die eigentliche Entwicklung jetzt, in der Gegenwart, stattfindet. Darum kann man vor seiner Vergangenheit nicht weglaufen, sie holt einen in neuer Inszenierung immer wieder ein.

Chestnut Bud scheint vergleichsweise ein sehr jugendlicher Energiezustand zu sein. Tatsächlich ist Chestnut Bud bei der Behandlung von Kindern auch sehr häufig angezeigt.

Man erkennt diese Kinder daran, daß sie immer etwas zerstreut und unaufmerksam wirken, ohne – wie Clematis-Kinder – mit ihren Gedanken in Träumen oder Phantasien zu verweilen. Sie scheinen viele Dinge einfach nicht zu registrieren. Darum vergessen sie zum Beispiel trotz aller Erfahrungen immer wieder, ihr Schulbrot einzupacken; darum schreiben sie im Diktat immer wieder die gleichen Wörter falsch und haben, wie es dann so schön heißt, nicht den Anschluß an die Leistungen ihrer Mitschüler.

»Das Kind ist etwas zurück«, sagen die Eltern und verkennen, daß ihr Kind in diesem Moment in einer völlig anderen Raum-Zeit-Realität lebt. Denn es kann das, was innerlich bei ihm in einer anderen, zum Teil viel höheren Schwingungsfrequenz abläuft, nicht mit der Schwingungsfrequenz der Umgebung koordinieren. Versuchen dann die Eltern, das Kind in die »normale« Raum-Zeit-Realität hineinzuzwingen, erreichen sie das Gegenteil von dem, was sie wollten: Es wird innerlich noch mehr verunsichert und reagiert unbeholfen und scheinbar dumm. Wenn die Eltern den Druck weglassen und statt dessen versuchen, sich auf die Schwingungsfrequenz des Kindes einzustimmen, werden sie es in dem Raum erreichen, in dem es sich gerade befindet. Dann können sich die Begabungen des Kindes nach seiner eigenen Gesetzmäßigkeit entfalten, und es wird erfahrungsgemäß in kurzer Zeit erstaunliche Entwicklungsschritte zurücklegen.

Chestnut Bud hilft, die inneren gedanklichen Tätigkeiten besser mit den materiellen Gegebenheiten der Realität zu koordinieren. Der Mensch lernt langsam aber sicher, die Dinge ohne Druck in Ruhe zu beobachten. Er beginnt aus seinen eigenen Erfahrungen und aus den Erfahrungen anderer Menschen für die Zukunft zu lernen. Er entwickelt einen Abstand zu sich selbst, der es ihm möglich macht, sich so zu sehen, wie ihn auch die anderen Menschen sehen. Er schafft sich so die Voraussetzung, immer wieder neue Lernerfahrungen zu machen und das Leben immer wieder neu zu genießen.

CHESTNUT BUD – SCHLÜSSELSYMPTOME

Man macht immer wieder die gleichen Fehler, weil man seine Erfahrungen nicht wirklich verarbeitet und nicht genug daraus lernt.

SYMPTOME IM BLOCKIERTEN ZUSTAND

o Man gerät immer wieder in die gleichen Schwierigkeiten, führt die gleichen Auseinandersetzungen, baut die gleichen Unfälle usw.

o Man scheint im Leben nur sehr langsam etwas dazuzulernen, sei es aus Interesselosigkeit, Gleichgültigkeit, innerer Hast oder aus Mangel an Beobachtung.

o Man holt aus seinen Erfahrungen nicht genug für sich heraus; verarbeitet Erlebnisse nicht tief genug.

o Man stürzt sich lieber gleich in eine neue Erfahrung, anstatt die letzte erst einmal auf sich wirken zu lassen.

o Man kommt nicht auf die Idee, auch aus den Erfahrungen anderer Menschen zu lernen.

o Weil man in seinen Gedanken immer schon zwei Schritte weiter ist, reagiert man in der gegenwärtigen Situation oft unaufmerksam, ungeduldig oder uninteressiert.

o Man hat das innere Gefühl, ein Auto mit stotterndem Motor zu fahren.

o Man wirkt auf andere sorglos bis naiv.

o Langsame Lerner, Lern-Blockaden, retardierte Entwicklung.

o Regelmäßig und periodisch auftretende körperliche Krankheitserscheinungen können mit dieser Haltung einhergehen, z. B. Migräneanfälle, Akneschübe, Anfallsleiden.

POTENTIAL IM TRANSFORMIERTEN ZUSTAND

o Man kann leicht innerlich umschalten; gute Lernfähigkeit.

o geistig rege, man lernt auch aus der Beobachtung des Verhaltens anderer Menschen.

o Man verfolgt alle Lebensereignisse mit Aufmerksamkeit, besonders genau beobachtet man alles Negative und die eigenen Irrtümer.

o Man ist mit seiner Aufmerksamkeit immer in der Gegenwart, jede Erfahrung ist eine innere Bereicherung.

o Man holt aus den täglichen Erfahrungen das Optimale für sich heraus.

o Man kann sich und seine Fehler mit dem gleichen Abstand sehen, wie andere Menschen sie sehen.

UNTERSTÜTZENDE EMPFEHLUNGEN IM CHESTNUT BUD-ZUSTAND

o Jeden Abend den vergangenen Tag vor dem geistigen Auge Revue passieren lassen und analysieren: Was habe ich heute neu gelernt? Was mache ich beim nächsten Mal anders und wie?

o »Erdende« Hobbys, z. B. Gartenarbeit, Töpfern u. ä.

o Anregungen für positive Programmierungssätze:

»Ich lerne aus jeder Erfahrung Neues.«
»Ich erfasse immer früher, was auf mich zukommt, und erkenne mögliche Irrtümer.«
»Ich sehe, was ist.«
»Innere Ruhe hält mich in der Gegenwart.«

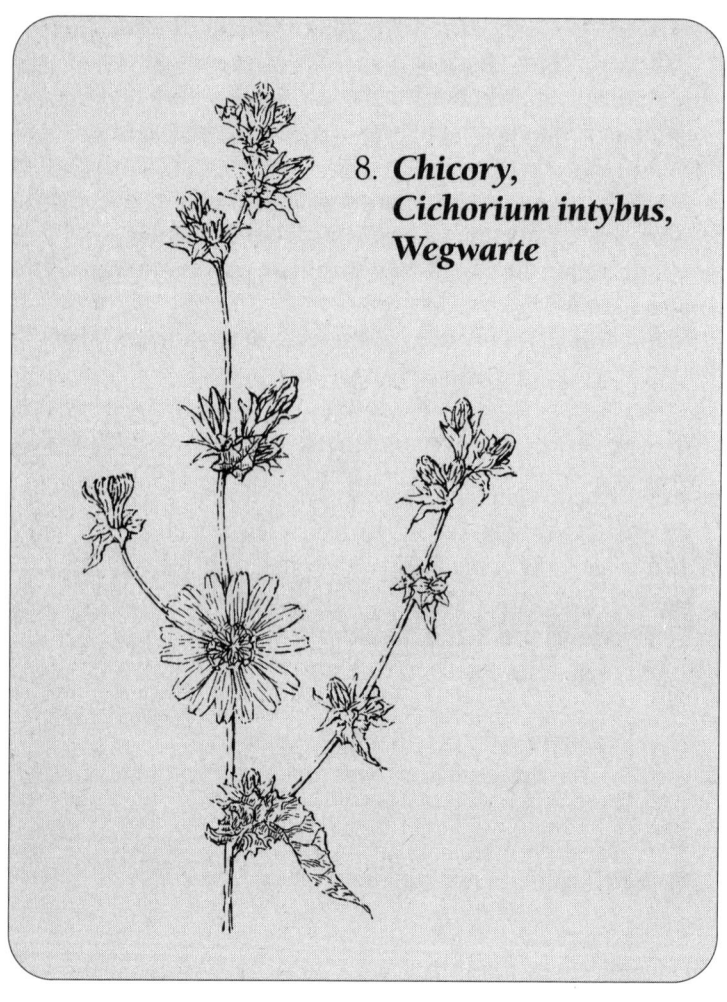

8. ***Chicory,
Cichorium intybus,
Wegwarte***

Die bis 90 cm hohe, weitverzweigte Pflanze wächst auf kiesigen Geröll- und Schotterböden, brachliegenden Feldern und an offenen Wegen. Von den leuchtendblauen, sternförmigen Blüten öffnen sich immer nur einige gleichzeitig. Sie sind sehr empfindlich und verwelken sofort nach dem Abpflücken.

PRINZIP: Chicory ist verbunden mit den Seelenpotentialen der Mütterlichkeit und der selbstlosen Liebe. Im negativen Chicory-Zustand sind diese Fähigkeiten ins Negative umgeschlagen und egoistisch auf sich selbst gerichtet.

Man ist auf einer Party eingeladen, die neunjährige Tochter Cornelia öffnet die Tür. Süß sieht sie aus, mit den langen Stocklocken und ihrem ersten langen Kleid. Entzückend. Das finden auch die anderen Gäste. Cornelia sonnt sich in ihrem Erfolg und agiert huldvoll wie ein kleiner Filmstar. Daß sich dann aber allmählich das Interesse der Gäste erwachseneren Themen zuwendet, scheint Cornelia nicht zu passen. Unter dem Vorwand, die Gläser auffüllen zu wollen, tändelt sie von Gästegruppe zu Gästegruppe und versucht, sich in die Erwachsenengespräche einzumischen. Als ihre Mutter um zwölf Uhr meint, es sei nun Zeit, ins Bett zu gehen, ist sie äußerst ungehalten. Sie bricht in lautes Weinen aus und hat damit die Aufmerksamkeit aller Gäste wieder auf sich vereinigt. Das ist das typische Verhalten eines Chicory-geprägten Kindes.

Viele Kinder brauchen Chicory. Man erkennt sie schon in der Wiege daran, daß sie immer wieder die Aufmerksamkeit der Familienmitglieder für sich fordern und mit ungnädigem Weinen reagieren, wenn man sie allein läßt. Wenn sie größer werden und Weinen nicht mehr hilft, greifen sie zu anderen Tricks. Sie ziehen alle Register, vom Schmeicheln über Diensteifer bis zum Krankwerden und kleinen Erpressungen: »Ich mache meine Schularbeiten, aber nur, wenn ich dafür morgen nicht zum Turnen muß.«

Chicory ist ein negativer Seelenzustand, der nicht zu übersehen ist, und von dem die Umgebung energetisch immer in Mitleidenschaft gezogen wird. Er tritt bei beiden Geschlechtern und in allen Altersstufen auf, und es geht dabei vordergründig immer um Einflußnahme, Ansprüche, Nichtloslassenwollen von Ideen, Dingen und Gefühlen.

Beobachten Sie einmal, wie sich zwei berühmte Tenöre auf einem Empfang begrüßen: nach außen hin jovial und betont kollegial. Aber in der Westentasche, man kann es förmlich sehen, sitzt das kleine Ich und lauert, ob der andere etwa mehr Sympathie einheimst. Auch das ist typisch Chicory.

Menschen im negativen Chicory-Zustand haben eine starke Erwartungshaltung. Oft weiß man schon, wenn sie an der Tür stehen, was sie wollen. Das klassische Beispiel eines negativen Chicory-Zustandes ist die »Supermutter«, die ihre Kinder mit unsichtbaren Krakenarmen an sich bindet und bei Willensschwächeren Traumen fürs Leben hinterläßt. In ständiger Besorgnis um die Angelegenheiten ihrer Familie und ihres weitverzweigten Bekanntenkreises will sie immer überall mitmischen. Sie organisiert, kritisiert, lenkt und dirigiert wie eine Feldmarschallin. Immer wird sie etwas richtigzustellen, vorzuschlagen oder zu bemängeln haben. Motto: »Ich sage das ja nur, weil ich es gut mit dir meine!«

Sie ist oft unendlich hilfsbereit, ja, sie drängt der Familie ihre Wohltaten fast auf – und wehe, sie werden nicht dankbar akzeptiert. Chicory-betonte Charaktere verfügen gern in einer Art von innerem Besitzerstolz über die Gefühle und das Leben ihrer Angehörigen.

Chicory-Mütter fühlen sich eigentlich nur im Kreise »ihrer Lieben« wohl, ihre erwachsenen Kinder müssen an den Feiertagen von weither angereist kommen, um Mutter ja nicht zu enttäuschen, und wenn sie dagegen opponieren, wird so lange telefoniert und taktiert, bis sie doch kommen.

Nicht für alle Kinder ist es leicht, sich aus einer so besitzergreifenden Mutterliebe zu lösen. Manche Söhne und deren Familien stehen jahrzehntelang unter ihrem Einfluß und versäumen wichtige Entwicklungsschritte in ihrer eigenen Partnerschaft. Findet ein Kind schließlich doch die Kraft, sich zu lösen, bringt eine Chicory-Mutter ihre Enttäuschung deutlich zum Ausdruck. »Wie kannst du mir so etwas antun, nach allem, was ich für dich getan habe«, klagt sie voller Selbstmitleid.

Obwohl hier am Beispiel einer Supermutter verdeutlicht, ist der negative Chicory-Zustand bei Männern selbstverständlich genauso häufig anzutreffen; so gibt es zum Beispiel kaum einen Juristen ohne dieses Potential.

Hinter jedem Chicory-Zustand steht eine tiefe seelische Unausgefülltheit, eine innere Leere, oft das Gefühl, ungewollt und nie richtig geliebt worden zu sein. Nicht selten liegt im negativen Chicory-Zustand tatsächlich eine liebeleere Kindheit vor. Manche beschreiben dieses Gefühl als ein schwarzes Loch oder ein Faß ohne Boden, das immer wieder mit Zuwendung, Anerkennung und Selbstbestätigung gefüllt werden muß. Für dieses Bedürfnis setzt man im negativen Chicory-Zustand seinen starken Willen und sein ganzes manipulatives Geschick ein. Da man in einem so ausgeleerten Zustand selbst keine Liebe geben kann, leidet man an innerer Unsicherheit und mannigfaltigen Verlustängsten. Wenn man trotz seines Gefühlsdefizites doch einmal Gefühle aktiviert, haben sie zwangsläufig Investitionscharakter: »Ich liebe dich, unter der Voraussetzung, daß ...« Eine englische Bach-Expertin beschreibt den negativen Chicory-Zustand prägnant als »the needy mother«, »die bedürftige Mutter«. (Im Gegensatz zu Heather, »das bedürftige Kind«.)

Bei Chicory-betonten Menschen ist potentiell eine große innere Kraft und echte Liebesfähigkeit vorhanden, und sie kann auch erweckt werden, wenn man bereit ist, eine innere Kehrtwendung zu machen. Man muß erkennen, daß man das schwarze Loch nur mit der Liebesquelle füllen kann, die im eigenen Inneren sprudelt, die unaufhörlich aus der eigenen Seele fließt. Sobald man seine Aktivität nach den Geboten seiner Seele selbstlos in den Dienst am anderen Menschen und am größeren Ganzen stellt, merkt man, wie diese Quelle göttlicher Liebe anfängt zu fließen, und fühlt eine ungeheure Kraft und Sicherheit in sich heranwachsen. Dann braucht man Zuwendung und Liebe nicht mehr zu erzwingen, sie kommt von allein. Man braucht auch nicht mehr zu fürchten, diese Zuwendung wieder zu verlieren, denn die innere Seelenquelle fließt unerschöpflich.

Bach selbst verglich den positiven Chicory-Zustand mit dem Archetyp der »universellen Mutter«, dem mütterlichen Seelenpotential, das in jedem Menschen, ob Mann oder Frau, latent vorhanden ist. Esoteriker stellen in diesem Zusammenhang die Hypothese auf, daß so viele Menschen in einen negativen Chicory-Zustand geraten, weil man hier im Westen zu viele Facetten dieser großen archetypischen Mutterenergie aus dem Bewußtsein ausgeklammert hat und sich nur noch auf den am leichtesten akzeptierbaren Aspekt konzentriert, nämlich den der »Jungfrau«, wie er z. B. in der Jungfrau Maria verkörpert ist. Eine andere interessante esoterische Überlegung ist, daß Menschen, die in vielen Existenzen unter dem allumfassenden Einfluß einer unbedingten Gehorsam fordernden »Mutter Kirche« gestanden haben, besonders für negative Chicory-Zustände prädestiniert sind.

Im positiven Chicory-Zustand kann die große mütterliche Energie positiv ausgelegt werden, man schöpft aus dem vollen, kann selbstlos geben, ohne eine Gegenleistung zu erwarten oder innerlich zu fordern. Man setzt sich mit echter Hingabe für andere ein. Man breitet Fittiche der Wärme, Freundlichkeit und Sicherheit aus, unter denen sich andere Menschen geborgen fühlen können.

In der Praxis trifft man bei Chicory fast immer auf eine Mutterproblematik sowie auf eine Fülle körperlicher Begleiterscheinungen, z. B.: Krankheitsmanifestationen des Festhaltens, Manifestationen des Energiestaus im unteren Bereich, körperliche Manifestationen emotionaler und geistiger Vergiftung; die Zichorie galt schon bei den alten Ägyptern als Freund der Leber.

Chicory – Schlüsselsymptome

Besitzergreifende Persönlichkeitshaltung, die sich übermäßig einmischt und manipuliert. Man erwartet von seiner Umgebung volle Zuwendung und bricht in Selbstmitleid aus, wenn man seinen Willen nicht bekommt.

Symptome im blockierten Zustand

o Selbstsüchtig, herrschsüchtig; übermäßig fordernde Haltung.
o Man wacht wie eine Glucke über die Bedürfnisse, Wünsche und Entwicklungen seiner Familie und seines Freundeskreises.
o Man hat ständig etwas anzumerken, vorzuschlagen, richtigzustellen.
o Überfürsorglich, überbetulich.
o Man tut kaum etwas ohne zu überlegen, was dabei für einen selbst »herausschaut«.
o Liebe, die an Bedingungen geknüpft ist: »Ich liebe dich, wenn ...«
o Man versucht vieles auf indirektem Weg zu erreichen.
o Man manipuliert, diplomatisiert, verhält sich taktisch geschickt, um seinen Willen durchzusetzen oder Einfluß zu behalten.
o Gefühlsmäßige Erpressungen.
o Man möchte überholte Gefühlsbindungen aufrechterhalten, z. B. Mutter-Kind-Verfahren, Braut-Bräutigam-Verhältnis u. ä.
o Man kann schwer vergeben und vergessen.
o Man hat im stillen Angst davor, Freunde, Beziehungen oder Besitz zu verlieren.
o Man fühlt sich leicht zurückgesetzt, übergangen oder beleidigt.
o Selbstmitleid: »Keiner liebt mich.«

o Man übertreibt in der Schilderung seiner »Misere«.
o Man flüchtet sich unter Umständen in eine Krankheit, um Anteilnahme zu erwecken oder Einfluß auszuüben.
o Wenn man seinen Willen nicht bekommt, wird man sehr ärgerlich und spielt eventuell den Märtyrer.
o Man bricht in Tränen aus über die Undankbarkeit der anderen.
o Man spricht davon, »was der andere einem schuldig ist«.
o Kinder, die ständig Zuwendung fordern.
o Psychologische Mutter-Problematik.

POTENTIAL IM TRANSFORMIERTEN ZUSTAND

o »Die ewige Mutter« (Archetyp).
o Man kümmert sich mit großer Liebe und echter Hingabe um andere.
o Man schenkt, ohne Gegenleistungen zu erwarten oder zu brauchen.
o Wärme, Freundlichkeit, Feingefühl; man ist geborgen in sich selbst.
o Man gibt anderen Geborgenheit und Sicherheit.

UNTERSTÜTZENDE EMPFEHLUNGEN IM CHICORY-ZUSTAND

o Körperliche Entspannungsübungen.
o Sich Massage geben lassen.
o Atemübungen, die das Herz harmonisieren.
o Anregungen für positive Programmierungssätze:

»Ich gebe ohne zu fordern.«
»Ich lasse frei, was ich festgehalten habe.«
»Ich respektiere die Grenzen jedes Individuums.«
»Ich schöpfe aus dem vollen.«
»Ich finde Sicherheit in mir selbst.«
»Ich öffne mich der göttlichen Quelle in mir.«

9. *Clematis, Clematis vitalba,* *Weiße Waldrebe*
(volkstümlich auch: Greisenbart)

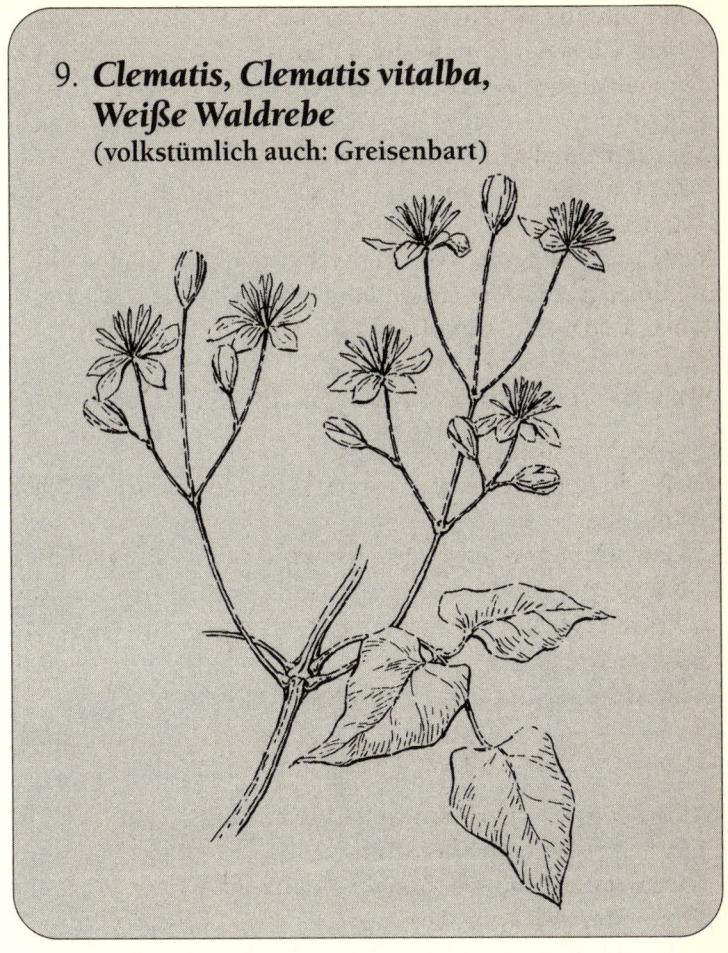

Die holzige Kletterpflanze wächst auf kalkigen Böden, in Böschungen, Hecken und Wäldern. Der Stamm der älteren, bis 12 m langen Pflanze ist tauähnlich und 2 bis 3 cm dick. Blütezeit von Juli bis September. Die wohlriechenden Blüten haben vier grünlichweiße, rahmfarbige Kelchblätter. Im Herbst werden die Griffel silbrig-fadenförmig, wie das Haar eines Greises.

PRINZIP: Clematis ist mit dem Seelenpotential des schöpfe-rischen Idealismus verbunden. Im negativen Clematis-Zu-stand versucht die Persönlichkeit am realen Leben möglichst wenig teilzunehmen und sich in eigene phantasievolle Vorstel-lungswelten zurückzuziehen.

Man trifft die kleine Nachbarstochter auf der Straße. Sie guckt einen ganz groß, mit einem weit entfernten Märchenblick an, ohne auch nur einen Schimmer des Erkennens zu zeigen, typisch Clematis. Genauso der Neunjährige, unser kleiner zer-streuter Professor, körperlich sitzt er am Mittagstisch, aber im Geiste zischt er gerade als Raumschiffkommandant durch das All. Und auch die bekannte Geigerin von nebenan, die in Alltagsfragen etwas unbeholfen wirkt, ist eine Clematis-Ver-treterin.

»Tatsächlich? – Was du nicht sagst!« Solche und ähnliche stereotype Redewendungen hört man oft von Menschen im Clematis-Zustand, die an dem, was ihnen der andere mitteilen möchte, eigentlich gar kein Interesse haben, weil sie gedank-lich ganz woanders sind.

Menschen im Clematis-Zustand sind Wanderer zwischen den Welten. Die Realität ist für sie nicht sonderlich attraktiv, darum ziehen sie sich, wann immer es möglich ist, aus der lästigen Gegenwart in die Luftschlösser ihrer Phantasie zu-rück. Wenn etwas unangenehm oder sogar schwierig zu wer-den droht, machen sie zum Entsetzen ihrer Ehepartner oft höchst unrealistische Lösungsvorschläge oder geben sich idealistischen Illusionen hin.

Im negativen Clematis-Zustand mißt die Persönlichkeit der physischen Realität anscheinend wenig Bedeutung bei. Darum ist auf der physischen Ebene oft zu wenig Energie verfügbar. Dieser Energieentzug kann sich körperlich und im Verhalten zeigen. Wer viel Clematis braucht, leidet häufig an kalten Hän-den und Füßen, sein Kopf fühlt sich manchmal völlig leer an.

Sein Gedächtnis läßt zu wünschen übrig, mit Einzelheiten tut er sich besonders schwer. Er läuft in die Küche, stößt sich aus mangelnder Körperorientierung am Türpfosten und weiß dann in der Küche nicht mehr, was er hier eigentlich wollte.

Da er in seinem inneren Kino lieber eigene Filme ablaufen läßt, anstatt am großen Welttheater der Realität teilzunehmen, kann ein Clematis-betonter Mensch auch früher oder später zu Seh- oder Hörstörungen neigen. Durch seine Verträumtheit wird er im Straßenverkehr leicht in Verkehrsunfälle verwickelt. Menschen im Clematis-Zustand schlafen gern, tief und lange, freiwillig und manchmal auch unfreiwillig beim Fernsehen, im Vortrag, in der Sonntagspredigt. Ihr lebhaftes Innenleben läßt nicht viel Konzentrationskraft für das Thema übrig. Clematis-betonte Menschen wirken fast immer etwas benommen. Hellwach sind sie eigentlich nie.

Da er die meiste psychische Energie auf inneren Ebenen verbraucht, wird man einen Menschen im Clematis-Zustand nie heftig werden sehen. Er zeigt wenig Aggressionen oder Ängste. Manchmal reagiert er auf eine gute Nachricht mit der gleichen irritierenden Indifferenz wie auf eine Hiobsbotschaft.

Werden Clematis-betonte Menschen krank, so hat es der Arzt schwer, denn ihr Selbsterhaltungstrieb ist schwach und damit auch ihr Antrieb zum Gesundwerden.

Manchmal gewinnt man fast den Eindruck, daß Clematis-Patienten gar nicht so viel dagegen hätten, diese Erde zu verlassen, vielleicht um mit einem geliebten Menschen im Jenseits wieder vereint zu sein. Edward Bach nannte den Clematis-Zustand nicht umsonst eine höfliche oder dezente Form des Suizids. Die romantische Todessehnsuchtswelle des ausgehenden neunzehnten Jahrhunderts war ein perfekter Ausdruck des negativen Clematis-Zustandes.

Clematis-betonte Menschen haben häufig ein größeres schöpferisches Begabungspotential als der Durchschnittsmensch. Daher findet man sie oft in Berufen, in denen Träume produziert werden, z. B. in der Mode-, Film- und Presse-branche. Kann ihr kreatives Potential im Leben nicht in die Realität umgesetzt werden, kommt es fast automatisch zu einem negativen Clematis-Zustand, in dem die schöpferische Energie dann als übertriebene Romantik, Exzentrik oder in Form von allerlei Wahnvorstellungen verzerrt in Erscheinung treten kann.

Viele Menschen im negativen Clematis-Zustand hoffen gern auf eine bessere Zukunft, in der endlich die wahren menschlichen Ideale verwirklicht werden können, ähnlich wie jetzt viele Menschen einen totalen Zusammenbruch erwarten, in der Hoffnung, daß danach endlich das »new age«, ein neues goldenes Zeitalter, hereinbricht.

Dabei bedenkt die Persönlichkeit im negativen Clematis-Zustand aber nicht, daß jede Zukunft in der Gegenwart gestaltet wird, und daß bei dieser Aufgabe jede Energie, jede Hand, jeder Kopf, jedes Herz aus höherer Sicht eingeplant ist. Wer einfach aussteigt und wartet, bis es soweit ist, schadet nicht nur dem großen Ganzen, sondern hat auch die Absicht seiner eigenen Seele und den Sinn seines Erdendaseins mißverstanden.

Öffnet sich die Persönlichkeit ihrer wirklichen Aufgabe, erkennt sie mehr und mehr die wahren Zusammenhänge zwischen der körperlichen und der geistigen Welt und den tieferen Sinn des ganzen Geschehens. Damit wird auch ihr reales Leben von Tag zu Tag interessanter.

Die positive Clematis-Energie findet man in den Menschen, die ihre reiche Phantasie unter Kontrolle haben und sie gezielt in die Welt der Materie einbringen können, die ihre Umwelt durch die Schönheit und Sensibilität ihrer Gedanken und Taten bereichern, z. B. als Künstler, als Heiler, als praktische Idealisten.

Clematis kann ein Langzeitmittel sein, kann aber auch gut bei allen vorübergehenden seelischen oder körperlichen Zuständen eingesetzt werden, bei denen das Bewußtsein durch Freude, Trauer oder körperliche Umstände von der Gegenwart absorbiert wird.

Typische Clematis-Menschen vertragen Psychopharmaka, Drogenexperimente und Schlafentzug noch schlechter als der Durchschnittsmensch. Einige Praktiker benutzten Clematis, um drohende Infektionen abzuwenden, weil es den physischen Körper wieder stärker mit seinen anderen Ebenen in Verbindung bringt.

Clematis in Verbindung mit anderen Bach-Blüten half Ehepaaren, deren Kinderlosigkeit keine organischen Ursachen hatte, ein Kind zu empfangen.

CLEMATIS – SCHLÜSSELSYMPTOME

Tagträumer; mit den Gedanken immer ganz woanders; zeigt wenig Aufmerksamkeit für das, was um ihn herum vorgeht.

SYMPTOME IM BLOCKIERTEN ZUSTAND

o Gedankenverloren, weggetreten, selten ganz da.

o Unaufmerksam, zerstreut, träumt mit offenen Augen.

o Man hat kein akutes Interesse an der Gegenwart, lebt mehr in den Welten seiner Phantasie.

o »Wanderer zwischen den Welten«; man fühlt sich in der Realität oft nicht zu Hause.

o Man räumt der Phantasie in seinem Leben sehr viel Raum ein.

o Man wirkt leicht etwas verwirrt, kommt aus dem »Mustopf«.

o Man flüchtet sich bei Schwierigkeiten in unrealistische und illusionäre Vorstellungen.

o Typischer Blick: kommt aus der Ferne, geht in die Ferne, »Märchenaugen«.

o Man wirkt verträumt, verschlafen, nie ganz wach.

○ Man reagiert auf schlechte wie auf gute Nachrichten oft mit gleicher Indifferenz.

○ Man hat kaum Aggressionen und Ängste, da man nicht voll in der Gegenwart ist.

○ Scheint vitalitätsarm, oft auffallend blaß.

○ Man hat leicht einmal kalte Hände und Füße oder ein leeres Gefühl im Kopf.

○ Schwebendes Gefühl, man fühlt sich manchmal benommen wie unter leichter Narkose.

○ Man braucht viel Schlaf, döst gern, kann zu den unmöglichsten Zeiten einnicken.

○ Man »tritt leicht weg«, Ohnmachtsneigung.

○ Schwaches Körpergefühl, stößt sich leicht.

○ Schlechtes Gedächtnis, kein Sinn für Einzelheiten, da man sich aus Desinteresse nicht die Mühe macht, richtig hinzuhören.

○ Neigung zu Seh- und Hörstörungen, da Augen und Ohren mehr nach innen als nach außen gewendet sind.

○ Man zeigt im Krankheitsfall wenig Antrieb, schnell wieder gesund zu werden, da der körperliche Selbsterhaltungstrieb schwach ist.

○ Man kann zwischen Phantasie und Realität nicht mehr genau unterscheiden.

○ Oft: nicht ausgelebte kreative Begabungen, künstlerisch begabte Menschen in trockenen Brotberufen.

POTENTIAL IM TRANSFORMIERTEN ZUSTAND

○ Man beherrscht seine Gedankenwelt und gewinnt der Realität täglich neue Reize ab, weil man die Zusammenhänge zwischen den verschiedenen Welten und den tieferen Sinn dahinter versteht und akzeptiert.

○ Zielgerichtetes Umsetzen der Kreativität in der physischen Realität, z. B. als Schriftsteller, Schauspieler, Grafiker usw.

UNTERSTÜTZENDE EMPFEHLUNGEN IM CLEMATIS-ZUSTAND

o Schöpferische Hobbys, bei denen nicht genutztes kreatives Potential in die Materie transformiert werden muß, z. B. Weben, Malen u. ä.

o Sich mit dem Prinzip »wie innen – so außen« beschäftigen, theoretisch und praktisch.

o Yoga-Übungen, die den ätherischen Körper stärken.

o Viel Licht und Sonne.

o Anregungen für positive Programmierungssätze:

»Ich erkenne immer mehr die Zusammenhänge zwischen Innenwelt und Außenwelt.«

»Meine Aufgabe liegt in der konkreten Gegenwart.«

»Ich lasse mich inspirieren und setze meine Ideen in die Tat um.«

»Ich spiele mit.«

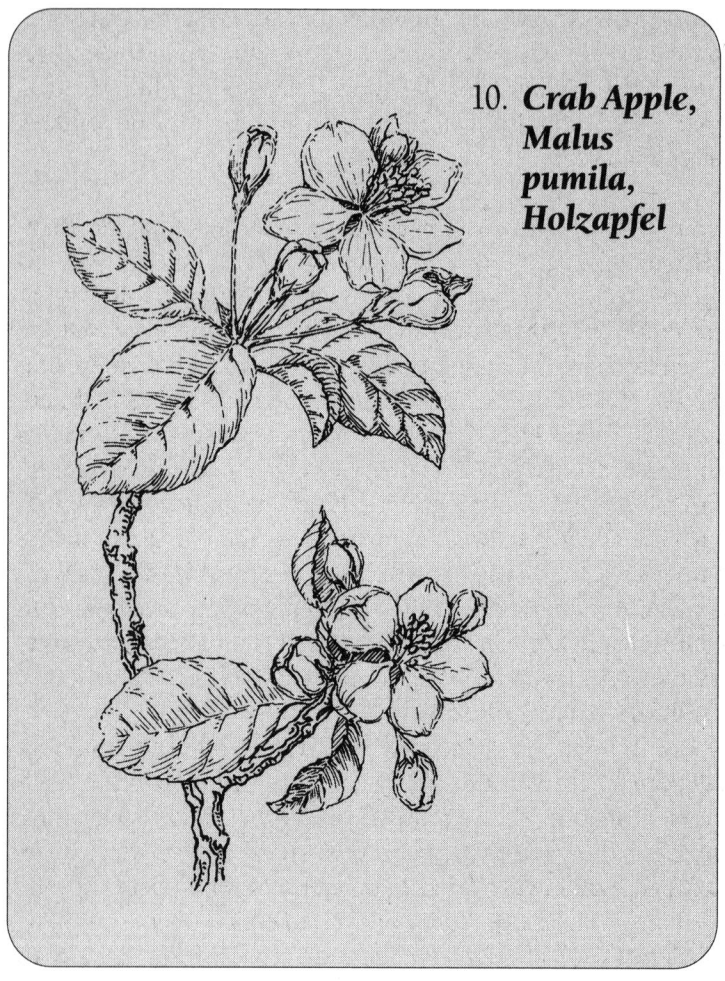

10. **Crab Apple,
Malus
pumila,
Holzapfel**

Wahrscheinlich ein verwilderter ehemaliger Kulturapfelbaum
mit breiter Krone und spornartigen Endzweigen von maximal
10 m Höhe. Er wächst in Hecken, Dickichten und Waldlichtun-
gen. Die herzförmigen Blütenblätter sind außen kräftig rosa,
innen weiß mit einer leicht rosa Tönung. Blütezeit: Mai.

PRINZIP: Crab Apple ist verbunden mit der Welt der Ordnung, Reinheit und Vollkommenheit. In den Crab Apple-Zustand geraten häufig Menschen, die ganz genaue Vorstellungen darüber haben, wie ihre Umgebung, ihr Körper und ihr Inneres beschaffen sein sollten: makellos.

Alles was von diesen idealen, aber sehr persönlichen Reinheitsvorstellungen abweicht, verwirrt und belastet sie. Es macht sie traurig, manchmal verzweifelt und erfüllt sie im Extremfall mit Abscheu vor sich selbst. Es kann ein negativer Gedanke sein, zu dem sie sich eigentlich nicht hatten hinreißen lassen wollen, eine heftige Bemerkung, die ihnen, entgegen ihrer eigenen inneren Natur, herausgerutscht ist. Es können drei harmlose Pickel im Gesicht sein, die sie so stören, daß sie am liebsten gleich zum Hautarzt gingen. Es können auch die fehlenden zwei Zentimeter Tapete in einem renovierten Raum sein, die sie an nichts anderes mehr denken lassen, als schnellstens eine weitere Tapetenrolle zu besorgen, um den Fehler zu korrigieren. In jedem Fall ist der Anlaß meistens relativ unbedeutend im Verhältnis zu dem inneren Aufwand, der darum gemacht wird.

Der Irrtum der Persönlichkeit liegt auch hier in einer falschen Blickrichtung. Man betrachtet Teilausschnitte nach eigenen begrenzten Vorstellungsmaximen sozusagen unter dem Vergrößerungsglas, man fixiert und verliert sich im Detail, bis man den Wald vor Bäumen nicht mehr sieht. Könnte man in die andere Richtung blicken und sich über sein Höheres Selbst für höhere Ordnungsprinzipien öffnen, hätte man automatisch einen größeren Abstand, sähe die Dinge in den richtigen Proportionen und fände schneller wieder Ruhe.

Aber das ist für Crab Apple-Bedürftige leichter gesagt als getan. Denn diese Menschen sind meistens überdurchschnittlich sensitiv und nehmen auf feineren Ebenen viel mehr auf, als sie von ihrer sonstigen Konstitution her verkraften können. Diese unbewußte Belastung gibt ihnen oft das Gefühl, unsauber, verstopft oder reinigungsbedürftig zu sein. Wenn sie geistige Mittel und Wege der Reinigung noch nicht kennen, versuchen sie die Dinge auf der körperlichen Ebene wieder loszuwerden. Das kann manchmal groteske Formen annehmen: ständiges Händewaschen oder bis zu sechsmal täglich Duschen. Es gab Crab Apple-Patienten, die sich keinen Kuß geben konnten, bevor sie nicht ein Mundspray verwendet hatten. Häufig hat man im Crab Apple-Zustand, der ja ein falsch verstandenes Reinheitsideal ist, zu seiner ganzen Körperlichkeit ein eher gestörtes Verhältnis.

Menschen, die häufig Crab Apple brauchen, sind aufgrund ihrer überdurchschnittlichen Sensitivität oft schon von einer einzigen Kleinigkeit so beeindruckt, daß sie innerlich vollbeschäftigt damit sind, diesen Eindruck zu verarbeiten. Es bleibt ihnen dann keine Energie mehr für eine Betrachtungsweise in größeren Zusammenhängen. Hausfrauen mit Putzfimmel haben häufig Crab Apple-Probleme. Die nassen Füße ihrer Kinder beunruhigen sie zunächst nur wegen der Flecke auf dem neuen Teppichboden. Die wichtigere Überlegung, daß nämlich nasse Füße auch eine Erkältung nach sich ziehen könnten, kommt ihnen erst nach Beseitigung der Flecke in den Sinn.

Der starke innere Wunsch nach Reinheit macht viele Menschen im Crab Apple-Zustand auch überdurchschnittlich ängstlich gegenüber Insekten, Bakterien, eventuell verdorbenen Speisen und Infektionsgefahren aller Art. Wenn die erste Meldung einer Grippewelle in der Zeitung steht, treffen Crab Apple-Charaktere sofort alle möglichen Vorkehrungen, um nicht zu den Opfern zu gehören.

Das ist nicht so unbegründet, wie es andersgearteten Persönlichkeiten manchmal vorkommen mag. Denn Crab Apple-betonte Menschen scheinen eine besondere Fähigkeit zu besitzen, Unreinheiten und dunkle Energien aus ihrer Umgebung anzuziehen. Im positiven Crab Apple-Zustand sind manche von ihnen fähig, diese dunklen Kräfte heilend zu transformieren. Eine Bach-Expertin bezeichnet diese Menschen sehr treffend als »spirituelle Staubsauger«. Ein extremes Beispiel für diesen fortgeschrittenen positiven Crab Apple-Zustand ist der derzeitige Mahan Tantrik, der Meister des weißen Tantrik-Yoga, der in seinen Gruppenübungen die blockierte Energie von 150 und mehr Menschen gleichzeitig aufsaugt, wie ein Filter in sich transformiert und sozusagen frisch gereinigt der Gruppe wieder zufließen läßt. Er bezeichnet sich selbst burschikos als garbage picker (Abfallsammler).

Auch wenn sich diese überdimensionale positive Crab Apple-Energie möglicherweise nur in einem Menschen zu einer Zeit verkörpert, einen Abglanz davon erlebt jeder, der im positiven Crab Apple-Zustand ist. Er erkennt, daß äußere Disharmonien letztlich immer nur Spiegelbild der inneren Unausgeglichenheit sind, daß es also in seiner Macht liegt, durch Änderung im Inneren auch Harmonie im Äußeren herzustellen. Diese Erkenntnis ist der erste Schritt zur Heilung.

Crab Apple reinigt von negativen Eindrücken, z. B. nach Schmutzarbeit, nach langer, beschwerlicher Krankenpflege. Crab Apple hat im Gegensatz zu allen anderen Blütenessenzen oft eine Doppelwirkung. Die Reinigung kann auf seelischer und körperlicher Ebene stattfinden.

Deshalb hat sich Crab Apple auch häufig bei der Mitbehandlung von Hautunreinheiten aller Art bewährt, natürlich immer im Zusammenspiel mit weiteren charaktertypischen Bach-Blüten. Bei äußerlichen Anwendungen gibt man etwa zehn Tropfen aus der Einnahmeflasche[21] in eine Badewanne. Fünf Tropfen genügen für Umschläge und Kompressen.

Einige Praktiker empfahlen Crab Apple zur Unterstützung einer Fastenkur. Andere, um die Nachwirkungen eines Katers abzukürzen. Manche verordneten Crab Apple bei drohender Erkältung oder um die Folgen starker Chemotherapie (Antibiotika, Betäubungsmittel) besser in den Griff zu bekommen. Unter Crab Apple wurden vereinzelt sogar Gallensteine ausgeschieden.

Einige Bach-Behandler nehmen eine Kombination von Crab Apple und Walnut zwischen jeder Sitzung ein, um die Beeinflussung ihres eigenen energetischen Feldes durch das Energiefeld des anderen so gering wie möglich zu halten. Zusammen mit Rescue Remedy wurde Crab Apple auch zur Behandlung von schädlingsbefallenen und umgetopften Pflanzen eingesetzt.

CRAB APPLE – SCHLÜSSELSYMPTOME

Man fühlt sich innerlich oder äußerlich beschmutzt, unrein oder infiziert. Detailkrämer. »Die Reinigungs-Blüte«.

SYMPTOME IM BLOCKIERTEN ZUSTAND

o Überbetonung des Reinheitsprinzips auf seelisch-geistiger und/oder körperlicher Ebene.
o Ausgeprägtes Gefühl für »seelische Hygiene«.
o Man verabscheut sich, weil man etwas getan hat, was nicht in Einklang mit seiner wahren inneren Natur steht.
o Man hat das Gefühl, sich von unreinen Gedanken reinwaschen zu müssen.
o Man fühlt sich sündig, befleckt.
o Man bewertet Einzelheiten über und verliert dabei den roten Faden aus dem Auge.
o Man bleibt im Detail stecken, läßt sich von Kleinigkeiten irritieren.
o Musterhafte Hausfrau von pedantischer Genauigkeit.
o Alles muß immer wie aus dem Ei gepellt aussehen.
o Empfindlich gegen Unordnung in der Öffentlichkeit und im privaten Lebensbereich.

o Man hat manchmal Schwierigkeiten mit stark erdverbundenen und körperlichen Lebensäußerungen: Stillen, Küssen usw.

o Man ekelt sich vor sich selbst bei Hautausschlägen, Schweißfüßen, Pickeln, Warzen u. ä.

o Man ist innerlich allergisch gegen Schmutz, Insekten, Bakterien-Gefahr u. ä.

o Starkes Reinigungsbedürfnis bis zum Waschzwang.

o Man fürchtet sich vor evtl. verdorbenen Speisen, unsauberen Toiletten, falschen Medikamenten, Umweltverschmutzung usw.

o Unter Umständen auch körperliches starkes Ausscheidungsbedürfnis.

o Man möchte auch kleinere Krankheitserscheinungen *sofort* loswerden und ist sehr entmutigt, wenn es nicht gleich klappt.

POTENTIAL IM TRANSFORMIERTEN ZUSTAND

o Man ist großzügig und läßt sich von Einzelheiten nicht aus der Fassung bringen.

o Man sieht Dinge in ihrer richtigen Perspektive.

o Sinn für übergeordnete Zusammenhänge.

o Man erkennt Ungeklärtes in seiner Umgebung und kann es transformieren.

UNTERSTÜTZENDE EMPFEHLUNGEN IM CRAB APPLE-ZUSTAND

o Akzeptieren, daß der Mensch ein unvollkommenes Wesen ist.

o Auf genügend Schlaf und Erholung für das Nervensystem achten.

o Yoga- und andere Übungen zur Reinigung der Drüsen und Harmonisierung des Nervensystems.

o Regelmäßige Meditation.

o Lymphdrainage.
o Anregungen für positive Programmierungssätze:

»Eindrücke fließen durch mich hindurch.«
»Ich behalte immer den roten Faden im Auge.«
»Ich bin ein glückliches Wesen mit individuellen Eigen-
schaften.«
»Mein wahrer Kern ist ruhig und unantastbar.«

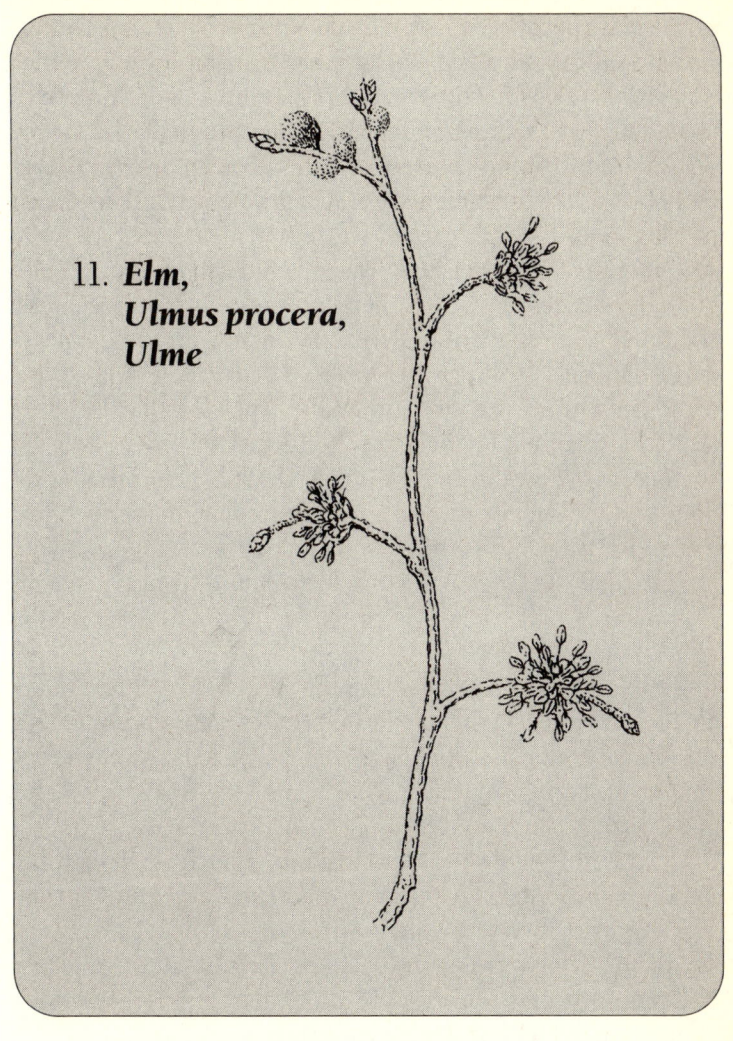

**11. Elm,
Ulmus procera,
Ulme**

Blüht je nach Wetter zwischen Februar und April in Wäldern und Hecken. Die kleinen, sehr zahlreichen, traubenförmigen Blüten öffnen sich vor dem Laubausbruch.

PRINZIP: Elm berührt das Prinzip der Verantwortlichkeit. Im Gegensatz zu den anderen Bach-Blüten tritt diese Energie meistens in ihrer positiven Form in Erscheinung. In der negativen Form zeigt sie sich als »die schwachen Momente im Leben der Starken«, wenn Menschen von überdurchschnittlicher Fähigkeit und Verantwortung plötzlich so erschöpft sind, daß sie das Gefühl haben, ihren Aufgaben nicht mehr gewachsen zu sein. Zum Beispiel: Der erfolgreiche Besitzer eines 40-Mann-Betriebes fürchtet plötzlich, eine einfache geschäftliche Entscheidung nicht treffen zu können, woraus sich nachteilige Folgen für die ganze Belegschaft ergeben. Die vielbewunderte Mutter, die ihre Großfamilie meistens blendend im Griff hat, glaubt plötzlich, die Konfirmation ihrer jüngsten Tochter nicht bewältigen zu können. Der fähige Bürgermeister traut sich nicht mehr zu, einen parteiinternen Streit zu schlichten und erwägt, sein Amt zur Verfügung zu stellen, obwohl er weiß, daß die Folgen dieses Schrittes für die Stadt katastrophal wären.

Diese totale Überforderung, die die Betroffenen ihre Probleme in verzerrter Perspektive wahrnehmen läßt, ist immer ein vorübergehender Zustand, und die Umwelt ist ganz verunsichert, ihre sonst unerschütterlichen Helden plötzlich klein und schwach zu sehen.

Menschen, für die der Elm-Zustand typisch ist, haben bei starken Fähigkeiten oft einen angeborenen Zug zum Altruismus, der sie in verantwortungsvolle Positionen bringt und ihnen normalerweise auch die Kraft verleiht, ihre Aufgaben zu bewältigen. Das führt gerade in der heutigen Zeit leicht dazu, daß ihnen mehr und mehr Aufgaben übertragen werden.

Menschen mit Elm-Charakter identifizieren sich, zum Segen ihrer Umwelt, voll mit ihren Aufgaben. Nur vergessen sie dabei leider manchmal, daß auch sie Individuen mit ganz persönlichen Bedürfnissen und körperlichen Grenzen sind. Eine Erschöpfungskrise oder der negative Elm-Zustand tritt sehr häufig dann auf, wenn steigender beruflicher Druck mit einer konstitutionell bedingten körperlichen Passiv-Phase zusammenfällt, z. B. im Beginn der Menopause, in negativen Biorhythmus-Phasen usw. Irgendwann nützt dann auch die stärkste Motivation nichts mehr, der Körper verlangt sein Recht. Und diese Schwäche führt zu einer vorübergehenden Schwankung des Selbstwertgefühls.

Das Mißverständnis liegt darin, daß der Mensch sich in solchen Momenten zu stark mit der derzeitigen Rolle seiner Persönlichkeit identifiziert und meint, den Weisungen seines Höheren Selbst, das ihn zur Mäßigung mahnt, nicht Folge leisten zu dürfen. Er vergißt dabei aber, daß jeder Mensch immer und in erster Linie für sich selbst verantwortlich ist und daß er zunächst die Gebote seiner Seele erfüllen muß und dann erst die Erwartungen, die Dritte an seine Rolle stellen.

So kann man die Schwächezustände des Elm-Typs als Warnsignale sehen, sich nicht so weit von den Ideen und Vorstellungen der Persönlichkeit davontragen zu lassen, daß darüber die Verbindung zum Höheren Selbst geschwächt wird. Der Mensch kann die Grenzen seiner Leistungsfähigkeit zwar weit hinausschieben, aber sprengen kann er sie nicht, solange er in einem menschlichen Körper lebt.

Englische Esoteriker bezeichnen die Energie der Elm-Blüte sehr treffend als das »psychologische Riechsalz«. Elm gibt den Starken Kraft in den Momenten ihrer Schwäche. Es erweckt sie aus ihrem Traum kraftloser Unzulänglichkeit und stellt sie sozusagen wieder mit beiden Füßen auf den Boden der Realität. Dadurch wird der Blick für die richtigen Proportionen des Problems und für die eigenen Fähigkeiten wieder klar. Man weiß wieder, wer man ist und daß man es auch diesmal schaffen wird, allein oder mit der Hilfe, die zum rechten Zeitpunkt von der richtigen Seite kommen wird.

Elm – Schlüsselsymptome

Das vorübergehende Gefühl, seiner Aufgabe oder Verantwortung nicht gewachsen zu sein.

SYMPTOME IM BLOCKIERTEN ZUSTAND

o Man fühlt sich plötzlich von seinen Aufgaben überrollt.
o Man hat das Gefühl, die Verantwortung wächst einem über den Kopf.
o Man hat das Gefühl, nicht genug Kraft zu haben, um alles zu schaffen, was man schaffen muß und will.
o Verzagte Erschöpfungsphasen bei starken Charakteren, denen das sonst gute Selbstvertrauen vorübergehend abhanden gekommen ist.
o Vorübergehende Unzulänglichkeitsgefühle durch Erschöpfung.
o Man zweifelt vorübergehend an seinen Fähigkeiten und an seiner Eignung für eine bestimmte Aufgabe.
o Man weiß nicht mehr, wo man anfangen soll.
o Man hat sich in eine Situation hineinmanövriert, in der man unentbehrlich geworden ist, und glaubt, sich nun der Verantwortung nicht mehr entziehen zu können.
o Man hat zeitweilig zu viele Aufgaben übernommen, kann nun nichts mehr schlucken.

POTENTIAL IM TRANSFORMIERTEN ZUSTAND

o Angebotene altruistische Grundhaltung.
o Man folgt einer inneren Berufung.
o Überdurchschnittliche Anlagen, starke Fähigkeiten.
o Positive Führungspersönlichkeit.
o Hohe Verantwortlichkeit.
o Selbstsicher, vertrauensvoll.
o Verantwortungsbewußt, zuverlässig.

o Unerschütterlich in der Überzeugung, daß im richtigen Moment immer Hilfe kommt.

o Man ist bereit, das Unmögliche zu versuchen, wenn es darum geht, Schwierigkeiten für das Ganze zu überwinden.

o Man kann die Probleme in ihrer richtigen Proportion sehen.

UNTERSTÜTZENDE EMPFEHLUNGEN FÜR DEN ELM-ZUSTAND

o Sich darauf besinnen, daß man ein Individuum ist, das auch sich selbst gegenüber Verpflichtungen hat.

o Bei Arbeitsplanungen für die Zukunft mehr Erholungsphasen einbauen.

o Sich öfter mal »etwas gönnen«.

o Anregungen für positive Programmierungssätze:

»Jeder bekommt nur soviel Verantwortung aufgeladen, wie er tragen kann.«

»Ich bin der Situation gewachsen.«

»Ich bekomme die Hilfe, die ich brauche.«

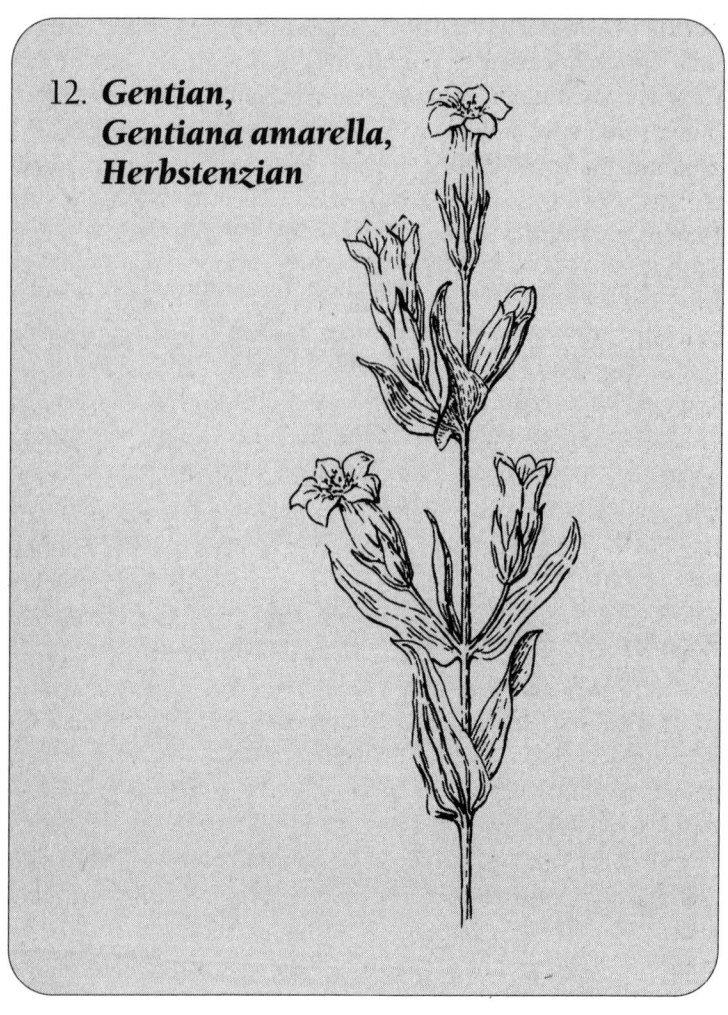

12. *Gentian,*
**   *Gentiana amarella,***
**   *Herbstenzian***

Die 15-20 cm hohe Blume wächst auf trockenen karstigen Weiden, Klippen und Dünen. Die zahlreichen, zwischen Blau und Purpur spielenden Blüten werden zwischen August und Oktober gesammelt.

PRINZIP: Auch im mitteleuropäischen Raum wird der Enzian mit Gott und Glauben in Verbindung gebracht. Die Bach-Blüte Gentian ist mit dem Konzept des Glaubens verbunden, wobei man das Wort »Glaube« nicht nur religiös interpretieren sollte. Es kann auch der Glaube an den Sinn des Lebens, an eine Höhere Ordnung, an ein bestimmtes Lebensprinzip oder eine Weltanschauung sein.

Ein Mensch, der häufig Gentian braucht, möchte gerne glauben, aber er kann es nicht. Worin besteht sein Irrtum? Er lebt in der unbewußten Weigerung, sich von seinem Höheren Selbst leiten zu lassen und sich als Teil eines größeren Ganzen zu sehen. Damit begrenzt er seine Wahrnehmungsmöglichkeiten auf seine beschränkte Persönlichkeit und trennt sich von der Quelle, aus der allein der Glaube fließen kann. Er denkt, er müßte alles gedanklich allein in den Griff bekommen. Er analysiert, grübelt, hinterfragt, und das Ergebnis dieser unablässigen Gedankenarbeit sieht meistens deprimierend aus. Leider macht man sich im Gentian-Zustand nicht klar, daß sich bei einer derartig zweifelhaften Erwartungshaltung die Ereignisse auch nicht anders als zweifelhaft entwickeln können. Daß man mit dieser Haltung nicht nur sich selbst, sondern auch dem großen Ganzen schadet, vermag man erst recht nicht zu erkennen.

Der Berufspessimist, der mit einer gewissen inneren Genugtuung konstatiert, wie schlecht es um ihn und die Welt steht, der hartnäckige Zweifler, der sich nicht richtig wohl fühlt, wenn er sich nicht irgendwelche Sorgen machen kann, sind Extreme des negativen Gentian-Zustandes.

Als vorübergehender Zustand zeigt sich Gentian oft in Form von Entmutigung oder Kleinmütigkeit, z. B. im Verlauf eines Genesungsprozesses. Wenn alles gut vorangegangen ist, aber plötzlich ein Rückfall eintritt, bricht für den Patienten eine

Welt zusammen, und er glaubt, nun finge alles wieder von vorne an.

Der typische Gentian-Patient und -Behandler zweifelt in einem Winkel seines Herzens natürlich auch an der Wirkung der Bach-Blüten, obwohl er sieht, daß sie wirken.

Sehr hilfreich ist Gentian im Zustand einer depressiven Verstimmung, die durch ein Ereignis hervorgerufen wurde, das man kennt. Zum Beispiel nach dem Tod eines Ehepartners, bei andauernder Arbeitslosigkeit, bei Scheidungswaisen, die zwischen den Eltern hin- und hergerissen werden, bei alten Menschen, die ins Heim abgeschoben worden sind.

Aus geistiger Sicht könnte man den Gentian-Zustand als eine Blockade auf der Mentalebene betrachten. Das Denkvermögen ist stark, aber negativ eingerostet. Aus gesundem Skeptizismus wird ein zwanghaftes »Immer-wieder-alles-in-Frage-Stellen«. Menschen, die sich mit Weltanschauungsproblemen auseinandersetzen, Menschen, die mit dem Glauben ringen, sind im negativen Gentian-Zustand. »O Gott, hilf mir in meinem Unglauben!« Dieses Gebet eines christlichen Mystikers sagt es genau.

Gentian hilft, den Glauben aufzubauen, aber nicht blinden Glauben, sondern Glauben im Sinne des positiven Skeptikers. Wer durch Gentian wieder mit seinem Höheren Selbst verbunden ist, kann Schwierigkeiten sehen, ohne darüber in Verzweiflung zu verfallen. Er kann mit Konflikten leben, weil er, zumindest unbewußt, erkennt, daß im Sinne des größeren Ganzen Konflikte eine notwendige Funktion haben. Er wird vor Hindernissen nicht mehr verzagen, weil er immer das Licht in der Dunkelheit sieht.

In der Praxis hat sich Gentian bei Kindern sehr bewährt, die durch kleinere schulische Mißerfolge ängstlich und entmutigt worden sind. Gentian wirkt oft Wunder, wenn bei einer Therapie, gleich welcher Art, vorübergehende Rückschläge auftreten. Ganz besonders aber hilft Gentian den Menschen, die durch Psychotherapie keine Hilfe finden konnten.

GENTIAN – SCHLÜSSELSYMPTOME

Skeptisch, zweifelnd, pessimistisch, leicht entmutigt.

SYMPTOME IM BLOCKIERTEN ZUSTAND

o Man ist deprimiert, und weiß auch warum.
o Man scheint seinen Pessimismus manchmal fast zu genießen.
o Zunächst ist man grundsätzlich skeptisch.
o Man meldet in jeder Situation seine Zweifel an.
o Unsicherheit durch Mangel an Glauben und Vertrauen.
o Man ist bei unvorhergesehenen Schwierigkeiten leicht entmutigt und enttäuscht.
o Vorübergehende Rückschläge »hauen einen um«.
o Man kann nicht begreifen, daß die eigene Kleingläubigkeit die Ursache für diese Zustände ist.

POTENTIAL IM TRANSFORMIERTEN ZUSTAND

o Die Fähigkeit, mit Konflikten zu leben.
o Die Überzeugung, daß es keine Fehlschläge gibt, wenn man sein möglichstes getan hat.
o Die Gewißheit, daß sich Schwierigkeiten meistern lassen.
o Unerschütterliche Zuversicht trotz schwieriger Umstände.
o Man sieht »das Licht in der Dunkelheit« und kann dieses Gefühl anderen Menschen vermitteln.

UNTERSTÜTZENDE EMPFEHLUNGEN IM GENTIAN-ZUSTAND

o Beschäftigung mit Biographien großer Persönlichkeiten, die mit ähnlichen Problemen zu kämpfen hatten und diese Probleme überwunden haben.

o Beschäftigung mit dem Thema: »Wie Gedanken arbeiten.«
o Anregung für positive Programmierungssätze:

»Widerstände sind Lernchancen.«
»Ich glaube an den Enderfolg.«
»Alles hat seinen tieferen Sinn.«

13. *Gorse, Ulex europaeus, Stechginster*

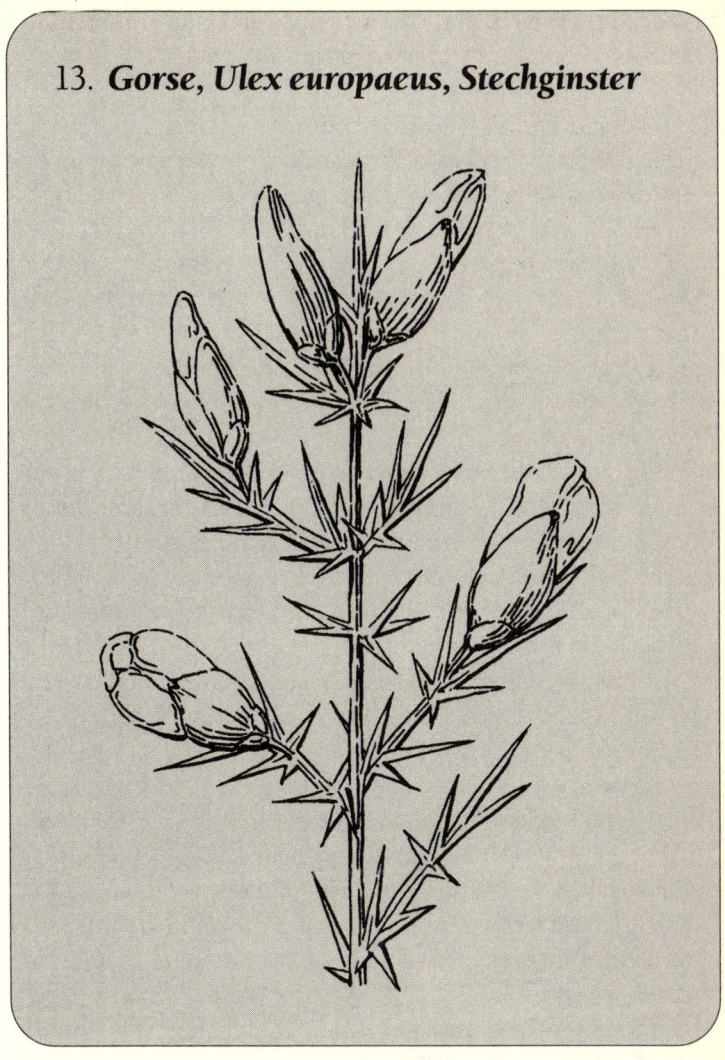

Wächst auf steinigen Böden, trockenem Weideland und Heide. Der Stechginster blüht zwischen Februar und Juni.

PRINZIP: Gorse verkörpert das Seelenpotential der Hoffnung. Im negativen Gorse-Zustand hat man die Hoffnung aufgegeben.

Viele Menschen im negativen Gorse-Zustand litten früher oder leiden jetzt an einer chronischen Krankheit. Sie haben viele Behandlungen erfolglos ausprobiert, und die Ärzte haben ihnen zu verstehen gegeben, daß sie wohl nie wieder richtig gesund werden würden. Nun sind sie innerlich am Ende ihres Lateins und »haben keine Lust mehr«. Ihren Angehörigen zuliebe erklären sie sich zwar bereit, es noch einmal mit dieser und jener neuen Behandlungsmethode zu versuchen, aber innerlich sind sie längst davon überzeugt, daß auch die nichts mehr bringt.

Dieser seelische Zustand ist aus zwei Gründen sehr gefährlich. Erstens, weil die innere negative Erwartungshaltung das Krankheits-Fehlprogramm im ätherischen Körper immer wieder verstärkt und dadurch immer fester im physischen Körper verankert, so daß es nur noch schlimmer werden kann. Zweitens, weil die Persönlichkeit zudem noch passiven Widerstand leistet. Sie zieht sich immer mehr von ihrem Höheren Selbst und ihrem lebendigen Entwicklungsprozeß zurück und wird dadurch mehr und mehr zum lebenden Leichnam. Menschen im negativen Gorse-Zustand sehen manchmal aus wie Kellerkinder, deren gelblich oder wächsern-bleiches Gesicht mit den schwarzen Ringen unter den Augen lange keinen Sonnenstrahl mehr gesehen hat. Eine Sensitive schilderte den negativen Gorse-Zustand so, als wäre zwischen Seele und Persönlichkeit eine dicke Glasplatte; man sieht sich zwar noch, kann sich aber nicht mehr hören.

Der unbewußte Irrtum der Persönlichkeit liegt auch hier in ihrer Weigerung, die Rolle des Höheren Selbstes als Führer ihres Schicksals anzuerkennen und zu akzeptieren. Anstatt ihm die Verantwortung für das ganze Geschehen zu überlassen und vertrauensvoll mitzumachen, setzt die Persönlichkeit dem ablaufenden Entwicklungsprozeß Widerstand entgegen. Weil es nicht so geht, wie sie es sich gedacht hat, steigt sie innerlich aus, ohne über die Sinnhaftigkeit des abgelehnten Geschehens nachzudenken.

Diese kindliche Haltung spiegelt sich auch in der Erwartung mancher Gorse-Patienten wider, daß irgendein Wunder von außen doch noch alles wenden würde, anstatt zu erkennen, daß jede Heilung letztlich nur aus dem eigenen Inneren kommen kann. Menschen im Gorse-Zustand müssen lernen, sich mit dem schicksalhaften Geschehen ihrer Krankheitsentwicklung auseinanderzusetzen.

Aus esoterischer Sicht sind diese Menschen oft mit einem schweren Karma belastet, das sie in diesem Leben durch Leiden läutern müssen, denn die wirklichen Veränderungen auf diesem Planeten werden durch Leiden bewirkt. Wird diese Sinnhaftigkeit bewußt oder unbewußt erkannt und bejaht, verändert sich schlagartig die ganze seelische Situation.

Im positiven Gorse-Zustand kann der Mensch ganz tief von innen neue Kraft und Hoffnung schöpfen und ist dann wieder bereit, an seinem eigenen Schicksal teilzunehmen. Das heißt nicht, daß er Unmögliches erwartet – er weiß, daß ein amputiertes Bein nicht mehr nachwachsen kann –, aber er hofft doch unbeirrt, daß alles im Rahmen seines Schicksals noch zu einem guten Ende kommt. So geht er trotz aller Widrigkeiten vorwärts. Er lernt leiden ohne zu klagen, weil er erkannt hat, daß ein Mensch durch Prüfungen und schmerzliche Erfahrungen oft am meisten lernt. So durchlebt er die weiteren Stadien seiner Krankheit friedlich und ohne Hoffnungslosigkeit.

In frühchronischen Krankheitsfällen ist diese tiefgreifende Umstimmung oft die Initialzündung zum Beginn des echten Heilungsprozesses.

Auch der negative Gorse-Zustand tritt heute sehr häufig nicht so massiv auf, wie oben geschildert. Menschen, bei denen er in subtilerer Form abläuft, erkennt man oft an der Rede-

wendung »Ich habe alles versucht, aber ...« Die Einnahme von
Gorse markiert in solchen Fällen oft die entscheidende Wende
zu einem neuen Entwicklungszyklus.

Aus England wird berichtet, daß Gorse zusammen mit Wild
Rose müde Pflanzenableger zum Wurzeln bringt.

Der Gorse-Zustand ist manchmal nicht ganz leicht vom Wild
Rose-Zustand zu unterscheiden. Ein typischer Unterschied ist:

Gorse: Läßt sich, auch wenn er verzweifelt ist, noch über-
              reden, eine andere Form der Behandlung auszu-
              probieren.
Wild Rose: Ist noch passiver und apathischer. Er ist nicht
              mehr bereit, noch etwas Neues zu versuchen.

GORSE – SCHLÜSSELSYMPTOME

*Ohne Hoffnung, völlig verzweifelt - »Es hat doch keinen Zweck
mehr«-Gefühl.*

SYMPTOME IM BLOCKIERTEN ZUSTAND

o Tief innerlich stagniert die Auseinandersetzung mit dem
  eigenen Schicksal.
o Man wagt kaum noch auf eine Änderung seiner Situation zu
  hoffen.
o Deprimiert, resigniert, innerlich müde geworden.
o Man hat nicht mehr die Kraft, noch einen Anlauf zu versuchen.
o Man gibt innerlich auf und wartet, daß irgend etwas von
  außen geschieht.
o Man läßt sich von Angehörigen gegen seine eigene Überzeugung zu weiteren Therapieversuchen überreden, ist dann
  bei kleinsten Rückschlägen enttäuscht.
o Häufig: Man hat als Kind eine schwere chronische Krank-

heit gehabt oder ist mit chronisch kranken Menschen zusammen aufgewachsen.

POTENTIAL IM TRANSFORMIERTEN ZUSTAND

o Man ist überzeugt, daß schließlich alles zu einem guten
Ende kommen wird.
o Man gewinnt eine andere Einstellung zu seiner hoffnungslosen Lage, kann sein Schicksal akzeptieren.
o Man erkennt, daß Hoffnungslosigkeit den Heilprozeß hindert und daß »jeder sein Päckchen zu tragen hat«.
o Man weiß, daß man nie »nie« sagen darf, und kann hoffen.
o In leichteren Fällen: Man bekommt neue Hoffnung auf Genesung, damit ist der erste Schritt zur Heilung getan.

UNTERSTÜTZENDE EMPFEHLUNGEN IM GORSE-ZUSTAND

o Sich mit den Gedanken von Karma und Leid auseinandersetzen.
o Urlaub in der Sonne machen.
o Anregungen für positive Programmierungssätze:

»Hoffnung ist Heilung.«
»Jeder neue Tag ist eine neue Möglichkeit.«
»Ich spiele mit.«
»Alles entwickelt sich nach einer inneren Gesetzmäßigkeit.«

14. **Heather,**
    Calluna vulgaris,
    Schottisches
    Heidekraut

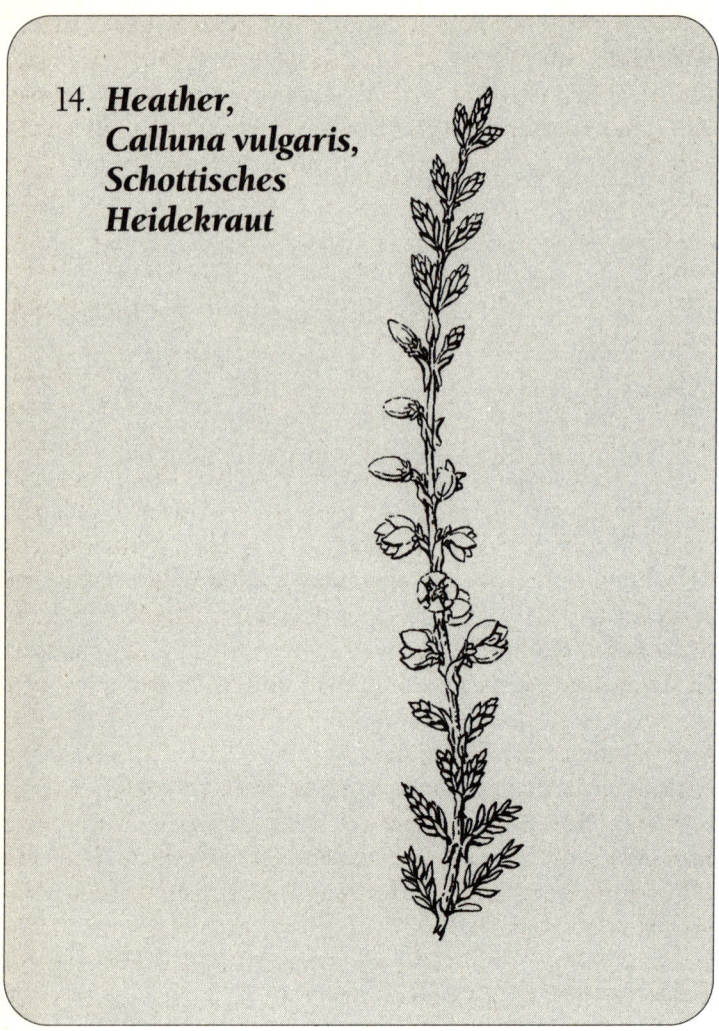

Nicht zu verwechseln mit der rotblühenden Erica. Sie blüht zwischen Juli und September mit blaurosa, manchmal weißen Blüten auf Heiden, Hochmooren und kahlen offenen Ebenen.

PRINZIP: Heather ist verbunden mit den Seelenqualitäten des Einfühlungsvermögens und der Hilfsbereitschaft. Im negativen Heather-Zustand kreist man nur um sich und seine Probleme. Unter Umständen geht man seiner Umgebung mit seinen Problemen auf die Nerven, versucht sie gar auf deren Kosten zu lösen.

Dieser Zustand zeigt sich entweder in extrovertierter oder introvertierter Form. Vorübergehend kommt der Heather-Zustand bei fast jedem Menschen vor.

Ein chronischer extrovertierter Heather-Zustand kann Witzblatt-Charakter annehmen und läßt sich mit dem Satz umreißen: »Er kam – sah – und redete!« So geprägte Heather-Typen werden von ihren Mitmenschen höflich als anstrengend bezeichnet, weil sie jeden mit ihrem Wortschwall erschlagen. Im Extremfall haben sie ein fast zwanghaftes Bedürfnis zur Selbstdarstellung. Sie brauchen immer ein Publikum, das ihre schrecklich wichtigen Probleme oder ihre täglichen Heldentaten zur Kenntnis nimmt. Menschen im negativen Heather-Zustand verspüren den unüberwindlichen Drang, alles, was sie erleben, loszuwerden und mitzuteilen. Es vergehen keine fünf Minuten, da haben sie auf einer Party das Gesprächsthema an sich gerissen und geschickt auf ihre Person gelenkt.

Wenn man ihrem intensiven Mitteilungsbedürfnis entkommen will, kann man nur »brutal« vorgehen, denn ein Mensch im negativen Heather-Zustand läßt sein Opfer nicht so leicht aus den Krallen. Er kommt beim Sprechen bedenklich nah heran, verfolgt einen, wenn man zurückweicht, bis an die Wand und hält einen, wenn es sein muß, auch noch am Ärmel fest. Zwei andere Bach-Blütencharaktere sind ihm besonders ausgeliefert: Centaury, der nicht die Willenskraft aufbringt, sich seiner intensiven Ausstrahlung zu entziehen, und Mimulus, der zu ängstlich ist, um einfach aufzustehen und wegzugehen.

Extrovertierten Heather-Charakteren geht es im Extremfall nicht einmal darum, mit wem sie sprechen, solange sie überhaupt sprechen können. Heather-geprägte Menschen erzählen einer fremden Frau im Wartezimmer haarklein ihre ganze Krankengeschichte. Wenn sie zu Hause keine Ansprache haben, führen sie stundenlange Telefongespräche, in denen die meisten Sätze mit »Ich« anfangen.

Das Ich ist es nämlich, um das sich das ganze Denken und Trachten im Heather-Zustand dreht. Sich für die Bedürfnisse ihrer Gesprächspartner wirklich zu interessieren, kommt einem Menschen im negativen Heather-Zustand gar nicht in den Sinn. Wie kommt es zu so einer extremen Form der Selbstbezogenheit?

Eine englische Bach-Spezialistin beschreibt Menschen im negativen Heather-Zustand treffend als »the needy child«, das bedürftige Kleinkind, das auf die Aufmerksamkeit und Zuwendung seiner Umwelt angewiesen ist.

Menschen, die häufig Heather brauchen, stammen vielfach aus sehr kühlen Elternhäusern und sind seit frühester Kindheit emotional unterernährt. Da ihr junges Ich nicht die notwendige Zuwendung und Bestätigung erhielt, mußte es versuchen, emotional für sich selbst zu sorgen. Diese Haltung wurde mit in das Erwachsenenalter übernommen. Das ständige Reden eines Heather-Charakters ist zunächst einmal eine unbewußte Maßnahme seiner Persönlichkeit, sich zu vergewissern und zu bestätigen, daß sie überhaupt da ist. Sie hört sich, andere hören sie, ergo muß sie ja wohl existieren.

Wenn Kinder in der Phase ihrer Ich-Bildung viel und sprudelnd über sich erzählen, erlebt man eine normale Form des Heather-Zustandes. Auch die ständige Überbesorgtheit eines Heather-geprägten Menschen, sein Hang, gefühlsmäßig zu übertreiben und aus Mücken Elefanten zu machen, findet in dieser kindlichen Haltung seine Erklärung.

Was könnte für ein »bedürftiges Kleinkind« wohl schlimmer sein, als von denen, die es mit Energie versorgen, allein gelassen zu werden? Da man im negativen Heather-Zustand auch noch als Erwachsener von der Energie der anderen lebt, ist das Alleinsein auch hier das Schlimmste, was einem passieren kann.

Traurig ist, daß die Umwelt diesen psychischen Kleinkind-Zustand selten erkennt, zumal sich Menschen im Heather-Zustand darum bemühen, nicht hilfsbedürftig zu erscheinen, sondern souverän und bestimmt auftreten. Dadurch erreichen sie mit ihren intensiven Bemühungen um Kontakt und Anerkennung meistens genau das Gegenteil. Der große Druck, mit dem sie auf andere Menschen zugehen, bringt diese ganz zwangsläufig zum Zurückweichen. So hält man im negativen Heather-Zustand die Zuneigung, nach der man sich so sehnt, selbst von sich ab und bleibt, trotz Publikum, innerlich einsam.

Das Mißverständnis im negativen Heather-Zustand liegt eindeutig in der totalen Abkehr der Persönlichkeit von ihrem Höheren Selbst und der größeren Einheit. Sie kann nicht erkennen, daß man sich nicht mit Macht etwas zu nehmen braucht, das von selbst auf einen zukommt, wenn man sich nach den Gesetzen seines Höheren Selbstes führen läßt. Menschen im negativen Heather-Zustand müssen vom bedürftigen Kleinkind, das nur haben will, zum Erwachsenen werden, der auch geben kann. Wenn sie ihre Aufmerksamkeit und Energie von sich weg auf ihre Umwelt und das große Ganze lenken, kommt nach kosmischen Gesetzen ein Vielfaches an Energie, Aufmerksamkeit, Zuwendung und Liebe auf sie zurück. Menschen im positiven Heather-Zustand können erfahrungsgemäß ebensogut zuhören, wie sie vorher reden konnten. Sie entwickeln ein starkes Einfühlungsvermögen und können, wenn es die Situation erfordert, völlig für einen anderen Menschen dasein, restlos in einer Aufgabe aufgehen. Sie schaffen eine Atmosphäre des Vertrauens und der Stärke, in der sich andere Menschen wohl fühlen.

Der Heather-Zustand kann sich in vielfältiger Form zeigen. Verläuft er introvertiert, so tritt das starke Redebedürfnis gar nicht in Erscheinung. Aber auch wenn der Betreffende nicht viel sagt, fühlt man förmlich, wie man von seiner selbstbezogenen Gedankentätigkeit quasi angezogen wird.

Jeder Mensch erlebt den negativen Heather-Zustand vorübergehend an sich selbst, wenn ihn ein Problem so stark beschäftigt, daß er unbedingt mal Dampf ablassen und mit jemand anderem darüber reden muß.

Menschen, die ihre ersten Erfahrungen in der Meditation oder in einer anderen Form des geistigen Trainings machen, geraten oft in den Heather-Zustand. Sie werden dann innerlich mit so vielen, für sie neuen Aspekten ihrer Persönlichkeit konfrontiert, daß sie diese Erfahrungen unbedingt nach außen bringen müssen, um sie einordnen zu können.

Im Umweltverhalten könnte man den Heather-Zustand bei oberflächlicher Betrachtung manchmal mit dem Chicory-Zustand verwechseln. Der Unterschied ist:

Chicory: »Die bedürftige Mutter«. – Will die Beziehung zu ihrer Umwelt festhalten. Gibt, um zu bekommen. Selbstmitleid.

Heather: »Das bedürftige Kleinkind«. – Hält die Umwelt fest, um sein Ich in ihr zu spiegeln. Gibt nichts. Selbstbezogen, aber selten Selbstmitleid.

HEATHER – SCHLÜSSELSYMPTOME

Selbstbezogen, völlig mit sich beschäftigt, braucht ständig Publikum, »das bedürftige Kleinkind«.

SYMPTOME IM BLOCKIERTEN ZUSTAND

- o Die Gedanken kreisen nur um die eigenen Probleme, man nimmt sich sehr wichtig.
- o Man fühlt den inneren Drang, mit jedem über sich zu sprechen.
- o Man reißt in Gesellschaft unwillkürlich das Gespräch an sich und lenkt es auf die eigene Person.
- o In der Absicht, eindringlich zu sein, rückt man beim Sprechen anderen auf die Pelle, hält sie am Ärmel fest, läßt sie nicht entkommen.
- o Man »braucht« seine Mitmenschen.
- o Man kann nicht allein sein.
- o Man neigt dazu, gefühlsmäßig zu übertreiben, macht aus Mücken Elefanten.
- o Es fällt einem schwer, anderen zuzuhören.
- o Man ist völlig von seiner Gedankenwelt absorbiert, hat für anderes keine Antenne.
- o Man gibt sich oft nach außen hin stärker, als man ist, ruft deshalb keine unmittelbare Anteilnahme hervor.
- o Oft aus gefühlsarmem Elternhaus stammend, als Kind gefühlsmäßig unterernährt.
- o Oft am Anfang des spirituellen Weges, wenn man mit seinem Ich konfrontiert wird und viele innere Erlebnisse nach außen bringen muß.

POTENTIAL IM TRANSFORMIERTEN ZUSTAND

- o Der verständnisvolle Erwachsene mit viel Einfühlungsvermögen.
- o Guter Zuhörer, interessierter Diskussionspartner.
- o Man kann ganz in einem anderen Menschen oder in einer Aufgabe aufgehen.
- o Man strahlt Stärke und Zuversicht aus.

UNTERSTÜTZENDE EMPFEHLUNGEN IM HEATHER-ZUSTAND

o Sich immer die Aura des anderen Menschen vorstellen, in die man nicht eindringen sollte.

o Sich im Zuhören üben; einmal ganz bewußt abwarten, was von selbst auf einen zukommt.

o Sich für Gruppenprobleme engagieren: Nachbarschaftshilfe, Kommunalpolitik u. ä.

o Anregungen für positive Programmierungssätze:

»Ich gebe und mir wird gegeben.«
»Was für mich richtig ist, kommt auf mich zu.«
»Ich bin geborgen in mir selbst.«
»Ich schließe mich an den göttlichen Energiestrom an.«

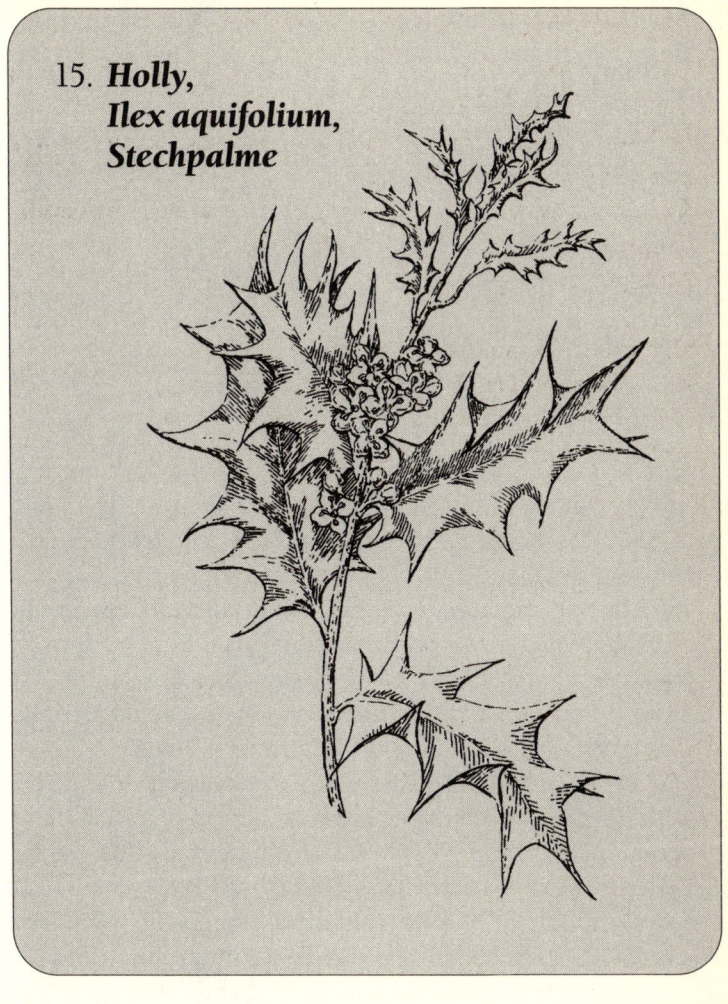

**15. Holly,
Ilex aquifolium,
Stechpalme**

Der Baum oder Strauch mit den glänzenden immergrünen Blättern und leuchtendroten Beeren gedeiht in Wäldern und an Heckenrainen. Die männlichen und weiblichen Blüten sind weiß, leicht duftend und wachsen gewöhnlich auf verschiedenen Pflanzen.

PRINZIP: Klanggleich mit dem Wort »holy«, heilig, ist die Stechpalme als Weihnachtsbaum der angelsächsischen Länder das
Symbol für die Wiedergeburt des Christusbewußtseins in
unserem Herzen. Das ist kein Zufall. Die Blütenessenz Holly
verkörpert das Prinzip der göttlichen, allumfassenden Liebe,
die diese Welt erhält und größer ist als die menschliche Vernunft. Diese Liebe oder höchste Energiequalität, durch die
und in der wir alle leben, wie die Blätter an einem Baum, ist
unser wahres Lebenselixier, die größte Heilkraft, die stärkste
Triebkraft, die ewige Wahrheit, das Bewußtsein der Einheit,
das Positive an sich. In dem Reigen der 38 Bach-Blüten nimmt
Holly deshalb eine zentrale Stellung ein.

Wo diese starke Kraft der Liebe nicht angenommen werden
kann, schlägt sie um in ihr Gegenteil: Verneinung, Trennung
und Haß. Das ist der tiefste Grund für alle anderen negativen
Ereignisse im Leben. Jeder, der auf dieser Erde lebt, muß sich in
seinem Leben früher oder später bewußt oder unbewußt mit
diesem zentralen Thema der Menschheit auseinandersetzen.

Wenn man im Strom der Liebe oder »in der Gnade« lebt, ist
das Herz offen, und alle Menschen werden Brüder. Ist man aus
der Liebe gefallen, verhärtet sich das Herz, und man erlebt sich
schmerzlich isoliert, abgeschnitten, von allem getrennt. Da
aber der Wunsch nach dieser Liebe bei uns in jeder Zelle ein-
programmiert ist, kämpft man im negativen Holly-Zustand innerlich um seine Existenz. Jedes Wesen möchte, wenn es auf
die Welt kommt, Liebe geben und Liebe empfangen. Wird ihm
das verweigert, erlebt es eine unfaßbare Enttäuschung und beginnt, sich gegen das, woran es anscheinend nicht teilhaben
kann, abzugrenzen und zu verteidigen.

Weil die Liebe eine so gewaltige Kraft ist, drückt sich auch
ihre Schattenseite in mächtigen und starken Gefühlen aus:
Eifersucht, Rache, Haß, Neid, Mißgunst, Schadenfreude. Diese
Gefühle, von denen kein Mensch auf dieser Erde völlig frei sein

kann, treten entweder offensichtlich in Erscheinung oder verlaufen mehr auf unbewußten Ebenen. Dann können sie die Gefühlsgrundlage sein, auf der zentrale Krankheiten entstehen.

Nicht zuletzt darum ist es so wichtig, daß man diese zutiefst menschlichen negativen Gefühle in sich erkennt und anerkennt, denn sie sind der Spiegel unserer innersten Bedürfnisse. Sie zeigen, was wir nicht haben, aber gerne haben möchten, und geben uns so die Möglichkeit, uns in der richtigen Weise darum zu bemühen.

Neid zum Beispiel ist ein Gefühl, das nicht nur im Wirtschaftsleben, sondern auch in sogenannten geistigen Kreisen sehr stark verbreitet ist. Man schielt verstohlen, wie weit der andere schon ist, ob er gar schon auf einer »höheren Stufe steht«? Da der Wunsch nach Liebe und Entfaltung bei Menschen auf dem geistigen Weg besonders groß ist, müssen solche Gefühle zwangsläufig auftreten, so lange, bis wirklich der Schritt aus der Getrenntheit in die Einheit getan wird und man Gott in seinem eigenen Herzen gefunden hat.

Die krankhafte Eifersucht, die mit Eifer sucht, was Leiden schafft, ist das klassische und tragische Beispiel des Wunsches nach Liebe unter negativen Voraussetzungen. Ein Mensch, der innerlich isoliert und von der Liebe abgewandt ist, aber nun einen anderen Menschen gefunden hat, auf den er seinen Wunsch nach Liebe richten kann, sieht sich ständig in Gefahr, diese Liebe wieder zu verlieren, die er ja, weil er sie selbst nicht kennt, auch nicht ausströmen kann. Er strahlt statt dessen seine Unsicherheit und seine Ängste aus und findet konsequenterweise Leiden.

Nicht nur Eifersüchtige müssen erkennen, daß keine Liebe, die ihr Ziel nur in einem anderen Menschen sieht, auf die Dauer Erfüllung finden kann, wenn sie nicht gleichzeitig und in erster Linie ihr Ziel in der göttlichen Einheit sucht.

Bei dem Phänomen der Eifersucht sollte man jedoch zwischen der krankhaften und der sozusagen normalen Form unterscheiden. Letztere wird es in einer Liebesverbindung vorübergehend immer geben. Denn wo höchste Gefühle der Liebe aktiviert werden, wird gleichzeitig auch immer der Gegenpol aktiviert, um so gesetzmäßig den Anstoß zu einem weiteren Entwicklungsschritt zu geben.

Man sollte hellhörig werden, wenn jemand sagt, er sei so tolerant, daß er keine Eifersucht kenne. Die Wahrscheinlichkeit, daß es sich hier um einen abgeklärten, weisen Menschen handelt, ist sehr gering. Viel eher ist zu vermuten, daß dieser Mensch innerlich schon so weit abgestorben ist, daß er gar keine Möglichkeit mehr hat, zu leiden und zu lieben.

So gesehen ist es immer ein Grund zur Freude, wenn Holly in einer Diagnose auftaucht, denn es zeigt, daß der Mensch an diesem Zentralpunkt ein Potential besitzt, das noch entwicklungsfähig ist, daß er nach Liebe dürstet und auch Liebe geben können wird.

Edward Bach sagt: »Holly schützt uns vor allem, was nicht Liebe ist. Holly öffnet das Herz und verbindet uns mit der göttlichen Liebe.« Wir entwickeln ein Gefühl dafür, wo wir herkommen, wo wir hingehören, und daß wir alle Kinder der Liebe sind. Holly hilft uns, immer wieder im Zustand der Liebe zu leben, in diesem Zustand der Schönheit, Feierlichkeit und Erfüllung, in dem man mit der Welt ein Herz und eine Seele ist und alles in seiner natürlichen gottgegebenen Ordnung erkennen und anerkennen kann; in dem man sich neidlos an dem Erfolg des anderen Menschen freuen kann, auch wenn man selbst in Schwierigkeiten ist.

Die Seelenqualität von Holly ist der große menschliche Idealzustand schlechthin, nach dem man strebt, solange man auf Erden lebt.

»Den Gott der Schönheit und Güte auch im Häßlichen und im Bösen zu fühlen und zu lieben, und sich doch in äußerster Liebe zu sehnen, es von seiner Häßlichkeit und seinem Bösen zu heilen, das ist wahre Tugend und Moral.« (Sri Aurobindo)

In der Praxis tritt der negative Holly-Zustand oft vordergründig nicht so stark in Erscheinung. In einem Land, wo es seit Generationen zum guten Ton gehört, nicht über seine Gefühle zu sprechen, kann man wohl kaum etwas anderes erwarten. Darum muß man versuchen, einen negativen Holly-Zustand beim Diagnose-Gespräch im anderen zu erfühlen. Menschen auf dem geistigen Weg brauchen Holly öfter, als man glauben möchte. Im Endstadium unheilbarer Krankheiten kann Holly Segensreiches bewirken.

Diagnostisch hat Holly neben Wild Oat eine öffnende und klärende Funktion. Wenn die bisher verordneten Blüten-Essenzen nicht anschlagen oder wenn man ratlos ist, welcher der vielen erkennbaren negativen Seelenzustände im Vordergrund steht, sollte man sich erst einmal für Holly oder Wild Oat entscheiden. Für Holly, wenn der Mensch vom Typ her aktiv und kraftvoll ist. Für Wild Oat bei dem eher leisen und passiven Menschentyp.

Einige Alltagserfahrungen mit Holly: Wenn ein zweites Kind geboren ist, neigt das Erstgeborene oft zu Eifersuchtsgefühlen in Form von schlechter Laune, Trotzanfällen usw.; hier hat sich Holly sehr bewährt. Ebenso auch bei eifersüchtigen Hunden, die sich plötzlich mit einem Baby in der Familie konfrontiert sehen.

Manchmal muß man Holly von Chicory unterscheiden.

Holly: Verkörpert das mehr übergeordnete Konzept der Liebe. Die Gefühle sind schmerzlicher; sie können sich nicht nur auf Menschen, sondern auch auf Ideen beziehen.

Chicory: Verkörpert einen Teilaspekt der Liebe, den des Gebens und Nehmens. Die besitzergreifende, fordernde Haltung gegenüber einem anderen Menschen steht im Vordergrund.

HOLLY – SCHLÜSSELSYMPTOME

Eifersucht, Mißtrauen, Haß- und Neidgefühle auf allen Ebenen.

SYMPTOME IM BLOCKIERTEN ZUSTAND

o Das Herz ist verhärtet.
o Man ist unzufrieden, unglücklich, frustriert, aber weiß nicht immer, warum.
o Neid- und Haßgefühle.
o Eifersucht, Mißtrauen, Rachegefühle.
o Schadenfreude.
o Man fürchtet, hintergangen zu werden.
o Mißverständnisse; man beklagt sich über andere.
o Man wittert hinter vielem etwas Negatives.
o Man verdächtigt andere leicht.
o Man fühlt sich häufig gekränkt oder verletzt.
o Man setzt andere innerlich herab.
o Wut, Ärger, Jähzorn, plötzliche heftige bis handgreifliche Anfälle von schlechter Laune bei Kindern.

POTENTIAL IM TRANSFORMIERTEN ZUSTAND

o Man lebt in innerer Harmonie und strahlt Liebe aus.
o Tiefes Verständnis für die menschliche Gefühlswelt.
o Man kann sich an den Leistungen und Erfolgen anderer freuen, auch wenn es einem selbst schlecht geht.
o Man hat Sinn für die Ordnung der Welt und kann jeden an seinem rechtmäßigen Platz anerkennen.

UNTERSTÜTZENDE EMPFEHLUNGEN IM HOLLY-ZUSTAND

o Yoga-Übungen, die das Herz harmonisieren.
o Gruppenarbeit der verschiedensten Formen.
o Sich verlieben.

o Anregungen für positive Programmierungssätze:

»Ich liebe und werde geliebt.«
»Ich habe teil am Ganzen.«
»Ich öffne mein Herz.«
»Ich fühle, daß ich mit allem verbunden bin.«

16. *Honeysuckle, Lonicera caprifolium, Geißblatt, Jelängerjelieber*

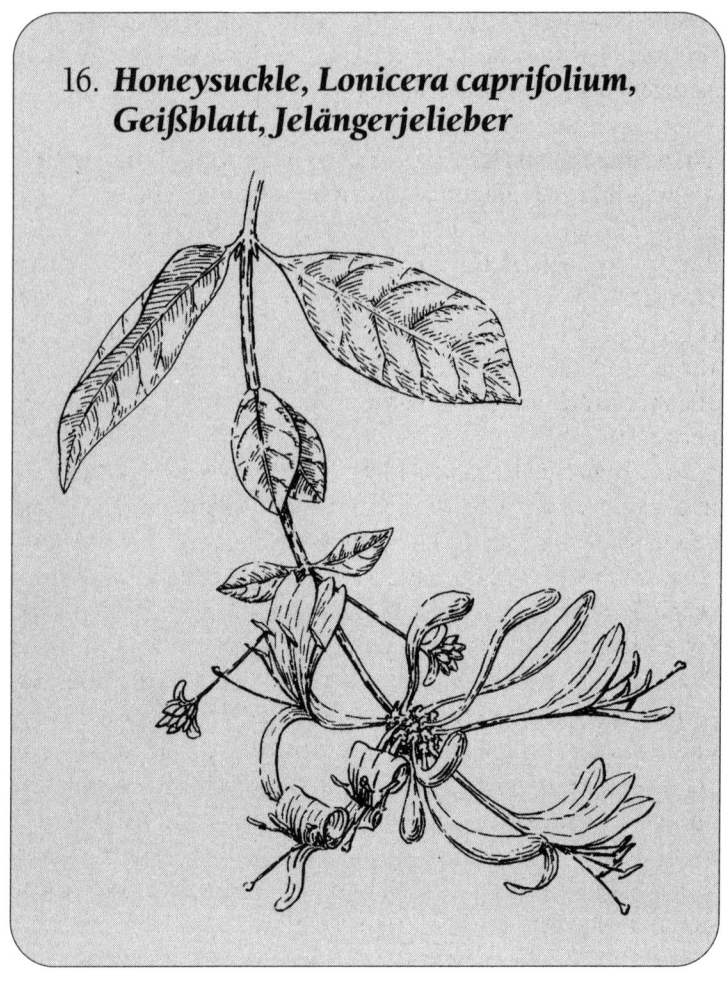

Die kräftige, wohlduftende Kletterpflanze wächst in Wäldern, an Waldrändern und auf Heideböden. Die außen roten und innen weißen Blütenblätter färben sich bei der Bestäubung gelb. Sie ist seltener als der gelbe »Jelängerjelieber« und blüht zwischen Juli und August.

PRINZIP: Honeysuckle berührt das Prinzip der Wandlungsfähigkeit und Verbindung. Im Honeysuckle-Zustand ist man nicht genügend mit dem Lebensfluß verbunden.

Die Schwierigkeit liegt hier in einer mangelnden inneren Bewegung. Man verharrt mit einem gewissen Trägheitsmoment geistig zur falschen Zeit am falschen Ort und macht sich dadurch aktionsunfähig. Das klassische Beispiel für diesen Zustand ist Lots Frau, die zur Salzsäule erstarrte, weil sie entgegen den Anweisungen des sie führenden Engels dem Sog der Vergangenheit folgte und sich nach Sodom umdrehte, anstatt alle ihre Kräfte auf die Gegenwart, ihre Flucht und Rettung zu konzentrieren.

Im Honeysuckle-Zustand lebt der Mensch zwar körperlich in der Gegenwart, ist aber geistig in der Vergangenheit stehengeblieben. Um diese Kluft zu überbrücken, muß sehr viel psychische Energie aufgewendet werden, die wie eine Rauchsäule verpufft, Schlacken hinterläßt und im Hier und Jetzt fehlt, wo die Weichen für die Zukunft gestellt werden.

Im negativen Honeysuckle-Zustand verweigert die Persönlichkeit, sich von ihrem Höheren Selbst nach den Gesetzmäßigkeiten ihrer Seele führen zu lassen, auch dann, wenn sie diese Gesetzmäßigkeiten nicht immer gleich versteht. Sie ignoriert, daß eines der wichtigsten Lebensprinzipien die fortwährende Wandlung ist, daß alles fließt. Statt dessen möchte sie ihre Entwicklung selbst bestimmen und kontrollieren, besonders dort, wo es um Gefühlserlebnisse geht. Die Maßstäbe, die sie dabei anlegt, sind selbstbezogen, also begrenzt.

Die Witwe, die das Arbeitszimmer ihres verstorbenen Mannes jahrelang so konserviert, daß es so aussieht, als sei er nur eben mal vom Schreibtisch aufgestanden, ist im Honeysuckle-Zustand. Ein noch extremeres Beispiel ist die Filmschauspielerin, die in ihrer Glanzzeit erstarrt ist. Noch

als 50jährige trägt sie Kleidung, Frisur und Make-up des
»süßen Mädels«, der Rolle, die sie einst so erfolgreich machte. Aber auch die junge Frau, die nach dem Tod ihres Verlob-
ten keine neue Bindung mehr eingeht, und der heimweh-
kranke deutsche Entwicklungsingenieur in Afrika brauchen
Honeysuckle. Ebenso das Ehepaar, das in einen anderen
Stadtteil umziehen mußte und nun immer wieder betont,
wie sehr es seine alte Wohngegend vermißt. Kein Wunder,
daß es sich bei dieser Haltung nicht wirklich einlebt und
keine neuen Freunde findet.

Alle beschriebenen Menschen weigern sich unbewußt,
eine neue Entwicklung zu akzeptieren. Honeysuckle-Charak-
tere beginnen ihre Sätze öfter als andere mit »Früher habe
ich ...« und »Als ich noch ...«. Das zeigt, daß sie gewissermaßen an ihrer Vergangenheit kleben und sie noch nicht
richtig verdaut haben. Sie können keine fließende Verbindung zwischen ihr und der jetzigen Lebenssituation herstellen, weil sie ihre Vergangenheit nicht von allen Seiten betrachten können oder wollen. Sie fixieren sich nur auf einen
Aspekt, meistens auf die angenehme Seite. »Im Dritten Reich
herrschte Ordnung, und es wurden Autobahnen gebaut!« Die
Schattenseite des Dritten Reiches wird nicht betrachtet und
nicht diskutiert. So können diese Erfahrungen nicht integriert und kein Nutzen für die weitere Persönlichkeitsent-
wicklung daraus gezogen werden.

Das Gefühl der Nostalgie ist ein Honeysuckle-Zustand. Viel
davon schwingt auch im deutschen Blütennamen Jelängerjelieber mit. Man flieht in eine vergangene Zeit, um mit den
Härten der Aktualität nicht konfrontiert sein zu müssen. Aber
das Gefühl ist nicht mehr zeitgemäß, vielmehr ein sentimenta-
ler Kompensationsversuch.

Verständlich und gewissermaßen normal ist der Honeysuckle-Zustand bei alten Menschen, die dabei sind, innerlich
Bilanz zu ziehen. Besonders heute, wo man alte Menschen sy-

stematisch vom lebendigen Strom des Lebens und der Generationen ausschließt, ist zu verstehen, daß sie sich aus der wenig erfreulichen Gegenwart geistig in vergangene, bessere Tage zurückziehen. Im Honeysuckle-Zustand liegt auch das Bedauern um verpaßte Gelegenheiten, vertane Chancen und unerfüllte Hoffnungen; ein wehmütiges Feststellen, daß man manches so gemacht hat, wie man es gemacht hat, aber ohne Schuldgefühle. Menschen auf dem Sterbebett hilft Honeysuckle, sich von dem vergänglichen Teil ihres Daseins leichter zu lösen.

Bach schrieb über Honeysuckle: »Es entfernt alles Bedauern und alle Sorgen der Vergangenheit aus dem Bewußtsein. Es neutralisiert alle Einflüsse, Wünsche und Sehnsüchte der Vergangenheit und bringt uns zurück in die Gegenwart.«

Im transformierten Honeysuckle-Zustand steht man mit seiner Vergangenheit in einem lebendigen Kontakt. Man lernt aus ihr, hält aber nicht unnötig an ihr fest. Man kann mit seiner Vergangenheit arbeiten. Archäologen, Historiker und Antiquitätenhändler sind, so betrachtet, in einem positiven Honeysuckle-Zustand. Während psychologischer Gruppenarbeit oder einer Reinkarnationstherapie kann u. a. Honeysuckle helfen, die Verbindung zwischen Vergangenheit und Gegenwart herzustellen, und dafür sorgen, daß die Vergangenheit, auch während einer solchen Therapie, den richtigen Stellenwert behält.

Der negative Honeysuckle-Zustand hat sich meistens über einen längeren Zeitraum hinweg aufgebaut, kann aber auch, besonders bei Kindern, von kurzer Dauer sein. Heimwehkranken Kindern in Landschulheimen oder Internaten hat Honeysuckle oft geholfen.

Eine interessante Erfahrung ist, daß manche Menschen, die Honeysuckle brauchen, sich fast gar nicht an ihre Vergangenheit erinnern können. Hier wird wohl bisher jeder Versuch einer Vergangenheitsbewältigung unbewußt vermieden.

Der Honeysuckle-Zustand ist in manchen Aspekten mit dem Clematis-Zustand verwechselbar. Denn beide sind dadurch gekennzeichnet, daß der Mensch kein Interesse an der Gegenwart hat und nicht im Hier und Jetzt lebt. Der Unterschied:

Honeysuckle: Flüchtet in die Vergangenheit und erwartet nichts Positives mehr in Gegenwart und Zukunft.

Clematis: Flüchtet aus der Gegenwart in die Phantasie und hofft auf eine bessere Zukunft.

Es gibt auch Gelegenheiten, bei denen man sich zwischen Honeysuckle und Pine entscheiden muß

Honeysuckle: Wehmütiges Bedauern.
Pine: Echte Schuldgefühle.

Oder Honeysuckle und Walnut:

Honeysuckle: Eine Weiterentwicklung kann nicht stattfinden, da man im Buch des Lebens nicht weiterblättern will und keine neuen Erfahrungen macht.

Walnut: eine Weiterentwicklung kann noch nicht stattfinden, da die Kraft noch nicht stark genug ist, eine neue Erfahrung in die Tat umzusetzen.

HONEYSUCKLE – SCHLÜSSELSYMPTOME

Sehnsucht nach Vergangenem; Bedauern über Vergangenes; lebt nicht in der Gegenwart.

SYMPTOME IM BLOCKIERTEN ZUSTAND

o Man bezieht sich ständig auf Vergangenes, innerlich und in der Unterhaltung mit anderen.

o Man glorifiziert die Vergangenheit und möchte am liebsten wieder alles so wie früher haben.

o Man denkt mit Wehmut an vergangene schöne Zeiten zurück.

o Man kommt über den Verlust eines geliebten Menschen nicht hinweg (z. B. Elternteil, Kind, Ehepartner).

o Man lebt ganz in seinen Erinnerungen.

o Heimweh.

o Man bedauert eine verpaßte Chance oder einen unerfüllt gebliebenen Wunschtraum.

o Man hat wenig Interesse an aktuellen Problemen, weil man gedanklich in der Vergangenheit weilt.

o Sehnsucht, noch einmal von vorne anfangen zu können.

o Ein bestimmtes vergangenes Ereignis ist noch so gegenwärtig, »als sei es gestern gewesen«.

o Unter Umständen: besonders schwache Kindheitserinnerung.

POTENTIAL IM TRANSFORMIERTEN ZUSTAND

o Man hat ein lebendiges Verhältnis zur Vergangenheit, aber lebt in der Gegenwart.

o Man hat aus vergangenen Erfahrungen gelernt, hält aber nicht mehr daran fest.

o Man kann Schönes aus der Vergangenheit in die Gegenwart herüberretten.

o Man kann (z. B. als Schriftsteller, Archäologe, Historiker) die Vergangenheit wieder lebendig werden lassen.

UNTERSTÜTZENDE EMPFEHLUNGEN IM HONEYSUCKLE-ZUSTAND

o Den Menschen auf andere Gedanken bringen, neue Verantwortlichkeiten übernehmen lassen, z. B. Ehrenamt, Patenkind, Hund, Pflanzen.

o Sich mit Problemen der Gegenwart beschäftigen.

o Musische Hobbys, z. B. tänzerische Gymnastik, Singen, Gi-
  tarrenunterricht.
o Anregungen für positive Programmierungssätze:

  »Alles fließt.«
  »Das Leben findet heute statt.«
  »Jeder Tag ist neu und spannend.«
  »Ich identifiziere mich mit meinen jetzigen Aufgaben.«

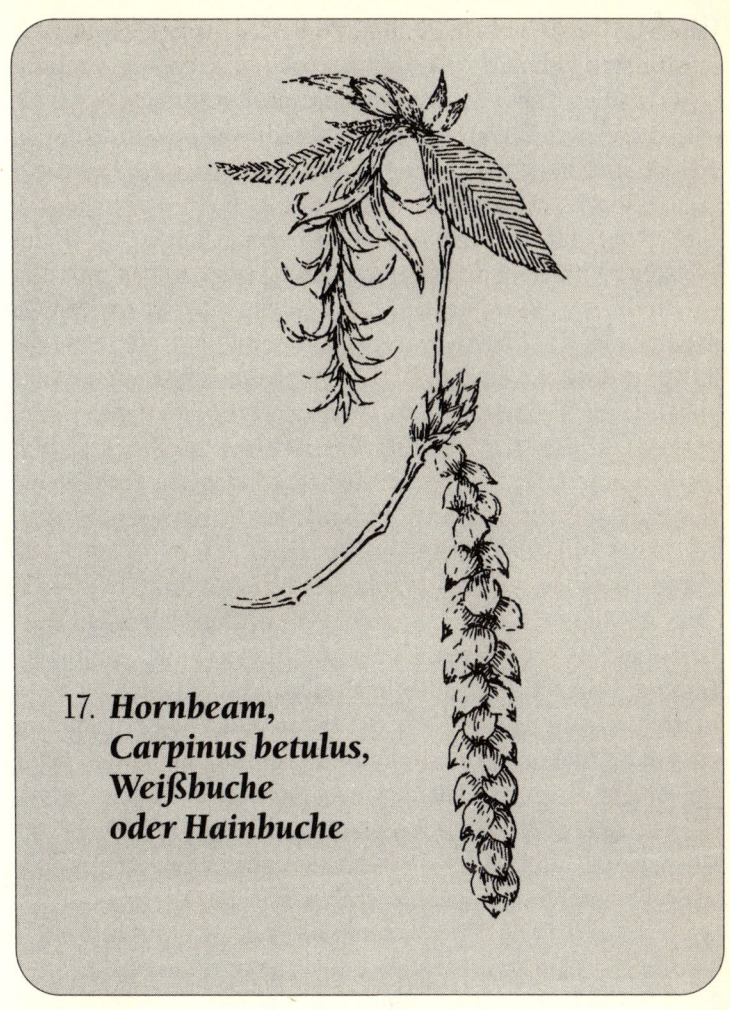

17. **Hornbeam,**
    Carpinus betulus,
    Weißbuche
    oder Hainbuche

Dieser, der Rotbuche ähnliche, aber kleinere und grünere Baum wächst einzeln oder gruppenweise in Hoch- und Niederwäldern. Die hängenden männlichen und aufrechtwachsenden weiblichen Blüten öffnen sich im April oder Mai.

PRINZIP: Hornbeam ist verbunden mit dem Seelenpotential der inneren Lebendigkeit und geistigen Frische. Im negativen Hornbeam-Zustand fühlt man sich müde und erschöpft wie ein ausgeleiertes Gummiband, aber dieses spielt sich weitgehend im Kopf ab.

Viele Angestellte kennen das Gefühl, wenn montags früh der Wecker klingelt und der graue Alltag wieder beginnt. Vor einem liegt eine weitgehend überschaubare, gleichförmige Arbeitswoche mit relativ wenig echter Verantwortung, aber vielerlei Anforderungen. Tausend Kleinigkeiten, die man im Auge behalten muß, einzuhaltende Dienstwege, unerledigte Vorgänge. Wie ein dunkler Berg türmt es sich auf, und man glaubt, nicht genug Kraft zu haben, alles zu bewältigen. Bemerkenswerterweise stellt man aber im Laufe des Tages fest, daß man doch alles zufriedenstellend geschafft hat.

Die Hornbeam-Müdigkeit ist eine Erschöpfung, die durch zu einseitige Belastung der Mentalebene bei fehlendem Ausgleich auf anderen Ebenen entsteht. Sie kann ein vorübergehender Zustand sein, aber auch zum chronischen Zustand werden. Vorübergehend, wenn z. B. ein Student monatelang an seinem Schreibtisch für ein Examen gebüffelt hat, oder wenn ein Patient lange mit einem Knochenbruch im Bett gelegen, viel gelesen, gedacht und geplant hat. Eine Art kopflastiger Müdigkeit veranlaßt ihn dann zu glauben, er sei noch viel zu schwach, um Bewegungsübungen zu machen.

Die längerfristige Hornbeam-Müdigkeit ist typisch für den modernen Wohlstandsbürger, der zu stark konsumierend (z. B. Fernsehen) und zu wenig produzierend lebt. Er nimmt viel mehr Eindrücke auf, als er geistig verdauen kann, und findet morgens mit einem dicken Kopf nur schwer aus dem Bett. Dieser halbautomatische Zeitgenosse lebt ein eingefahrenes Routineleben, in dem auch Freizeit und Erholung oft unter innerem Leistungsdruck absolviert werden. Äußerlich passiert vielleicht sogar relativ viel, aber innerlich zu wenig. Die seelische Spannkraft erlahmt.

Interessanterweise ist die Hornbeam-Müdigkeit wie weggeblasen, wenn wirklich einmal etwas außer der Reihe eintritt, das diesen Menschen auf anderer Ebene fordert und dadurch aus seiner Routine herausreißt.

Das Mißverständnis im negativen Hornbeam-Zustand liegt in einer oft materialistisch ausgerichteten Selbstbegrenzung der Persönlichkeit. Sie verhält sich kurzsichtig und schwerhörig gegenüber den Impulsen ihres Höheren Selbst und rastet statt dessen in ihr bequemen Automatismen ein. Damit nimmt sie sich mehr und mehr von ihren Entwicklungsmöglichkeiten und allem, was das Leben wirklich lebendig und lebenswert macht.

Im negativen Hornbeam-Zustand ist das Energiesystem des Menschen durch einseitige Überforderung der Mentalebene bei gleichzeitiger Unterforderung anderer Ebenen aus dem Gleichgewicht gekommen. Die verschiedenen Ebenen kommunizieren nicht ausreichend, der Energieaustausch ist gestört, der Energieumsatz herabgesetzt. Das Ergebnis kann nur ein Energiedefizit sein.

Sensitive beschreiben die Hornbeam-Blütenenergien als eine erfrischende kühle Dusche, unter der sich die einzelnen energetischen Ebenen wieder gleichmäßig ausrichten und straffen. Hornbeam gibt Rückgrat, heißt es auch an anderer Stelle. Der Kopf wird wieder klar, die Wahrnehmung lebhafter, die Impulse des Höheren Selbst kommen wieder an. Dadurch wird auch das gesunde Maß für den richtigen Wechsel zwischen Aktivität und Passivität wiedergefunden. Die Freude am Leben und an der Arbeit kehrt zurück und damit die Gewißheit, genügend Kraft zu haben, um das zu schaffen, was man schaffen möchte.

Hornbeam tritt in einer Diagnose oft zusammen mit White Chestnut auf. Einige Praktiker empfehlen Hornbeam in Kompressenanwendung für müde und gereizte Augen. Andere wenden Hornbeam zur äußeren Behandlung von erschlafftem Bindegewebe an. In der Drogenrehabilitation hat sich die energetisch straffende Wirkung von Hornbeam bewährt. Schließlich gehört Hornbeam auch zu den Blütenessenzen, die schlaffen Pflanzen wieder Kraft geben.

Hier der Unterschied zwischen der Müdigkeit im Hornbeam- und im Olive-Zustand:

Hornbeam: Ermüdung durch einseitige Lebensweise, vorwiegend auf der Mentalebene.

Olive: Echte Erschöpfung durch totale Verausgabung auf mehreren Ebenen.

HORNBEAM – SCHLÜSSELSYMPTOME

Müdigkeit; mentale Erschöpfung als vorübergehender oder länger andauernder Zustand.

SYMPTOME IM BLOCKIERTEN ZUSTAND

o Man fühlt sich kopflastig, müde und erschlafft.
o Inneres Katergefühl, »Montagmorgengefühl«.
o Der Kopf brummt nach zu langem Fernsehen, zu vielem Lesen, zu vielem Lernen und anderen sensuellen Überladungen.
o Man fühlt sich saft- und kraftlos, geistig träge.
o Man zweifelt morgens im Bett daran, daß man die Tageslast bewältigen wird, ist man dann in Gang, wird es besser.
o Man hat keinen Schwung mehr.
o Nach längerem Krankenlager: Man glaubt, daß man noch nicht wieder genug Kraft hat, um arbeiten zu können, obwohl es objektiv nicht stimmt.
o Man glaubt, ohne Stimulantien, wie Kaffee, Tee oder Kräftigungsmittel, nicht mit einer Arbeit anfangen zu können.

o Man wird munter, wenn man durch interessante Aufgaben von seiner lähmenden Müdigkeit abgelenkt wird.
o Das Leben ist zu sehr durchorganisiert und eingefahren.
o Seelische Ermüdung durch jahrzehntelange Routineanforderungen.
o Man steht morgens müder auf, als man sich abends hingelegt hat.
o Möglicherweise: Druck oder Brennen in oder um die Augen herum.
o Oft: Bindegewebsschwäche durch mangelnde seelische Spannkraft.
o Oft bei Menschen, die aus »alten Familien« stammen.

POTENTIAL IM TRANSFORMIERTEN ZUSTAND

o Lebhafter Geist, klarer, kühler Kopf, Sinn für Abwechslung.
o Man ist sicher, daß man seine Aufgaben in den Griff bekommt, selbst wenn diese scheinbar die Kräfte übersteigen.

UNTERSTÜTZENDE EMPFEHLUNGEN IM HORNBEAM-ZUSTAND

o Aus der Routine ausbrechen.
o Körperlichen Ausgleich schaffen, aber ohne Leistungszwang.
o Unerwarteten Einfällen spontan nachgeben.
o Tapetenwechsel.
o Anregungen für positive Programmierungssätze:

»Mein Gefühl im Kopf ist wach und frisch.«
»Ich folge meinen spontanen Impulsen.«
»Ich tue, was mir Freude macht. Und was ich tue, macht mir Freude.«
»Ich schaffe alles mit Leichtigkeit.«
»Freude ist Weisheit. Weisheit ist Kraft.«

18. *Impatiens, Impatiens glandulifera, Drüsentragendes Springkraut*

(volkstümlich englisch auch: Polizistenhelm)

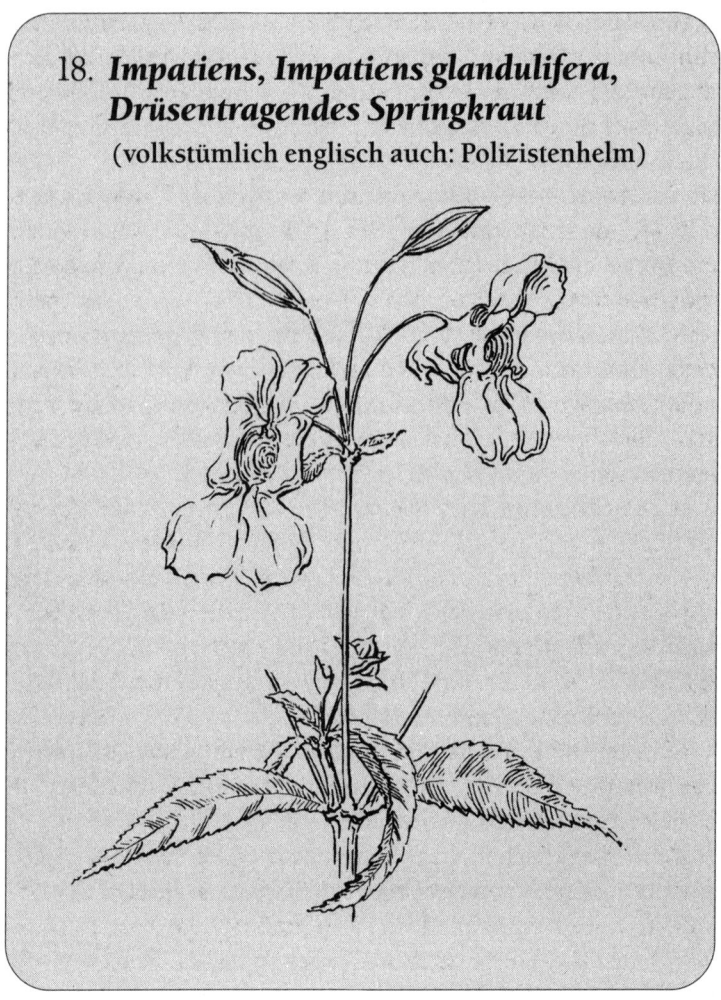

Die fleischige, bis 180 cm hohe Pflanze wächst an Flüssen, Kanalbänken und auf anderen tiefliegenden feuchten Böden. Sie blüht zwischen Juli und September in einem blassen oder rötlichen Mauve-Ton.

PRINZIP: Impatiens ist mit den Seelenqualitäten der Geduld und Sanftmut verbunden. Im negativen Impatiens-Zustand ist man ungeduldig und reagiert aus innerer Anspannung heraus gegenüber seiner Umwelt leicht gereizt.

Da im eigenen Kopf alles sehr schnell abläuft, kommt einem die gesamte Umgebung sehr langsam vor. Man fühlt sich wie ein hochgezüchtetes Rennpferd, das gezwungen ist, mit einem groben Ackergaul zusammen einen Pflug zu ziehen, und paßt sich innerlich frustriert nolens volens dem langsameren Lebens- und Arbeitstempo seiner Umgebung an. Aber dieser Adaptionsprozeß auf ein niedrigeres Energieniveau imitiert, verbraucht viel Nervenkraft und führt zu einer mentalen Dauerspannung.

Impatiens-geprägte Menschen sind als Vorgesetzte nicht immer beliebt, weil sie eigentlich alles besser können und das ihre Untergebenen oft auch wenig diplomatisch wissen lassen: »Ach, lassen Sie mal, ehe ich Ihnen das lange erkläre, habe ich es schon selbst gemacht!« Lehrherren mit Impatiens-Charakter fällt es sehr schwer, den Anfängerungeschicklichkeiten ihrer Lehrlinge geduldig und tatenlos zuzusehen: »Geben Sie her, das macht mich ganz kribbelig ...!«, und schon haben sie das Werkstück selbst in der Hand. Gern nehmen sie ihren Kollegen auch das Wort aus dem Mund.

An Menschen im Impatiens-Zustand eine noch so diplomatische Bemerkung der Kritik zu richten, ist gefährlich. Wie eine Stichflamme schnellt ihr Adrenalinspiegel hoch, wobei allerdings ihr Zornesausbruch ebenso schnell wieder verraucht, wie er entstanden ist. Impatiens-Chefs »treiben die Dinge voran«, und manche glauben, auch ihre Mitarbeiter zu einem, wie sie meinen, vernünftigen Arbeitstempo antreiben zu müssen. Das bringt ihnen dann den nicht eben schmeichelhaften Titel Einpeitscher ein.

Fast tragisch dabei ist, daß Menschen im Impatiens-Zustand

diese Rolle nicht gern übernehmen. Sie haben keine Führungs-
ambitionen wie z. B. Vine und würden es vorziehen, ganz allein
für sich zu arbeiten und die Dinge in ihrem Tempo, ohne Einmischung von außen, durchzuziehen. Ihre Unabhängigkeit ist
ihnen sehr wichtig. Impatiens-Charaktere kennen ihre Schwierigkeiten und sind darum in ausgeglichener Verfassung für gut-
gemeinte Ratschläge aufgeschlossen und dankbar.

Menschen im negativen Impatiens-Zustand laufen auf der
Mentalebene hochtouriger als der Durchschnitt. Sie sehen
schneller, feuern ihre Sätze heraus wie Maschinengewehre,
reagieren blitzartig, entscheiden ad hoc – und sind dann
natürlich auch schneller erschöpft. »Ich habe solchen Hunger,
daß ich Menschen anfallen könnte!« Standardzitat einer Impa-
tiens-Patientin drei Stunden nach dem Frühstück.

Ihre Wechselgewitter-Veranlagung sieht man Impatiens-
geprägten Charakteren oft auch äußerlich an. Sie können blitzartig feuerrot und wieder blaß werden. Ihre nervöse Innenspannung kann zuweilen auch zu plötzlichen krampfartigen
Schmerzen in verschiedenen Körperteilen führen. Überfunk-
tionen verschiedener Art sind naturgemäß häufig. Ihre starke
innere Unruhe macht Impatiens-typische Menschen auch
ungestüm und damit latent unfallgefährdet. Trotzdem passiert
ihnen im Endeffekt weniger, als man fürchtet, weil sie durch
ihre blitzschnellen Reaktionen viele kritische Situationen wieder abfangen.

Das Mißverständnis im negativen Impatiens-Zustand liegt
in zu großer Eigenwilligkeit und Selbstbegrenzung der Persönlichkeit. Sie vergißt, daß jeder Mensch Teil eines großen
Ganzen ist, in dem letztlich jeder auf jeden angewiesen ist, also
auch sie auf ihre anscheinend unfähigeren Mitmenschen und
umgekehrt. Die Persönlichkeit bedenkt auch nicht, daß gerade
der Fähigere die Aufgabe hat, seine größeren Talente in den
Dienst der anderen zu stellen und ihnen so in ihrer Entwicklung zu helfen. Menschen im Impatiens-Zustand müssen das

lernen, was ihnen am schwersten fällt: ihre direkte Aktivität zurückzunehmen, Dinge geschehen zu lassen, sich in Geduld zu üben. Das ist leichter, wenn man dabei nicht von seiner starken Mentalebene her operiert, sondern mit dem Herzen denkt.

Menschen im positiven Impatiens-Zustand zeichnen sich durch großes Mitgefühl, Zartgefühl und eine Engelsgeduld aus. Sie sind voller Verständnis für die Andersartigkeit ihrer Mitmenschen und können ihre Schnelligkeit, Entschlußkraft und Intelligenz diplomatisch in den Dienst an ihren Mitmenschen und am großen Ganzen stellen.

In der Praxis hat sich Impatiens auch im täglichen Familienleben sehr bewährt. Kinder, die beim Einkaufen oder auf Besuch quengeln und Wutanfälle bekommen, reagieren gut und schnell auf Impatiens, ebenso auch Eltern, denen bei der Erziehung schnell mal der Geduldsfaden reißt.

Meistens ist der Impatiens-Zustand nach außen hin nicht zu übersehen, denn diese Menschen sind naturgemäß extravertiert. Zeigen sie ihren Zustand nicht durch Worte, dann häufig durch Gesten: Trommeln mit den Fingern, Wippen auf dem Stuhl usw. Tritt der Zustand auch bewegungsmäßig nicht in Erscheinung, kann ein plötzlicher nervöser Hautausschlag, Juckreiz oder ähnliches auf Impatiens hinweisen. Sehr häufig ist gerade der Impatiens-Zustand nur die Spitze des Eisberges und löst sich erst durch Beseitigung der damit verbundenen tieferliegenden seelischen Fehlhaltungen auf.

Nicht zu verwechseln ist der Impatiens-Zustand mit dem Vervain-Zustand.

Impatiens: Innere Spannung durch nervöse Frustration, weil die Dinge zu langsam gehen. Beeinflußt andere nicht, wenn man ihn ungestört arbeiten läßt.

Vervain: Innere Spannung durch Übereinsatz von Willenskraft. Neigt immer dazu, andere zu »inspirieren«.

IMPATIENS – SCHLÜSSELSYMPTOME

Ungeduldig, leicht gereizt, überschießende Reaktionen.

SYMPTOME IM BLOCKIERTEN ZUSTAND

o Mentale Spannungen durch hohes inneres Tempo.
o Alles soll schnell und reibungslos laufen.
o Man kann schlecht abwarten, daß Dinge sich entwickeln.
o Menschen, die langsamer arbeiten, irritieren, frustrieren, »machen einen wahnsinnig«.
o Ungeduldig und undiplomatisch mit langsameren Mitmenschen.
o Man nimmt anderen vor Ungeduld das Wort aus dem Mund.
o Man nimmt anderen vor Ungeduld die Sachen aus der Hand.
o Man trifft aus Ungeduld Hals-über-Kopf-Entscheidungen.
o Man treibt andere zur Eile an.
o Man arbeitet am liebsten allein in seinem eigenen Tempo.
o Starkes Unabhängigkeitsbedürfnis.
o Man geht leicht hoch wie eine Stichflamme, dann schroff, brüsk, aber der Zorn ist schnell wieder verraucht.
o Kinder, die nicht stillsitzen können.
o Durch innere Hochspannung trotz schneller Reaktionsfähigkeit unfallgefährdet.
o Nervöse Handbewegungen, Zappelphilipp.
o Weil das Kräftereservoir durch Hochtourigkeit schnell erschöpft ist, sind kurzfristige Erschöpfungszustände und nervlich verursachte plötzliche Spannungsschmerzen möglich.

POTENTIAL IM TRANSFORMIERTEN ZUSTAND

o Schnell in Auffassung, Denken und Handeln.
o Innerlich unabhängig.

o Überdurchschnittlich fähig.
o Geduld, Zartgefühl.
o Sanftmut, Mitgefühl und Verständnis für andere.
o Man kann seine Fähigkeiten diplomatisch für die Allgemeinheit nutzbar machen.

UNTERSTÜTZENDE EMPFEHLUNGEN FÜR DEN
IMPATIENS-ZUSTAND

o Vor jeder Äußerung tief Luft holen.
o Ableitung der nervösen Überspannung durch passendes körperliches Ausgleichstraining: z. B. Tischtennis, Step-Tanz.
o Heilschlaf.
o In hartnäckigen Fällen: Berufswechsel erwägen.
o Anregungen für positive Programmierungssätze:

»Mein Kopf ist ruhig, mein Herz ist wach.«
»Tiefe statt Tempo!«
»Ich schwinge mich in jede Situation ein.«
»Jeder hat sein eigenes Maß.«

19. *Larch, Larix decidua, Lärche*

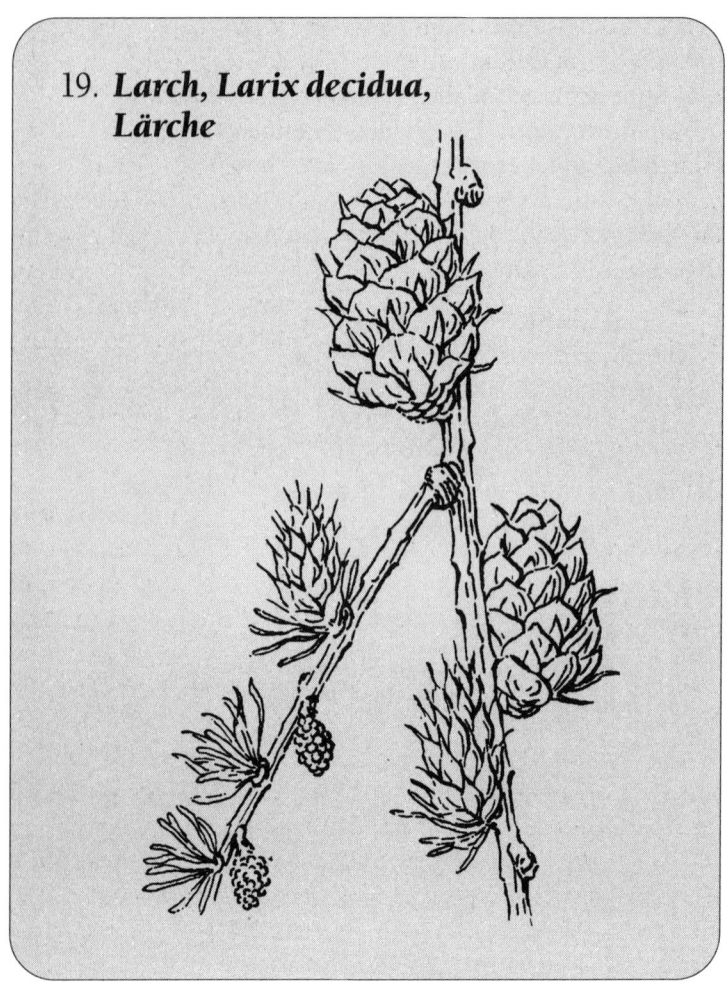

Der bis zu 30 m hoch aufragende, lichte Baum wächst am liebsten auf Hügeln und an Waldrändern. Die männlichen und weiblichen Blüten wachsen auf dem gleichen Baum. Sie öffnen sich zur gleichen Zeit, in der die Nadeln als winzige hellgrüne Tuffs sichtbar werden.

PRINZIP: Larch ist verbunden mit der Seelenqualität des Selbstvertrauens. Im negativen Larch-Zustand fühlt man sich anderen Menschen von vornherein unterlegen.

Man *zweifelt* nicht einmal mehr an den eigenen Fähigkeiten,
sondern ist gefühlsmäßig vollkommen von der eigenen Un-
fähigkeit *überzeugt*. Und weil man anscheinend so genau weiß,
daß man bestimmte Dinge nicht schaffen kann, versucht man
es auch gar nicht erst. Damit nimmt man sich das Schönste,
was dieses Leben zu bieten hat, nämlich die Chance, zu lernen,
sich durch neue Erfahrungen immer wieder zu verändern,
wirklich intensiv zu leben. Die Persönlichkeit entfaltet sich
nicht, sondern verarmt. Zurück bleibt ein Gefühl der Mutlosigkeit und eine ganz unterschwellig erlebte Wehmut.

Der Irrtum liegt hier darin, daß die Persönlichkeit zu sehr
an vergangenen negativen Erfahrungen festhält, anstatt sich
von ihrem Höheren Selbst vertrauensvoll führen zu lassen, in
dem Bewußtsein, daß Erfolge und Fehlschläge gleichermaßen
wertvoll sind.

Wenn es im Leben vieler Menschen zum Problem wird, die
eigenen Grenzen zu erkennen, so ist es im Larch-Zustand
genau umgekehrt. Hier werden bestimmte Grenzen von vornherein als selbstverständlich akzeptiert, ja vorausgesetzt. Und
an diesen Grenzen kommt jede Entfaltung zum Stillstand.

Larch-Charaktere wirken auf ihre Umwelt oft sehr »vernünftig«, und sie begründen scheinbar ganz logisch, warum sie bestimmte Dinge nicht können und nicht wollen: »Als Frau habe
ich da auf die Dauer doch keine Chance.« – »Ich habe eben
kein Abitur wie die anderen.« – »Ich möchte es ja gern, aber ich
weiß jetzt schon, daß ich es nicht schaffe ...«

Die Grundlagen zu diesem echten Minderwertigkeitsgefühl
wurden meistens schon im Säuglingsalter oder noch früher
gelegt. Häufig sind es die negativen Einstellungen der Eltern,
die das Kind bereits mit der Muttermilch aufgesogen hat. Die

Erwartung zu versagen, wirkt sozusagen als eingebaute Automatik, die durch jedes erneute Versagen verstärkt wird und gleichzeitig immer weiteres Versagen hervorruft. Ein Teufelskreis.

Analog zu der feineren Struktur des Lärchenbaums sind auch die Menschen, die häufig Larch brauchen, seelisch feinstrukturiert und haben nicht immer die Kraft und Entschlossenheit, sich gegen diese Negativprogramme in ihrem Inneren zur Wehr zu setzen. Das ist schade, denn sie sind meistens nicht nur genauso fähig, sondern sogar fähiger als andere.

Ein typisches Beispiel: Die Assistentin des Einkäufers in einem Warenhauskonzern, die dort einmal als Sekretärin angefangen hat, erweist sich im Laufe der Jahre ihrer Tätigkeit als fähiger und tüchtiger als ihr Chef. Als der Einkäuferposten in einer anderen Abteilung neu zu besetzen ist, raten ihr wohlmeinende Kollegen, sich dort zu bewerben. Die Assistentin lehnt ab, mit der Begründung, daß sie ja nur eine Sekretärinnen-Ausbildung habe, ein Argument, welches bei realistischer Betrachtung ihrer vorhandenen Qualifikationen völlig bedeutungslos ist. Gleichzeitig erzählt sie mit einer gewissen unterschwelligen Bewunderung von ihrer Freundin, die einen ähnlichen Schritt gewagt und gemeistert hat. Es ist kein Neid (Holly) und keine Verbitterung (Willow) in ihren Worten zu spüren, sondern nur eine Bescheidenheit, die ihren Kollegen unangebracht erscheint, eine falsche Bescheidenheit, die ihre unerkannte Sehnsucht nach eigener Entfaltung überdeckt.

Die Larch-Energie hilft, die selbstbeschränkenden fixierten Vorstellungen der Persönlichkeit aufzulösen und ungenutzte Fähigkeiten zu entfalten. Irgendwie kann man die Dinge plötzlich »lockerer sehen« und Alternativen in Betracht ziehen. Man ergreift die Initiative in dem gelassenen Bewußtsein, daß es entweder positiv oder negativ ausgehen kann, wobei beide Möglichkeiten nicht überbewertet werden. Das Wort »Ich kann nicht« wird aus dem Repertoire gestrichen. Dadurch, daß man die Dinge weiterhin kritisch, aber jetzt mit positiver Grundhaltung analysiert, kann man fast jede Situation in den Griff bekommen. Man entwickelt eine sehr menschliche Betrachtungsweise, die das eigene Ego in der richtigen Balance hält.

Larch kommt in der Praxis sowohl als langfristiges Mittel als auch zur Behandlung vorübergehender Störungen des Selbstbewußtseins vor. Bewährt hat es sich z. B. vor Examen, in Scheidungsverfahren, in denen meistens das Selbstbewußtsein beider Partner einen Tiefschlag erleidet, und bei Kindern, die sich nichts trauen, sondern immer Vati oder Mutti vorschicken wollen.

Gute Erfahrungen haben einige Praktiker auch bei der Behandlung von den Alkoholkranken gemacht, die »trinken, um zu vergessen, daß sie nicht so tüchtig sind wie andere«, außerdem bei der Behandlung von Potenzstörungen mit der typischen fixierten Erwartungshaltung, wieder zu versagen.

LARCH – SCHLÜSSELSYMPTOME

Erwartung von Fehlschlägen durch Mangel an Selbstvertrauen, Minderwertigkeitsgefühl

SYMPTOME IM BLOCKIERTEN ZUSTAND

o Man fühlt sich anderen Menschen von vornherein unterlegen.
o Was man an anderen bewundert, traut man sich selbst nicht zu.
o Man erwartet grundsätzlich Fehlschläge.
o Man ist fest davon überzeugt, daß man es nicht schaffen kann, und versucht es deshalb gar nicht erst.
o Man ist zögernd und passiv durch Mangel an Selbstvertrauen.

o Man schiebt Krankheit vor, um eine Sache nicht in Angriff
   nehmen zu müssen.
o Falsche Bescheidenheit aus Mangel an Selbstvertrauen.
o Man fühlt sich nutzlos und impotent.
o Kinder fühlen sich in der Schule als Versager.

POTENTIAL IM TRANSFORMIERTEN ZUSTAND

o Man nimmt Dinge realistisch in Angriff.
o Man hält durch, auch bei Rückschlägen.
o Man kann Situationen nüchtern einschätzen.

UNTERSTÜTZENDE EMPFEHLUNGEN IM LARCH-ZUSTAND

o Sich klarmachen, daß jeder das erlebt, was er denkt.
o Beobachten, daß andere auch nur mit Wasser kochen.
o Neue Erfahrungen, Menschen, Hobbys suchen, um immer
   neue Facetten seiner Persönlichkeit kennenzulernen.
o Anregungen für positive Programmierungssätze:
   »Ich gebe alle begrenzenden Vorstellungen auf.«
   »Ich kann es. Ich will es. Ich tue es.«
   »Jeder Tag ist ein neuer Anfang.«
   »Ich entfalte mehr und mehr meine Persönlichkeit.«

20. **Mimulus, Mimulus guttatus, Gefleckte Gauklerblume**

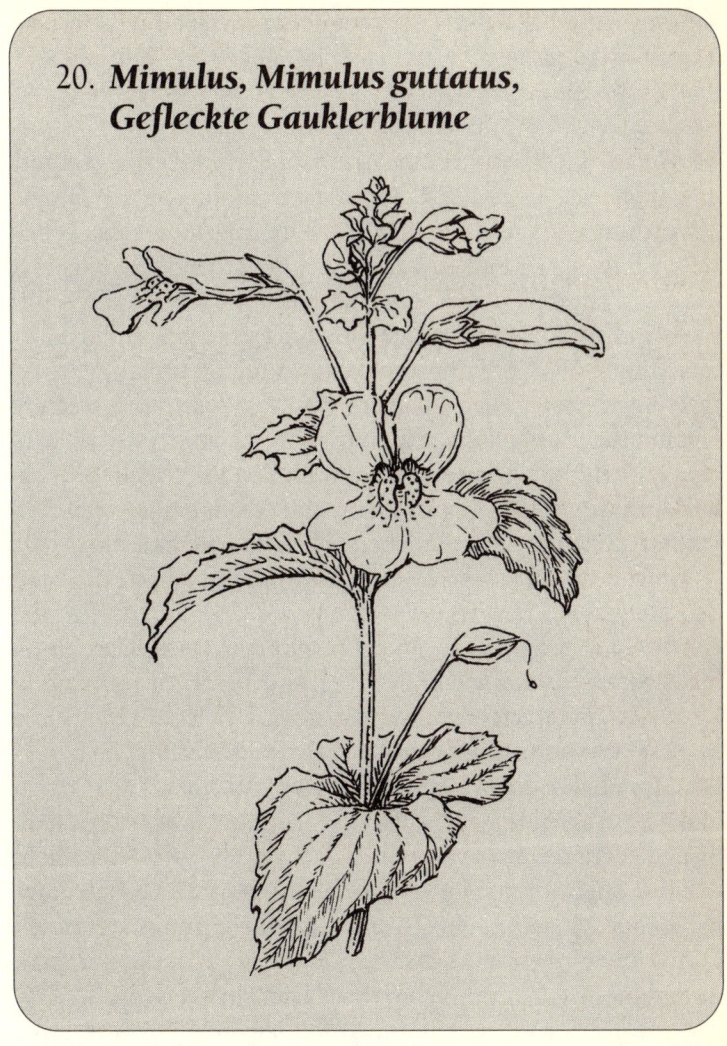

Die etwa 30 cm hohe, in England eingebürgerte Pflanze mit ihren großen gelben Einzelblüten gedeiht an Wasserläufen, Bächen und auf feuchten Plätzen.

PRINZIP: Mimulus ist verbunden mit den Seelenqualitäten der Tapferkeit und des Vertrauens. Im negativen Mimulus-Zustand muß man lernen, seine Ängste zu überwinden.

Menschen im Mimulus-Zustand haben einige oder mehrere ganz konkrete Ängste, z. B. Angst davor, Rolltreppe zu fahren, oder Angst vor Krebs. Es sind greifbare Ängste, die das Leben mit sich bringt, z. B. die Angst davor, Besuch einzuladen, oder die Angst vor der Spritze beim Zahnarzt. Sie würden von selbst nie über ihre Ängste sprechen. Fragt man sie aber direkt, kommen immer weitere Ängstlichkeiten und Befürchtungen zutage: Angst davor, allein zu sein, Angst vor Auseinandersetzungen um das Wirtschaftsgeld, Angst vor Schlangen usw. Die Liste der Mimulus-Ängste ließe sich endlos fortsetzen. Sie umfaßt praktisch alle Unterformen der großen menschlichen Urängste, die man im weltlichen Leben haben kann.

Einige Bach-Experten meinen, daß Mimulus-Ängste die Reste der Urangst des neugeborenen Babys vor der rauhen Welt und vor dem Leben in einem physischen Körper seien. Das Mimulus-Baby, das ohne erkennbaren Grund beim Aufwachen anfängt zu weinen, zeigt deutlich, wie schmerzlich das Eintauchen in diese physische Realität zu sein scheint. Menschen im negativen Mimulus-Zustand sagen manchmal, daß ihnen das Dasein in dieser Welt wie eine Last auf den Schultern läge und sie häufig den Wunsch verspüren, sich einfach daraus zurückzuziehen.

Stark Mimulus-geprägte Menschen sind oft zart gebaut oder haben andere äußerliche Züge der Feinheit. Einige von ihnen erinnern an menschgewordene, kostbare Porzellanpuppen. Andere nennt man mit liebevollem Lächeln »Hasenfüßchen«, weil sie immer etwas beschützt werden müssen. Ihre hohe körperliche Sensibilität läßt viele Mimulus-Charaktere im Umgang mit anderen leicht erröten, stottern oder plötzlich mit belegter Stimme sprechen. Andere reden aus Nervosität viel zuviel, kichern nervös oder haben ewig feuchte Hände. Es gibt auch Menschen, die den negativen Mimulus-Zustand äußerlich gut überspielen können und im Alltag kraftvoll und extravertiert auftreten. Erst auf den zweiten Blick bemerkt man, daß sie eigentlich eher zurückhaltend und sensibel sind und im tiefsten Inneren gar nicht so viel mit dieser Welt zu tun haben möchten. Bei Künstlerpersönlichkeiten, Musikern, Schauspielern und Malern ist dieser Zug häufig ausgeprägt.

Im negativen Mimulus-Zustand hat man »Schwierigkeiten mit der Masse«. Man mißt mit feinerem Maß und kann von allem weniger verkraften als andere Zeitgenossen: weniger Lärm, weniger grelles Licht, weniger Essen, weniger Aktivitäten ... Im Mimulus-Zustand ist man gegen viele Umwelterscheinungen überempfindlich. Man fühlt sich wie ein Kolibri, den es in einen Krähenschwarm verschlagen hat.

Viele Mimulus-geprägte Menschen werden krank, wenn sie zu sehr unter Druck geraten. Sie bekommen dann »ihre Kopfschmerzen«, »ihre Blasenbeschwerden« o. ä. Mimulus-Patienten neigen auch dazu, sich aus übergroßer Vorsicht zu lange zu schonen und so den Heilungsprozeß zu verzögern.

Mimulus-Charaktere geben sich, schon aufgrund ihrer sensiblen Konstitution, meistens friedfertig, und auch ihre gelegentlichen Zornesausbrüche sind nicht besonders durchschlagend. Sie wirken auf ihre Umwelt dann etwa so bedrohlich wie ein wütender Schmetterling.

Menschen, die viel Mimulus brauchen, müssen zwei Dinge lernen. Erstens, mit ihrer sensiblen Konstitution, die ja etwas Kostbares ist, zu leben. Dazu gehört auch, sich ab und zu ohne Schuldgefühle von dieser Welt zurückzuziehen, um die Vitalreserven wieder aufzufüllen und dem Nervensystem Erholung zu gönnen. Es ist sehr wichtig, daß sie ihr eigenes Zimmer haben. Mimulus-geprägte Menschen sollten sich außerdem mit dem Phänomen der Angst auch geistig auseinandersetzen und zur Kenntnis nehmen, daß ihre ängstlichen Gedanken Kräfte sind, die, wie alle Gedanken, die Tendenz haben, sich zu materialisieren; jeder weitere Angstgedanke verstärkt den vorhergehenden, bindet weitere Energien und verkettet den Menschen immer stärker mit seinen Ängsten.

»In der Welt habt ihr Angst, aber seid getrost, denn ich habe die Welt überwunden.« In diesem Satz aus dem Neuen Testament liegt der Schlüssel für den positiven Mimulus-Zustand. Solange die Persönlichkeit nur mit weltlichen Maßstäben mißt, wird sie immer wieder mit konkreten Ängsten konfrontiert werden. Wenn sie sich aber nach den Gesetzen ihrer Seele führen läßt, ihre weltliche Abgegrenztheit aufgibt und sich mehr zum großen Ganzen hinwendet, kann auch sie die Welt, das heißt ihre Ängste, überwinden.

Wenn man Mimulus einnimmt, findet man aus der Fülle seiner Befürchtungen und Ängstlichkeiten wieder mehr zu seinem eigentlichen Wesen zurück. Man erkennt, daß die Angst in erster Linie ein geistiges Problem ist, dem man mit geistigen Mitteln beikommen kann, und lernt so, besser damit umzugehen. Man wächst über seine Ängstlichkeiten hinaus und kann mit seinem feinen Humor und menschlichen Verständnis Menschen in ähnlicher Situation helfen.

Taucht Mimulus in einer Diagnose auf, sollte man im Gespräch die momentane konkrete Angst immer noch einmal ganz ausdrücklich benennen und zum Ausdruck bringen, daß Mimulus jetzt helfen wird, diesen spezifischen Angstblock aufzulösen. Ist diese Angst dann im Verlauf der Behandlung verschwunden, haben sich erfahrungsgemäß einige andere Ängste gleich mitaufgelöst.

Hier der Unterschied zwischen den Ängsten bei Rock Rose, Aspen und Mimulus:

Rock Rose: Hochakute Angstzustände, die objektiv begründet sind.

Aspen: Vage Ängste, die man nicht näher definieren kann.

Mimulus: Übertriebene Ängstlichkeit vor bestimmten konkreten Dingen.

MIMULUS – SCHLÜSSELSYMPTOME

*Spezifische Ängste, die man benennen kann; Scheu, Furchtsam-
keit; Angst vor der Welt.*

SYMPTOME IM BLOCKIERTEN ZUSTAND

o Schüchtern, zurückhaltend, körperlich sehr empfindlich.
o Man ängstigt sich vor einer Situation, aber behält seine
  Befürchtungen für sich.
o Einzelne spezifische weltliche Ängste und »Phobien«, z. B.:
  Angst vor Kälte, Angst vor der Dunkelheit, Angst vor Krank-
  heit und Schmerzen,
  Angst vor Krebs, Angst vor dem Tod, Angst vor der Zukunft,
  Angst vor Unfällen, Angst um die Gesundheit,
  Angst davor, Freunde zu verlieren,
  Angst vor Spinnen, Mäusen, Hunden usw.
  Angst vor dem Telefonieren, Angst vor neuen Situationen,
  Platzangst, Schwellenangst, Lampenfieber,
  Angst davor, ins Krankenhaus zu kommen u. v. a.
o Überempfindlichkeiten aller Art, z. B.:
  gegen Kälte, Lärm, grelles Licht, lautes Sprechen, starke
  Gerüche, Widerspruch, man möchte nicht angesprochen
  werden usw.
o Aus Ängstlichkeit innerlich angespannt, zeitweise Sprach-
  schwierigkeiten oder Stottern, nervöses Lachen, man redet
  aus Nervosität besonders viel.
o Man wird leicht rot.
o Man schiebt aus Ängstlichkeit Dinge vor sich her.
o Man hat Angst davor, allein zu sein, ist trotzdem in Gesellschaft schüchtern und nervös.

o Man wird sehr ängstlich, wenn man auf Widerstand stößt oder etwas nicht klappt.

o Die Gegenwart von anderen laugt einen aus.

o Man ist übervorsichtig während der Genesung: Man traut sich z. B. nicht, sein gebrochenes und nun geheiltes Bein wieder zu bewegen.

o Man wird leicht krank, wenn Dinge, vor denen man Angst hat, auf einen zukommen.

o Babys weinen morgens beim Aufwachen ohne erkennbare Ursache.

o Kinder klammern sich ängstlich an die Mutter, z. B. in Menschenansammlungen, im dunklen Treppenhaus, beim Anblick von Hunden usw.

POTENTIAL IM TRANSFORMIERTEN ZUSTAND

o Feiner, sensibler Zeitgenosse.

o Man ist über seine Ängste hinausgewachsen und kann mit heiterer Gelassenheit auf die Welt zugehen.

o Persönliche Tapferkeit und Verständnis für andere in ähnlichen Lebenslagen.

UNTERSTÜTZENDE EMPFEHLUNGEN IM MIMULUS-ZUSTAND

o Akzeptieren, daß man anders ist und daß Sensibilität etwas Kostbares ist.

o Sich körperlichen Freiraum schaffen, ein eigenes Zimmer, in das man sich zur Erholung zurückziehen kann.

o Sich mit dem Angstphänomen auf geistiger Ebene auseinandersetzen.

o Seine Nieren »pflegen«.

o Anregungen für positive Programmierungssätze:
»Jede Schwierigkeit ist eine Möglichkeit zu wachsen.«
»Ich bin schon von meiner Angst erlöst.«
»In mir ist Mut und Kraft.«
»Ich vertraue meiner inneren Führung.«

21. **Mustard, Sinapis arvensis, Wilder Senf**

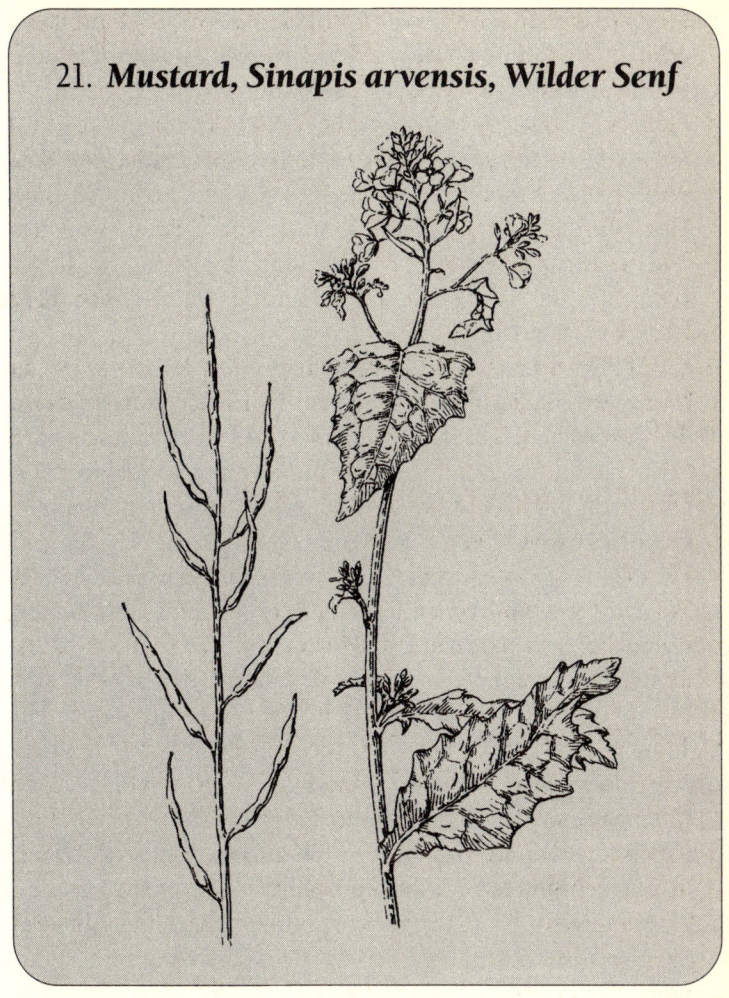

Die 30 bis 60 cm hohe, aufrechte Pflanze wächst in Feldern und an Wegrändern. Ihre leuchtend gelben Blüten sind zunächst doldenförmig und entwickeln sich schnell zu länglichen Samenschoten. Blütezeit Mai bis Juli.

PRINZIP: Mustard ist verbunden mit den Seelenqualitäten der Heiterkeit und lichten Klarheit. Im negativen Mustard-Zustand ist man von düsterer Schwermut umfangen.

Aus heiterem Himmel senkt sich tiefe Melancholie wie eine schwere unbekannte Wolke auf den Menschen nieder. Sie hüllt ihn ein und legt eine Isolierschicht tiefsten Seelenschmerzes zwischen ihn und den Rest der Welt. Man ist plötzlich ein Fremder im eigenen Leben; alle Gedanken sind auf einen selbst zurückgeworfen; die Kräfte scheinen in einem unsichtbaren Siel abzufließen. Solange diese schwere Kraft um einen ist, ist man ihr völlig ausgeliefert, und man kann sich durch keinen Trick der Welt aus diesem dunklen Traum befreien – weder durch Ablenkung noch durch Vernunftargumente. Man kann den Zustand auch nicht, wie bei Agrimony, äußerlich überspielen. Die bewegungslose dunkle Schwerkraft ist stärker. Sie hält einen so lange gefangen, bis sie sich von selbst lichtet und ebenso plötzlich wieder verschwindet, wie sie gekommen ist. Befreit und dankbar atmet man auf, bis die nächste Wolke kommt.

Diese wegen ihrer scheinbaren Unlogik irritierenden Anfälle von Weltschmerz kennt jeder Mensch, wenn auch nicht jeder in so extremer Form. Auch der Mustard-Zustand läuft oft unbemerkt mehr auf inneren Ebenen ab.

Ein extremer Mustard-Zustand läßt sich mit der Vorstufe des Krankheitsbildes der endogenen Depression vergleichen, die auch schubweise ohne unmittelbar erkennbare Ursache auftritt. Einige ihrer typischen körperlichen Begleitsymptome: Verlangsamung der Bewegung, Antriebsschwäche und Reduzierung der Wahrnehmungsfähigkeit findet man zuweilen auch im negativen Mustard-Zustand.

In diesem Zustand zeigt sich ganz besonders deutlich, daß jeder negative Seelenzustand ein Zustand herabgesetzter Schwingungsfrequenz ist, in dem alle Funktionen reduziert sind: die körperlichen – hier Langsamkeit der Bewegungen, die seelischen – hier Antriebsarmut, die geistigen – hier reduzierte Wahrnehmung. Speziell im Mustard-Zustand scheint es so zu sein, daß eine unbekannte starke Fremdschwingung die Eigenschwingung der Persönlichkeit weitgehend überlagert und deren Beziehung zur Welt vorübergehend fast aufhebt.

Die Antwort auf die Frage, wo der Irrtum im negativen Mustard-Zustand liegen könnte, fällt deshalb auch nicht leicht. Sie läßt sich aus verschiedenen Blickwinkeln betrachten.

Das Mißverständnis scheint nicht allein in dieser Existenzform zu liegen. Esoteriker würden sagen, daß die Gründe für einen negativen Mustard-Zustand karmisch bedingt sind und den tiefsten Schichten der Seele selbst entspringen. Der Mustard-Zustand ist die Folge eines Falles aus großer Höhe in große Tiefe. Es ist der Fall einer schon hochentwickelten Persönlichkeit, die ihre überdurchschnittliche Fähigkeit zum Umgang mit kosmischen Kräften in anderen Existenzformen nur zu ihrem eigenen begrenzten Vorteil gebraucht und so verschwendet hat. Sie hat die Quellen in sich ausgebeutet, die ihr dazu dienen sollten, ganz zum Instrument ihrer Seele und damit noch größerer göttlicher Kräfte zu werden. So betrachtet ist ein negativer Mustard-Zustand Ausdruck der Trauer der Seele um ihr verlorenes Potential, den die Persönlichkeit nun in schmerzhafter Ohnmacht erleben muß.

Dieses Erleben der Unbeweglichkeit, des totalen Abgetrenntseins von ihrer Seele, ihrer eigentlichen Lebensquelle, bringt die Persönlichkeit früher oder später dazu, sich nach dem Licht ihrer Seele zurückzusehnen und sich ihr dadurch wieder anzunähern. Entsprechend zeigt auch die Erfahrung, daß der Mustard-Zustand sofort leichter wird, wenn man ihn innerlich akzeptiert, bewußt in die Trauer hinein- und hindurchgeht.

So gesehen ist auch jeder negative Mustard-Zustand, ähnlich wie Sweet Chestnut, ein kostbares Geschenk, das die verschüttete Tür zu den Tiefen der Seele wieder öffnet.

Der Mustard-Zustand tritt oft vor entscheidenden Entwicklungsschritten auf. Im Laufe seiner geistigen Entwicklung durchläuft fast jeder Mensch negative Mustard-Phasen, um auch diese dunkle kosmische Energie in sich kennenzulernen, schmerzlich zu durchleben und zu transformieren.

Manche Menschen scheinen eine besondere Affinität für diese Energiequalität zu besitzen und mehr davon in sich transformieren zu können als andere Persönlichkeiten. Ihnen sollte es ein Trost sein, zu wissen, daß sich jede Transformation in einem einzelnen gleichzeitig immer auch auf alle anderen und auf das große Ganze auswirkt. In dem Bewußtsein, mit jedem dunklen Mustard-Tag unseren Planeten wieder ein kleines bißchen heller gemacht zu haben, können sie ihre Mustard-Melancholie mit innerer Genugtuung, ja mit einer Art stiller Freude durchleben.

Edward Bach schrieb: »Mustard vertreibt die Trübsal und bringt die Freude ins Leben zurück.« Wer Mustard einnimmt, hat das Gefühl, langsam aus einem schweren dunklen Traum zu erwachen.

Menschen im positiven Mustard-Zustand können in einem Gefühl innerer Heiterkeit durch die sonnigen und trüben Tage ihres Lebens gehen. Wohl sehen sie die dunklen Wolken noch, aber sie lassen sich nicht mehr von ihnen bedrücken.

Hier der Unterschied zwischen dem Mustard- und Gentian-Zustand:

Mustard: Die Trauer kommt und geht scheinbar ohne inneren
          Zusammenhang.
Gentian: Der Grund der Trauer ist bekannt, z. B. Klimakterium, midlife-crisis, Stellungsverlust.

Der entscheidende Unterschied zwischen dem Mustard- und dem Sweet Chestnut-Zustand:

Sweet Chestnut: Aktiver; man kann seine tiefe Verzweiflung verbalisieren.

Mustard: Passiver, gefühlsbetonter; man weiß nicht, wie einem geschieht, denn man kann keine Zusammenhänge mit seinem sonstigen Leben erkennen.

MUSTARD – SCHLÜSSELSYMPTOME

Perioden tiefer Melancholie kommen und gehen plötzlich ohne erkennbare Ursache.

SYMPTOME IM BLOCKIERTEN ZUSTAND

o Tiefe Schwermut, Weltschmerz.
o Etwas Schweres, Schwarzes, Unbekanntes senkt sich herab; die Seele trauert.
o Düsternis umhüllt aus heiterem Himmel die Persönlichkeit wie eine schwarze Wolke.
o Man fühlt sich vom normalen Leben ausgeschlossen, alle Lichter sind ausgegangen, inneres Totensonntaggefühl.
o Man findet keinen logischen Zusammenhang zwischen diesem Zustand und seinem sonstigen Leben.
o Schwere Melancholie, in der die Gegenwart kaum zur Kenntnis genommen wird.
o Völlig introvertiert, in Trauer gefangen.
o Man kann diese Stimmung anderen gegenüber nicht überspielen.
o Man kann dieser Stimmung nicht mit Vernunftargumenten beikommen.
o Man ist diesem Gefühl ausgeliefert, so lange, bis es plötzlich von selbst verschwindet; dann ist man wie aus einer Gefangenschaft befreit.
o Man fürchtet diese Zustände, weil man sie nicht in den Griff bekommt.

POTENTIAL IM TRANSFORMIERTEN ZUSTAND

o Man geht mit innerer Klarheit, Heiterkeit und Stabilität durch helle und dunkle Tage.

UNTERSTÜTZENDE EMPFEHLUNGEN IM MUSTARD-ZUSTAND

o Die Stimmung anerkennen, voll hineingehen, z. B. traurige Musik hören, im Regen an die Nordsee fahren u. ä.
o Sich wie ein Liebender nach seiner Seele sehnen.
o Psychotherapie mit Schwerpunkt auf Symbolarbeit.
o Anregungen für positive Programmierungssätze:

»Ich bin voller Freude.«
»Ich wandle auf lichten Höhen.«
»Mein Herz ist leicht und heiter.«
»Ich bin dankbar für die Stunden des Schmerzes.«

22. **Oak, Quercus robur, Eiche**

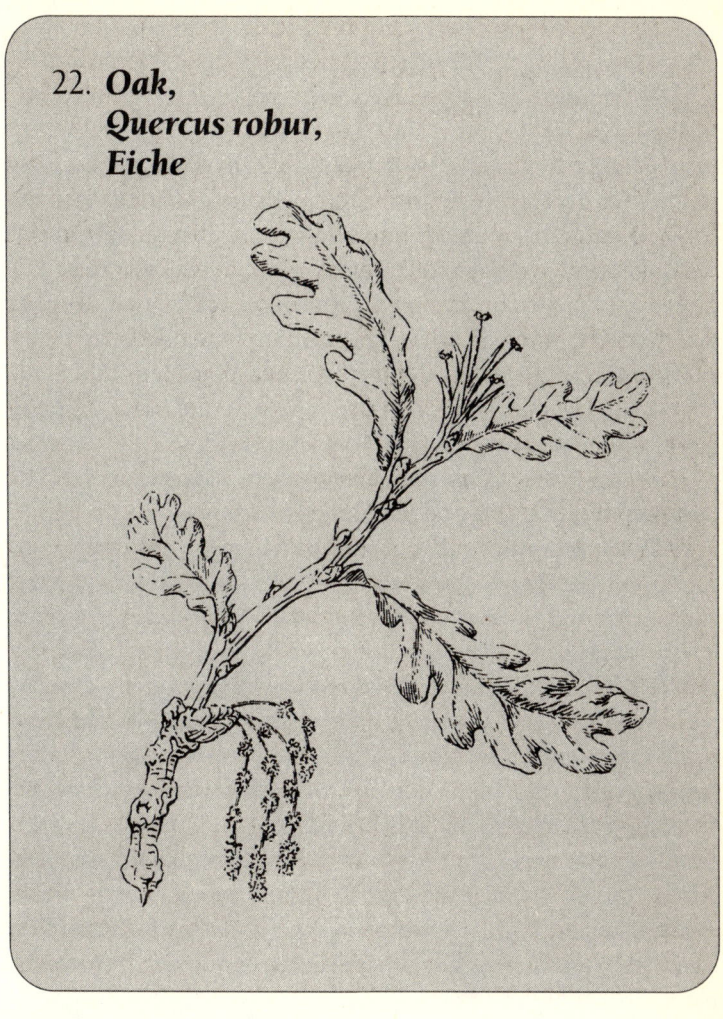

Die Eiche, einer der heiligen Bäume unserer Vorfahren, wächst in Wäldern, Hainen und auf Wiesen. Sie blüht Ende April oder Anfang Mai. Die männlichen und weiblichen Blüten sind auf dem gleichen Baum.

PRINZIP: Oak ist verbunden mit dem Seelenpotential der Kraft und der Ausdauer. Im negativen Oak-Zustand werden diese Charakterzüge zu starr gehandhabt.

Anstatt sich von ihrem Höheren Selbst, bildlich gesprochen, an die Hand nehmen und durch schwere und schöne Perioden des Lebens führen zu lassen, erstarrt die Persönlichkeit irrtümlich in einem selbstgewählten Dauerleistungsstreß. Das Leben ist ein ständiger Kampf, und als oak-betonter Mensch hat man alle Eigenschaften, um immer wieder Sieger zu bleiben: urwüchsige Widerstandskraft, fast übermenschlich anmutende Ausdauer[22], gewaltige Willenskräfte, Mut, Pflichttreue, ungebeugte Hoffnung und hohe Ideale.

Die Oak-Persönlichkeit hat vergessen, daß nicht nur Leistungen und Siege das Leben lebenswert machen, und daß es gerade die feineren, mehr spielerischen oder gefühlvolleren Momente des Lebens sind, aus denen ein Kämpfer wieder Kraft zu neuen Taten schöpfen kann.

Gönnt er sich diese schöpferischen Pausen nicht, wird sein inneres Leben immer spartanischer und ärmer. Er arbeitet zwar, aber das Herz ist nicht mehr richtig dabei. Durchhalten wird unbemerkt zum Selbstzweck und der Mensch zur fixierten Leistungsmaschine, die in automatischer Eigendynamik so lange weiterläuft, bis sie ihre natürliche Verschleißgrenze erreicht hat. Dann kommt es zum plötzlichen Ausfall, zum nervösen Kollaps, zum psychischen Kolbenfraß, der sich, wenn die Willenskraft noch größer ist, in Form von körperlichen Krankheitserscheinungen mit Verfestigung und verminderter Flexibilität manifestieren kann.

Der umgangssprachliche Begriff »deutsche Eiche« für besonders kraftvolle und ausdauernde Menschen von preußischer Pflichttreue ist kein Zufall.

Ebenso interessant ist, daß der »eiserne Kanzler«, Otto von Bismarck, der viele Oak-typische Züge hatte, sich die positive

Oak-Energie zunutze machte, wenn er sich, wie berichtet wird, immer wieder für längere Zeit an die gewaltigen Eichen seines Gutes im Sachsenwald stellte, um »sich an der Kraft seiner Ahnen aufzuladen«. Menschen, die Oak brauchen, sind auch äußerlich oft stark und knorrig wie Eichen.

»Er ist die Stütze der Firma, ein richtiges Arbeitstier, und der einzige Mensch, auf den man sich richtig verlassen kann!« sagt voller Bewunderung die Umwelt von einem Menschen mit starken Oak-Zügen. »Da hilft kein Klagen, es muß ja doch gemacht werden!« sagen die Oak-Menschen und krempeln sich nüchtern die Ärmel hoch. Oak-betonte Menschen machen abends das Abitur nach, auch wenn es Jahre dauern sollte. Oak-Mütter sind im rastlosen Einsatz für ihre Familie tätig. Obwohl sie schon jahrelang keinen Urlaub mehr gehabt haben, würden sie nie zugeben, daß sie überarbeitet sind.

Menschen mit Oak-Qualitäten schenken sich nichts. Sie sind es, die in Krisensituationen eine ganze Familie über Wasser halten oder ein ganzes Volk stützen. Nicht immer wird dieser enorme Einsatz richtig erkannt und entsprechend honoriert, und daran sind sie selbst nicht ganz unschuldig. Dem starken Oak-Typ ist es nämlich innerlich zuwider, sich anderen gegenüber auch mal schwach zu zeigen. Aus teilweise falsch verstandener Sorge, in Abhängigkeit zu geraten, würde er sich manchmal lieber die Zunge abbeißen, als andere Menschen um Hilfe zu bitten.

Oak-Charaktere sind von nobler, ja königlicher Denkungsart. Sie helfen anderen Menschen aus eigenem Entschluß, und nichts macht sie unzufriedener und unglücklicher, als wenn sie ihre selbst übernommenen Leistungsverpflichtungen aus Gründen eingeschränkter Gesundheit nicht erfüllen können. Nichts macht sie niedergeschlagener, als die vermeintlichen Erwartungen ihrer Umwelt zu enttäuschen. Denn es tut ihnen so wohl zu erleben, wie die Freude, die sie ihrer Umwelt schenken, auf sie selbst zurückstrahlt; die Freude, die sie sich selbst

auf ihrem mühevollen, steinigen Lebenspfad meinen versagen
zu müssen.

Man mag sich fragen, was einen Menschen dazu veranlaßt,
so ungeheuer viel zu leisten, und, im Gegensatz zu seinen meisten Mitmenschen, trotz aller Widrigkeiten nie den Mut sinken
zu lassen. Dazu eine Antwort aus esoterischer Sicht. Oak-Charaktere haben tief in ihrem Inneren die Gewißheit von der
Größe und Unsterblichkeit ihrer Seele und betrachten es als
eine Verpflichtung, dieses Erbe hochzuhalten. Das jetzige Leben wird oft als ein »vorübergehender Fall aus der Gnade«
erlebt, wobei die innere Gewißheit der Unsterblichkeit ihrer
Seele ihnen die Kraft gibt, diese Talfahrt durchzustehen. Die
äußeren Widrigkeiten dieser Lebensreise sollen dazu dienen,
die fixierten, in vielen Existenzen aufgebauten kristallisierten
Verhaltensmuster aufzubrechen und die Seele wieder formbar
und damit wachstumsfähig zu machen.

Sobald die Persönlichkeit das unbewußt oder bewußt erkennt und, statt stur zu kämpfen, flexibel den inneren Impulsen ihres Höheren Selbstes folgt, verläuft die Lebensreise
leichter und angenehmer.

Wer Oak einnimmt, beobachtet bald, wie der innere Druck
weicht und die Energien reichlicher und in gewisser Weise freier fließen. Herz, Gefühl und Vitalität werden neu belebt. Das
spielerische Element kehrt zurück und mit ihm mehr Freude
am Leben. Dadurch können die gestellten Aufgaben mit weniger forciertem Aufwand erledigt werden. Man ist wirklich stark
wie eine Eiche, der immer wieder neue Urkräfte aus ihrem
eigenen Boden zufließen.

Im Genesungsverlauf langwieriger Krankheiten hat sich
Oak als Hilfestellung bewährt, wenn der Patient trotz seines
unbeugsamen guten Willens der dauernden therapeutischen
Maßnahmen, wie z. B. Turnübungen, Bäder usw. langsam
müde wird. Hier gibt Oak wieder Schwung und schafft einen
neuen psychologischen Ansatz, locker weiterzumachen.

Manchmal wird Oak mit Elm verwechselt. Hier der entscheidende Unterschied:

Elm: Man betrachtet seine Tätigkeit als Berufung. Der Erschöpfungszustand ist vorübergehend.
Oak: Man betrachtet seine Arbeit oft als Verpflichtung. Der Erschöpfungszustand kann chronisch sein.

Das absolute Gegenteil von Oak ist Gorse. Hier wird bei Schwierigkeiten resigniert, während Oak nie aufgibt.

OAK – SCHLÜSSELSYMPTOME

Der niedergeschlagene und erschöpfte Kämpfer, der trotzdem tapfer weitermacht und nie aufgibt.

SYMPTOME IM BLOCKIERTEN ZUSTAND

o Pflichttreu, zuverlässig, zäh.
o Man neigt dazu, sich zu überarbeiten, ist dann innerlich niedergeschlagen und verzagt.
o Man ist völlig ausgelaugt und abgerackert, klagt aber nie.
o Man zeigt eine fast übermenschliche Ausdauer und Geduld.
o Man ist unermüdlich und beharrlich in seinen Bemühungen, gibt nie auf.
o Man kämpft tapfer gegen alle Schwierigkeiten, ohne die Hoffnung zu verlieren.
o Man arbeitet oft nur noch aus Pflichtgefühl.
o Man trägt die Bürde der anderen mit.
o Man ignoriert seinen natürlichen Ruheimpuls.
o Man bemüht sich, seine Müdigkeit und Schwäche nicht nach außen sichtbar werden zu lassen.
o Man wird bewundert, weil man sich nicht unterkriegen läßt.

POTENTIAL IM TRANSFORMIERTEN ZUSTAND

o Man ist ausdauernd, zuverlässig, standhaft, stark, vernünftig.
o Man kann große Belastungen souverän durchstehen.
o Man überwindet die Widrigkeiten des Lebens mit Mut und Beharrlichkeit.

UNTERSTÜTZENDE EMPFEHLUNGEN IM OAK-ZUSTAND

o Man sollte diese Menschen ermutigen, nicht alles »so verbissen zu sehen« und auch mal das zu tun, wonach ihnen gerade zumute ist: Ferien machen, gammeln, alberne Hobbys pflegen usw.
o Bewegungsübungen für verspannte Nacken- und Schultergürtel
o Runen-Übungen.
o Anregungen für positive Programmierungssätze:
  »Aus der Freude kommt die Kraft.«
  »Ich schaffe es.«
  »Ich werde geführt.«
  »Mir fließt Energie aus dem Urquell zu.«

23. *Olive, Olea europaea, Olive*

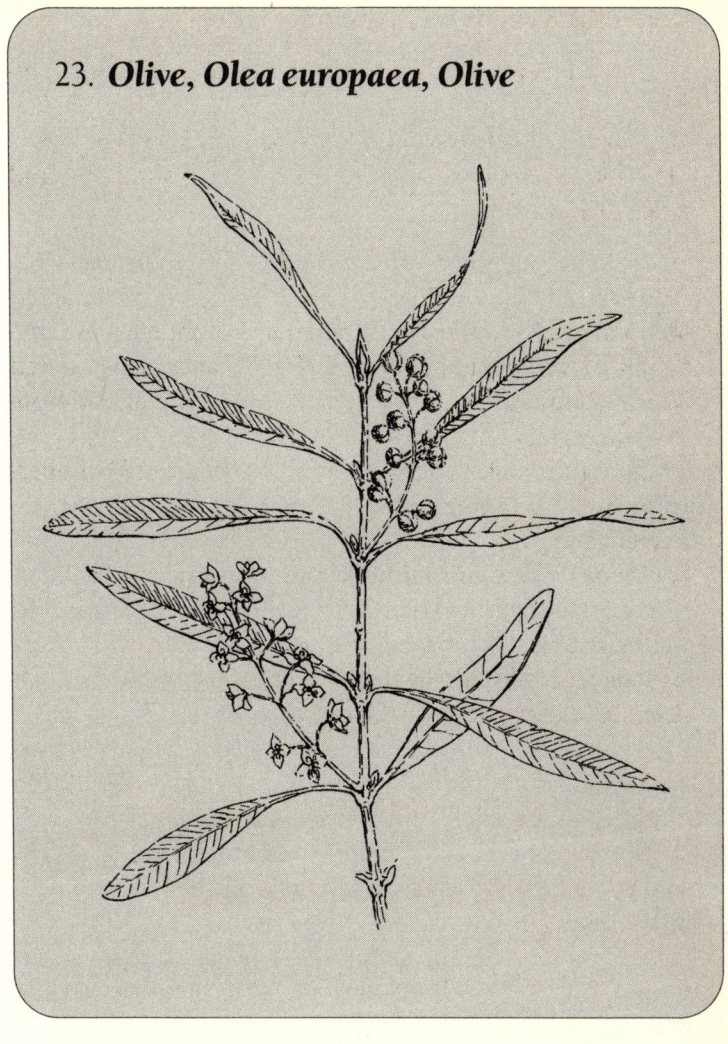

Der mediterrane immergrüne Olivenbaum blüht je nach Land in verschiedenen Frühlingsmonaten. Jeder Blütenstand trägt 20 bis 30 unauffällige weiße Blüten.

PRINZIP: Den Zweig eines Ölbaumes bringt die Taube zu Noah als Zeichen, daß die Sintflut zu Ende ist und wieder Ruhe und Frieden auf der Erde einkehrt. Ähnlich ist auch die Blütenessenz Olive mit dem Prinzip der Regeneration, des Friedens und des wiederhergestellten Gleichgewichtes verbunden.

Es ist die »Ruhe nach dem Sturm«, wenn nach langer harter Beanspruchung Körper, Seele und Geist restlos erschöpft und ausgebrannt sind: nach einer schweren körperlichen Krankheit, nach lang andauernden Ernährungsfehlern, nach viel zuwenig Schlaf, aber auch nach der aufopfernden Pflege eines kranken Familienmitgliedes, nach jahrelanger nebenberuflicher Tätigkeit und nach starken inneren Entwicklungsprozessen, die auf unbewußten Ebenen sehr viel Energie verbraucht haben.

In jedem Fall ist im negativen Olive-Zustand als Reaktion auf diese Strapazen »der Ofen erst mal aus«, es wird sozusagen der energetische Offenbarungseid geleistet. Man will nichts mehr sehen, nichts mehr hören, sondern am liebsten nur noch schlafen oder einfach nur so dasitzen.

Die kleinste Aufgabe, und sei es nur das tägliche Geschirrspülen, wird zur unüberwindlichen Schwierigkeit: »Ich bin so erschöpft, daß ich jeden Augenblick losheulen könnte.« – »Ich bin völlig alle, mir ist ganz schlecht vor Müdigkeit.« – »Nicht einmal zu meinem Hobby habe ich mehr Lust.« Das sind typische Äußerungen im negativen Olive-Zustand.

Menschen, die öfter in diesem Zustand sind, müssen lernen, mit ihrer Lebenskraft, also mit ihrer Energie, richtig umzugehen. Ihr Irrtum liegt darin, daß sie sich auf ihrer Persönlichkeitsebene, deren Energiepotential begrenzt ist, völlig verausgaben, anstatt aus höheren Quellen zu trinken.

Gerade in den Perioden erhöhter Belastung zeigt sich besonders deutlich, daß der Mensch nicht in den Grenzen der persönlichen Leistungsfähigkeit verharren darf, sondern über sein Höheres Selbst um Energie aus höheren Quellen bitten muß. Im Universum ist genügend Energie vorhanden, und sie steht zur Verfügung, wenn man sie in dem richtigen Bewußtsein anfordert, daß man ohnehin nicht aus der eigenen Kraft lebt. Gleichzeitig gilt es aber auch, die sehr individuellen Gesetzmäßigkeiten des eigenen Körpers zu erkennen und zu akzeptieren.

Jeder Olive-Zustand ist ein Aufruf zur Demut und zugleich die Aufforderung, mit der Lebenskraft, also mit göttlicher Energie, richtig umgehen zu lernen. Manchen Menschen fällt das schwer, denn das körperlicher Warnsystem, wodurch das Höhere Selbst signalisiert, daß man sich körperlich, seelisch oder geistig zu stark verausgabt, funktioniert nur noch sehr schwach.

Menschen im positiven Olive-Zustand machen die Erfahrung, daß man auch den größten Streß bei Kräften und sogar mit Freude überstehen kann. Sie haben in den Augen anderer anscheinend unerschöpfliche Kraftreserven. Sie verstehen die kleinen Zeichen und können sich flexibel den jeweiligen energetischen Verhältnissen und Forderungen anpassen. Sie überlassen sich ganz ihrer inneren Führung in dem Bewußtsein, daß ihnen an dem Zeitpunkt, zu dem es sinnvoll ist, die notwendigen Kräfte aus dem Universum zufließen.

Es ist ein Gebot der Praxis, im negativen Olive-Zustand auch der physischen Seite starke Aufmerksamkeit zu schenken. Daß hier Energie im ganzen System nicht richtig fließt, zeigt sich oft auch in körperlichen Miderfunktionen, z. B. in der Veränderung des Sauerstoffanteils im Blut, in einer verminderten Nierenfunktion, in einer vergifteten Darmflora u. ä. Der Olive-Zustand muß, wenn das nicht längst geschehen ist, auch auf der physischen Ebene gründlich untersucht und behandelt werden. Umgekehrt ist auch in sehr kräftezehrenden physischen Krankheiten Olive immer ein guter Helfer, der Körper und Seele stärkt. Nach den Erfahrungen einiger Praktiker hat sich zusammen mit anderen Mitteln auch Olive bei der Nachbehandlung der Alkoholkrankheit sehr bewährt.

Der Unterschied zwischen Olive und Hornbeam:

Olive: Für totale Erschöpfung von Seele, Geist und Körper.

Hornbeam: Die Erschöpfung spielt sich mehr im Kopf ab. Morgens glaubt man noch, man schafft es nicht. Im Laufe des Tages erweist sich aber, daß man es doch schafft.

OLIVE – SCHLÜSSELSYMPTOME

Völlig erschöpft, extreme Ermüdung von Körper und Geist.

SYMPTOME IM BLOCKIERTEN ZUSTAND

o Energetischer Offenbarungseid, »Alles ist zuviel«.
o Erschöpfung nach lang anhaltender Überforderung oder langer körperlicher Krankheit.
o Man fühlt sich völlig ausgelaugt, total am Ende.
o Man braucht viel Schlaf.
o Man kann nichts mehr unternehmen, hat zu nichts mehr Lust.
o Tiefe innere Müdigkeit nach Zeiten starker innerer Kämpfe und Wandlungen, in denen viel psychische Energie verbraucht wurde.
o Erschöpfung durch lange aufopfernde Krankenpflege.
o Man kann mit seiner Lebensenergie nicht richtig umgehen.
o Phasen großer Leistungsfähigkeit und extremer Erschöpfung wechseln immer wieder im Leben ab.

POTENTIAL IM TRANSFORMIERTEN ZUSTAND

o Große Kraft und Vitalität.

o Man verfügt über scheinbar unerschöpfliche Energiereserven.

o Man überläßt sich in Belastungsphasen völlig der inneren Führung und kann so die größten Anstrengungen mit Vitalität und guter Laune bewältigen.

UNTERSTÜTZENDE EMPFEHLUNGEN IM OLIVE-ZUSTAND

o Sich mit dem Thema Energie, Prana u. ä. auseinandersetzen.

o Dosierte Yoga-Übungen, die der Harmonisierung des energetischen Systems dienen.

o Viel schlafen.

o Erholung an frischer Luft, im Wald.

o Nahrung, die reich an ätherischen Energien ist: z. B. Körner, Gemüse, Obst.

o Anregungen für positive Programmierungssätze:

»Ich bitte um Kraft für meine Aufgabe.«
»Ich fühle kosmische Kraft in mich einströmen.«
»Ich erkenne die Bedürfnisse meines Körpers an.«

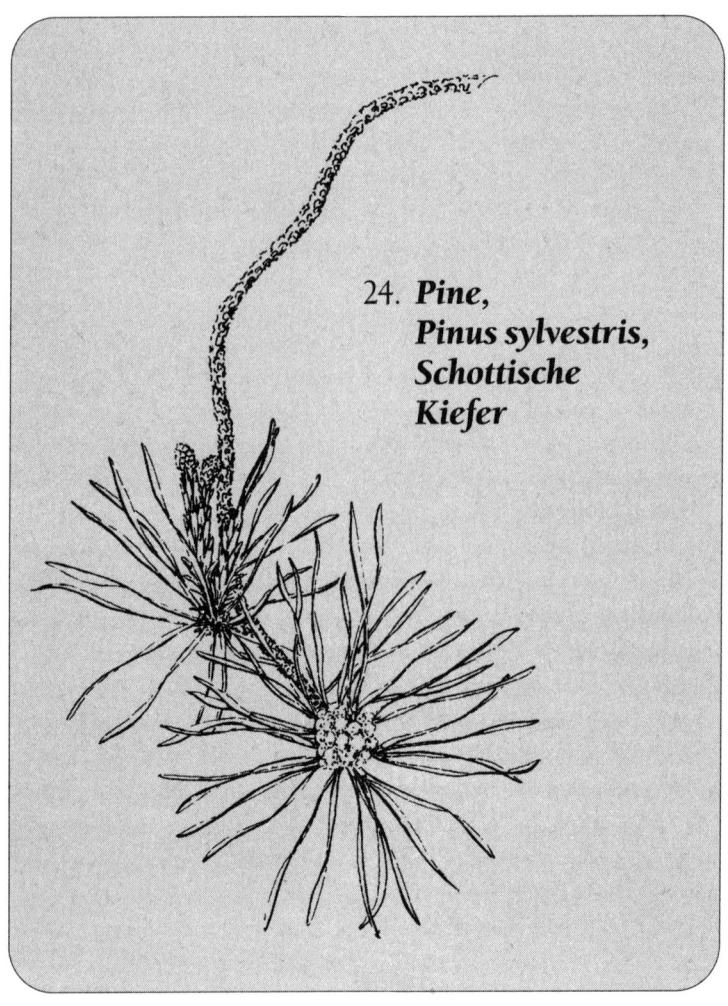

24. **Pine,
Pinus sylvestris,
Schottische
Kiefer**

Der bis zu 30 m hohe schlanke Baum mit unten braunroter und weiter oben orange-brauner Rinde wächst in Wäldern und auf sandigen Heideböden. Die männlichen und weiblichen Blüten sind reichlich mit gelben Pollen bedeckt.

PRINZIP: Pine steht im Zusammenhang mit den Seelenqualitäten der Reue und des Verzeihens. Im negativen Pine-Zustand hält man innerlich hartnäckig an seiner Schuld fest.

Das kann ein erst kürzlich entstandenes Schuldgefühl sein, weil man vergessen hat, das Fenster zu schließen und der Wellensittich entflogen ist. Oder es können weit zurückliegende, unbewußte archetypische Schuldgefühle sein, bis hin zur Erbsünde oder der Schuld von Eva, die Adam den Apfel gab. Pine ist zusammen mit Holly wahrscheinlich einer der existentiellsten menschlichen Seelenzustände, er ist nicht immer leicht im anderen Menschen zu erkennen.

Ein unbewußter Pine-Zustand verrät sich oft durch unbewußte schuldgefärbte Formulierungen wie:»Ich werde mir nie verzeihen, daß ich so unaufmerksam war«, oder:»Entschuldigen Sie, daß ich Platz nehme«, oder:»Ich weiß ja, es ist meine Schuld, daß der Junge so laut ist ...« oder:»Eigentlich wollten meine Eltern ja ein Mädchen haben, aber dann mußten sie mit einem Sohn vorliebnehmen.«

Bei Pine-betonten Menschen ist oft das ganze Lebensgefühl schuldgetönt und die körperliche Verfassung deshalb häufig müde und erschöpft. Im Leben von Pine-Charakteren wird das Wort Lebensfreude ganz klein geschrieben. Sie gehören zu den Menschen, die bei allem Positiven, was sie erreichen, nie recht mit sich zufrieden sind, und sich innerlich vorwerfen, daß sie sich nicht noch mehr Mühe gegeben haben. Im negativen Pine-Zustand verlangt man von sich selbst mehr als von anderen Menschen, und wenn sich diese hohe Selbsterwartung nicht erfüllt, überhäuft man sich innerlich mit Selbstvorwürfen.

Ein anderer typischer Zug im Pine-Zustand ist, sich die Fehler anderer Menschen als Schuld anzulasten, in dem Gefühl, mitverantwortlich dafür zu sein. So fühlt man sich z. B. schuldig, wenn man einem rücksichtslosen Nachbarn einmal deutlich sagen muß, daß er seine Stereoanlage auf Zimmerlautstärke stellen möchte. Pine-Kinder sind häufig der Sündenbock ihrer Klasse und lassen sich widerspruchslos auch für Dinge bestrafen, die gar nicht auf ihr Konto gehen. Wenn Pine-Charaktere krank oder überarbeitet sind, entschuldigen sie sich bei ihrer gesamten Umgebung dafür. Wenn fünf Menschen in einem Bäckerladen stehen, aber nur noch vier Brote übrig sind, wird der Pine-Typ immer zurücktreten, weil er sich innerlich schuldig fühlen würde, wenn ein anderer keins bekäme.

Es scheint so, als ob ein Mensch im negativen Pine-Zustand sich innerlich dafür entschuldigt, daß er überhaupt existiert, vielleicht weil er im tiefsten Inneren nicht davon überzeugt ist, daß er das Menschendasein überhaupt verdient. Oft spürt man dabei eine kindlich-ängstliche Grundhaltung, die unbewußt von dogmatischen, kirchlich gefärbten Denkkonzepten mit starken Geboten und Verboten geprägt ist: »Du mußt arbeiten.« – »Du darfst keinen Sex wollen.« Der liebe Gott sieht alles, und er weiß auch, daß man als Mensch schon längst versagt hat. Weil das so ist, steht einem eigentlich nichts mehr weiter zu als Strafe und Buße, schmerzlich und heftig, Auge um Auge, Zahn um Zahn.

Und wenn von oben keine Strafe kommt, dann bestraft man sich eben selbst. Aus diesem Grund laden sich viele Menschen im negativen Pine-Zustand unbewußt selbst ihr Kreuz auf. Manchmal sagen sie auch, sie nehmen anderen ihr Karma ab. Einige Pine-geprägte Menschen haben einen fast masochistisch gefärbten Aufopferungsdrang und bestrafen sich zum Beispiel lebenslänglich mit einem rücksichtslosen Partner, ohne die innere Ursache zu erkennen. Sie geben Liebe oder das, was sie dafür halten, ohne für sich selbst Liebe in Anspruch nehmen zu können. Ein tragischer und lebenszerstörender Irrtum der Persönlichkeit in mehrfacher Hinsicht:

Wenn sich die Persönlichkeit selbst von der Liebe, vom Strom des Lebens ausschließt, kann keine göttliche Energie durch sie hindurchfließen. So schneidet sie sich nicht nur ihren eigenen Lebensnerv ab, sondern verstößt auch gegen die Einheit, gegen die gesamte Schöpfung. Sie imitiert und schädigt mit ihren selbstzerstörerischen Schuldprogrammen ihre ganze Umgebung.

Die Ursache für diese Haltung liegt auch hier in der völlig falschen Blickrichtung der Persönlichkeit, die sich darauf beschränkt, ihrem eigenen begrenzten Verständnis von Gut und Böse zu folgen, und sich anmaßt, selbst richten zu wollen, anstatt einfach zu akzeptieren, was sie durch die Führung ihres Höheren Selbst erfährt.

Im negativen Pine-Zustand muß man erkennen, was es im tiefsten heißt, Mensch zu sein, und daß schon durch die Tatsache, daß man auf dieser Erde lebt und atmet, die Frage nach der Existenzberechtigung vollkommen absurd ist. Man sollte akzeptieren, daß der Mensch im Gegensatz zu seiner vollkommenen Seele im Körper ein unvollkommenes Wesen ist, und daß in diesem Körper kein Fortschritt ohne Fehlschläge und Irrtümer erzielt werden kann. Gerade die Konflikte um diese Irrtümer sind es, die dem Menschen die notwendige Energie zur weiteren Entwicklung liefern. Er muß also Fehler machen, wird immer wieder neue Irrtümer begehen, und diese Irrtümer werden ihn schließlich immer näher zu seiner Seele und damit zu Gott bringen.

Warum sollte er sich also anklagen? Wer seine Fehler festhält und sich selbst nicht lieben und vergeben kann, kann auch andere nicht lieben und anderen nicht vergeben. Wo liegt dann der Sinn einer menschlichen Beziehung?

Durch Pine kann man lernen, den wirklichen Inhalt des christlichen Erlösungsgedankens zu verstehen. Man kann akzeptieren, daß ein Mensch keine Schuld zu haben braucht, weil ihm seine Schuld, schon bevor er in diese Welt kam, durch das symbolische Opfer am Kreuz längst vergeben worden ist. Er selbst braucht nur noch ja dazu zu sagen.

Im positiven Pine-Zustand empfindet man, daß die Zeit des strafenden Gottes von Moses und seinen strengen Geboten vorbei ist, daß nicht mehr gestraft zu werden braucht, sondern daß sich jeder in dem Ausmaß, in dem er echte, reine Reue fühlen kann, seiner Erlösung annähert.

Den Menschen, die einen schweren negativen Pine-Zustand transformieren konnten, fließt sehr viel Energie zu. Sie können ihren Mitmenschen in ähnlichen Problemen helfen, durch geduldige Aussprache, durch Erfahrungsaustausch, ja oft schon allein durch ihre energetische Ausstrahlung, durch ihr bloßes Dasein.

Auf Pine folgt in der Praxis oft Willow oder Holly. Hier der Unterschied zwischen dem Unreinheitsgefühl im Crab Apple- und den Schuldgefühlen im Pine-Zustand:

Pine: Macht seine Schuldgefühle zu seiner Sache und hält sich daran fest. Er muß sie loslassen.

Crab Apple: Fühlt sich unrein, unsauber, übernimmt aber keine innere Verantwortung für diesen Zustand. Er möchte ihn selbst so schnell wie möglich wieder loswerden.

PINE – SCHLÜSSELSYMPTOME

Selbstvorwürfe, Schuldgefühle, Mutlosigkeit.

SYMPTOME IM BLOCKIERTEN ZUSTAND

o Man braucht im Gespräch oft entschuldigende Formulierungen.

o Man kann etwas nicht verzeihen, lastet sich etwas an.

o Man bekommt sehr leicht ein schlechtes Gewissen.

o Man nimmt in vieldeutigen Situationen die Schuld für andere mit auf sich.

- Man fühlt sich für die Fehler anderer verantwortlich.
- Man stellt Höchstanforderungen an sich – mehr als an andere – und fühlt sich innerlich schuldig, wenn man sie nicht erfüllen kann.
- Man wirft sich auch bei Erfolgen noch innerlich vor, daß man dieses oder jenes nicht noch besser gemacht hat.
- Man schaut mehr auf seine Grenzen als auf seine Möglichkeiten, untergräbt sich selbstzerstörerisch durch negative Selbstkonzepte.
- Man arbeitet übergewissenhaft und setzt sich dadurch leicht unter emotionalen Streß.
- Man fühlt sich wertlos, minderwertig, ein »underdog«, der auf seine Prügel wartet.
- Man entschuldigt sich dafür, daß man krank oder deprimiert oder erschöpft ist.
- Man fühlt sich tief innerlich als Feigling.
- Es fällt einem schwer, etwas anzunehmen, weil man unbewußt glaubt, nichts verdient zu haben.
- Man fühlt sich schuldig, wenn man anderen deutlich die Meinung sagen muß.
- Man gönnt sich wenig, steckt sofort zurück, wenn mehr Nachfrage als Angebot besteht.
- Man meint, daß man keine Liebe verdient hätte, verweigert sich innerlich die Existenzberechtigung: »Entschuldigen Sie, daß ich geboren bin.«
- Oft kindlich-ängstliche Grundhaltung.
- Manchmal masochistisch gefärbter Aufopferungsdrang.
- Übertriebene Unterbewertung seiner selbst, negativer Narzißmus.
- Oft unterbewußt stark religiös gefärbte Konzepte von Gut und Böse, Sexualität als Sünde, Erbsündevorstellungen u. ä.

POTENTIAL IM TRANSFORMIERTEN ZUSTAND

o Man gesteht sich gemachte Fehler ein, akzeptiert sie, aber hält nicht daran fest.

o Man empfindet echte Reue statt Schuld, kann sich vergeben und vergessen.

o Tiefes Verständnis für das Menschsein, besonders für die menschlichen Gefühle.

o Man nimmt die Lasten anderer mit auf sich, aber nur, wenn es sinnvoll ist.

o Große Geduld, Demut, innere Bescheidenheit.

o Wahres Verständnis des christlichen Erlösungsgedankens.

UNTERSTÜTZENDE EMPFEHLUNGEN IM PINE-ZUSTAND

o Sich selbst anerkennen in der Gewißheit, daß jeder Mensch Liebe verdient hat und seine Schuld ihm schon vergeben ist.

o Yoga-Übungen zur Verbindung des Schilddrüsen-Chakras (Buddha-Prinzip), des dritten Auges (Moses) und des Herz-Chakras (Jesus).

o Herausfinden, wo man sich überfordert und wo man sich undurchführbare Ziele setzt. Diese Ziele aufgeben, neue Ziele formulieren.

o Morgens körperliches Fitneßtraining, um Vitalreserven für den Tag zu bilden.

o Anregungen für positive Programmierungssätze:

»Ich liebe mich so, wie ich bin.«
»Ich vergebe mir, denn mir ist schon längst vergeben.«
»Ich bin geboren und schon erlöst.«
»Jeder Fehler ist ein Schritt näher zu Gott.«
»Ich überlasse mich meiner inneren Führung.«

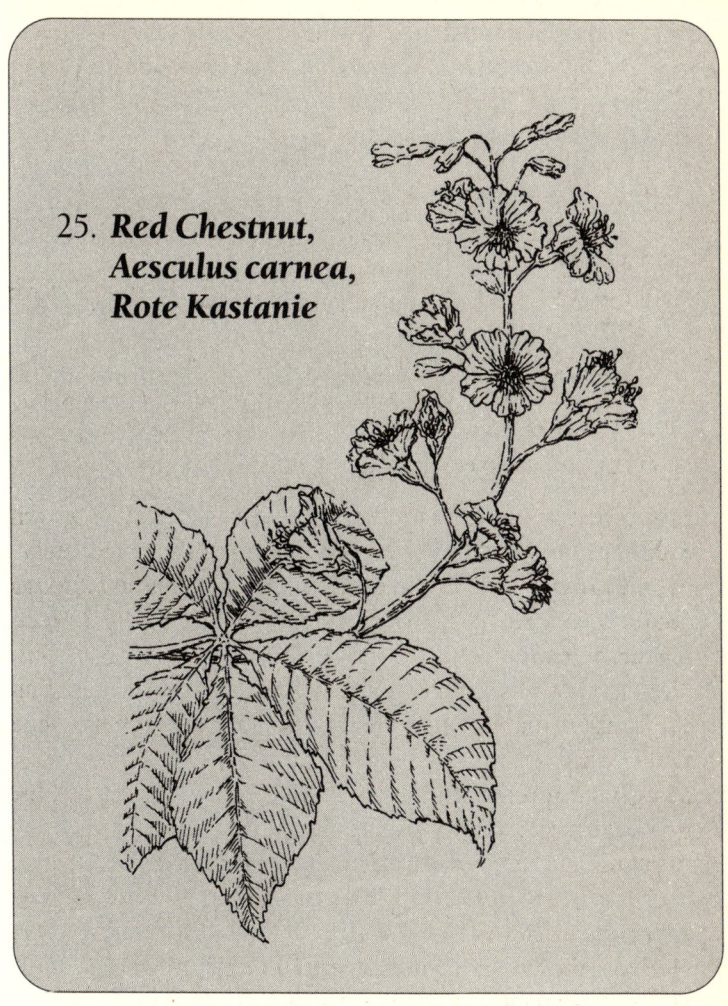

**25. *Red Chestnut,
Aesculus carnea,
Rote Kastanie***

Zierlicher und weniger robust als die weiße Roßkastanie, findet man diesen Baum häufig in Alleen. Er blüht im späten Mai oder Anfang Juni mit kräftig rosaroten Blüten auf großen pyramidenförmigen Blütenständen.

PRINZIP: Red Chestnut ist mit den Seelenpotentialen der Fürsorge und der Nächstenliebe verbunden. Charakteristisch für den Red Chestnut-Zustand ist eine starke energetische Verbindung zwischen zwei Individuen.

Menschen, die häufig Red Chestnut brauchen, können sich leicht in andere Menschen und Zustände einfädeln und haben eine starke Projektionsfähigkeit. Sie sind energetisch gesehen starke Sender. Menschen, die ihnen am Herzen liegen, Angehörige, Kinder, Freunde, können ein Lied davon singen.

Red Chestnut-Patienten sorgen sich in anscheinend altruistischer Weise um den anderen und befürchten immer das Schlimmste für ihn. Das sind die Väter, die nachts nicht einschlafen können, bevor ihre Teenager-Tochter nicht unversehrt zurück aus dem Kino gekommen ist. Das sind die Mütter, die nicht eher zur Ruhe kommen, bis ihre erwachsenen Kinder noch spätabends aus ihrem Urlaubsort angerufen haben, um zu melden, daß sie unfallfrei angekommen sind. Das sind die Großmütter, denen das Herz stehenbleibt, wenn sie bedenken, daß ihr Enkel allein über eine vielbefahrene Straße gehen muß.

Red Chestnut-Charaktere leiden für die, die sie lieben, und meinen, die anderen würden es nicht merken. Sie vergessen, daß sie sich damit nicht nur selbst schaden, sondern auch denen, um die sie sich Sorgen machen. Ja, es besteht die Gefahr, daß sie die Dinge, die sie für die anderen fürchten, gerade dadurch energetisch selbst heranziehen. Bach berichtete, daß er die Sorgen, die sich seine Mitarbeiter in einer Unfallsituation um ihn machten, als akute körperliche Schmerzen fühlte.

Man könnte den Red Chestnut-Zustand auch als eine symbiotische Verbindung bezeichnen, wie sie zum Beispiel zwischen Mutter und Säugling besteht. Der Säugling ist zum Überleben völlig auf die Mutter angewiesen. Auch die Mutter lebt emotional durch den Säugling. Zwischen vielen Müttern und

Kindern bleibt diese innige Verbindung aber zu lange bestehen. Die seelische Nabelschnur wird unzureichend oder nicht
durchtrennt.

Der besondere Nachteil für beide dabei ist, daß ihr Entwicklungsprozeß dadurch aufgehalten wird, denn ein symbioti-
scher Zustand muß, um zu funktionieren, im Gleichgewicht
gehalten werden. Unternimmt der eine Partner Abtrennungs-
versuche, so ist der andere automatisch mitbetroffen.

Aus England wird der Fall einer geschiedenen Mutter und
ihres depressiven 16jährigen Sohnes geschildert: Im Verlauf
der Therapie hatte die Mutter erkannt, daß sie ihren Sohn
zur Befriedigung ihrer emotionalen Bedürfnisse »gebrauchte«.
Weil ihr Sohn das unbewußt fühlte, hatte er sich mehr und
mehr von ihr und der Realität in seine Phantasiewelten
zurückgezogen.

Sie nahm Red Chestnut: Nach wenigen Tagen bekam der
Sohn eine sehr starke Depression. Danach aber war er zum ersten Mal bereit, sich selbst einer Therapie zu unterziehen, was
er jahrelang abgelehnt hatte. Durch Red Chestnut konnte
die Mutter die symbiotische Verbindung zwischen beiden
lockern, und im gleichen Moment konnte auch der Sohn zum
ersten Mal seine eigenen Bedürfnisse vertreten.

Ähnliche symbiotische Verbindungen bestehen oft auch
zwischen Paaren, besonders wenn starke Elternprojektionen
im Spiel sind, z. B., wenn die Frau ihre Vater-Problematik auf
ihren Mann projiziert. Gelegentlich bestehen auch symbiotische Verbindungen zwischen zwei Menschen, von denen einer
längst nicht mehr im physischen Körper lebt, z. B. zwischen
dem im Krieg gefallenen Vater und seinem Sohn.

Im Grunde genommen ist der Red Chestnut-Zustand nichts
weiter als eine »Verbindung auf der falschen Ebene«, auf einer
subjektiven, emotionalen, angstbesetzten Persönlichkeitsebene, anstatt auf einer geistigen Ebene zwischen dem Höherem
Selbst zweier Menschen. Im negativen Red Chestnut-Zustand

wird das Konzept der Nächstenliebe egoistisch mißverstanden. Man benutzt den anderen Menschen unbewußt als Objekt, auf das man seine eigenen begrenzenden Gedanken und Zweifel projizieren kann.

Hier muß man erkennen, daß es »immer anders kommt als man denkt« und daß man von einem anderen Menschen, auch bei größtem Bemühen, nichts fernhalten kann, was dessen Schicksal für ihn vorgesehen hat.

»Der Mensch denkt, Gott lenkt. Möge es dem anderen gutgehen. Ich will das Beste für ihn hoffen. Er wird den richtigen Weg finden.«

Wer so denkt, erfährt die positive Seite der Red Chestnut-Energie und kann mit Freude sehen, wie es ihm selbst und den anderen geliebten Menschen immer besser geht.

Verschiedene Praktiker berichten, daß Red Chestnut oft für Menschen gebraucht wird, die sich von Berufs wegen, z. B. als Krankenschwester oder Erziehungsberater, stark mit anderen Menschen identifizieren müssen.

Red Chestnut hat sich auch in der Abstillphase bei Mutter und Säugling bewährt. Red Chestnut kann mit White Chestnut kombiniert werden, wenn sich die sorgenvollen Gedanken um andere immer wieder aufdrängen und trotz aller Bemühungen nicht abstellen lassen. Sind Menschen von ihren Begierden oder Süchten »wie besessenen«, kann das Red Chestnut-Konzept eine wichtige Rolle spielen.

RED CHESTNUT – SCHLÜSSELSYMPTOME

Übertriebene Sorge und Angst um andere.

SYMPTOME IM BLOCKIERTEN ZUSTAND

o Starke innere Verbundenheit mit anderen geliebten Personen.

o Man ist überbesorgt um die Sicherheit von anderen (Kindern, Partner), hat dabei keine Angst um sich selbst.

o Man zerbricht sich den Kopf über die Sorgen von anderen.

o Man erlebt das Leben eines anderen mit, so als wäre es das eigene.

o Man glaubt, daß dem anderen etwas zugestoßen sein könnte, wenn er sich verspätet.

o Man hat Angst, daß sich hinter einer harmlosen Beschwerde des anderen eine schlimme Krankheit verbergen könnte.

o Wenn man sieht, wie etwas »gerade noch mal gutgegangen« ist, stellt man sich vor, was alles Schlimmes hätte passieren können.

o Man hat sich von einem bestimmten Menschen nie richtig abnabeln können.

o Eltern ermahnen ihre Kinder ständig zur Vorsicht.

POTENTIAL IM TRANSFORMIERTEN ZUSTAND

o Die Fähigkeit, in schwierigen Situationen auf andere Menschen positive Gedanken der Sicherheit, Gesundheit und des Mutes auszustrahlen.

o Man kann andere aus der Ferne positiv beeinflussen und lenken.

o Man behält in Notfällen geistig und körperlich die Übersicht.

UNTERSTÜTZENDE EMPFEHLUNGEN FÜR DEN
RED CHESTNUT-ZUSTAND

o Beschäftigung mit »der Kraft der Gedanken«, mit geistigem Heilen, Bewußtseinstraining o. ä.

o Sich darauf trainieren, beim Einfall eines negativen Gedankens sofort das positive Gegenbild zu setzen. Sich also nicht das Schlimme vorstellen, was theoretisch passieren könnte

(Autounfall), sondern das visualisieren, was wünschenswert ist (glückliche Rückkehr).

o Man kann sich auch das Bild der Person, um die man sich sorgt, von einem weißen Licht umgeben vorstellen.

o Anregungen für positive Programmierungssätze:

»Der andere ist in Gottes Hand.«
»Ich strahle Ruhe, Frieden und Optimismus aus.«
»Alles entwickelt sich positiv.«
»Ich bin eine eigenständige Persönlichkeit.«

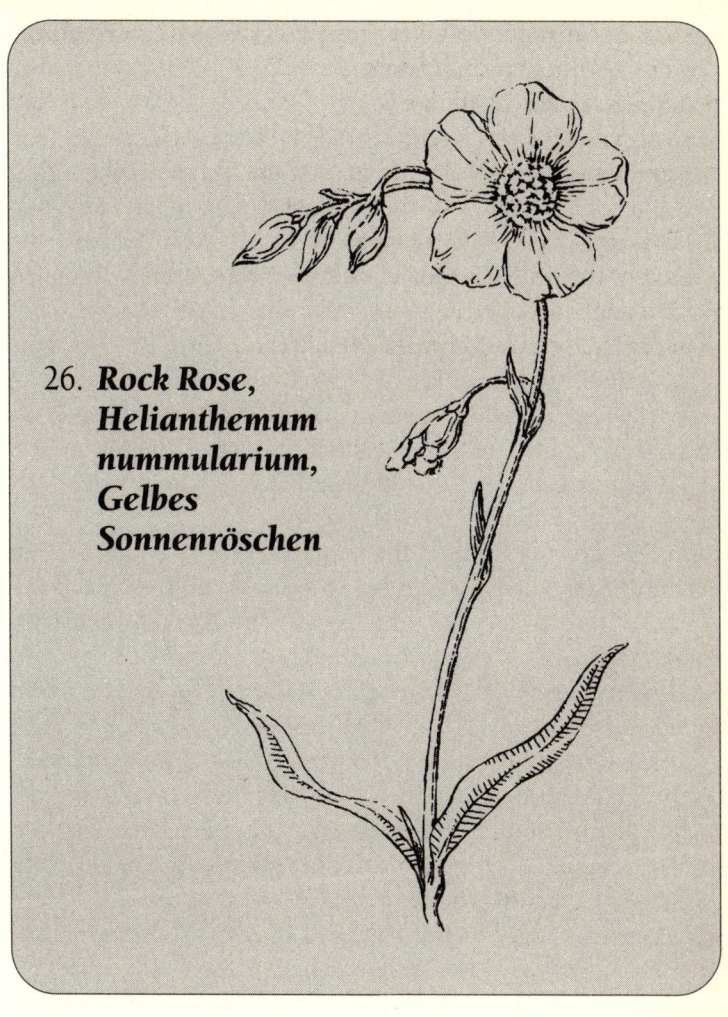

26. **Rock Rose,
Helianthemum
nummularium,
Gelbes
Sonnenröschen**

Rankt als buschige vielzweigige Pflanze auf Kalkstein, kiesigem Boden und grasbedecktem Kreidekalk-Hügelland. Die strahlendgelben Blumen blühen zwischen Juni und September, meistens nur ein bis zwei Blüten zur gleichen Zeit.

PRINZIP: Rock Rose ist verbunden mit den Seelenqualitäten des Mutes und der Standhaftigkeit. Rock Rose ist eine der wichtigen Blüten in Rescue Remedy.

Im negativen Rock Rose-Zustand ist die Persönlichkeit akut und bis zum äußersten bedroht, seelisch und oft auch körperlich. Es sind Ausnahmezustände und Krisensituationen wie Unfälle, plötzliche Krankheiten, Naturkatastrophen, in denen der Mensch dem elementaren Ansturm von Energien nicht gewachsen ist. Alles entwickelt sich zu schnell und in eine falsche Richtung. Die Persönlichkeit ist durch Welten von ihrem Höheren Selbst getrennt und verharrt angsterfüllt in ihren sterblichen Grenzen, anstatt sich der Führung ihrer Seele anzuvertrauen, von der ihr Kräfte zufließen würden, mit denen sie die Situation meistern könnte.

Ein Flüchtling flüchtet über die Grenze. Das Gelände ist vermint. Außerdem suchen regelmäßig Scheinwerfer die Gegend ab. Plötzlich ertönt hinter ihm Hundegebell. Hat man ihn entdeckt? Sein Herz schlägt bis zum Hals. Vor Angst von Sinnen, nur noch gehetzte Kreatur, läuft und läuft er um sein Leben ...

Das ist das extreme Beispiel eines Rock Rose-Zustandes. Von ähnlicher innerer Dramatik sind alle Rock Rose-Zustände, auch wenn die äußeren Umstände nicht ganz so bedrohlich sind. In jedem Falle herrscht eine akute seelische Notsituation, Alarmstufe I. Ist der Körper betroffen, so sind es Situationen, in denen man den Notarzt ruft. Das »Opfer« ist dann manchmal vor Angst fast von Sinnen. Sehen, Hören und Sprechen sind eingeschränkt. Es herrscht nur noch helle Panik, blankes Entsetzen, schiere nackte Furcht. Eine plötzliche, lebensgefährliche Krankheit in der Familie, die die Angehörigen das Schlimmste befürchten läßt, verlangt nach Rock Rose – für beide, den Kranken und die Angehörigen.

Kinder, die nachts schreiend aus einem Alptraum erwachen, sollten schlückchenweise Rock Rose zu trinken bekommen, so lange, bis sie sich wieder beruhigt haben. Auch ein Mensch, der gerade noch mit knapper Not einem Autounfall oder einem Bombenanschlag entkommen ist und dem die Angst noch in den Knochen sitzt, ist im negativen Rock Rose-Zustand.

Von einigen wird dieser Zustand sehr zutreffend als der berühmte Schlag in die Magengrube geschildert, denn der Solarplexus ist überfordert. Es kommt zu viel zu schnell herein und kann vom zentralen Nervensystem nicht verkraftet werden. Sensitive sagen, das Solarplexus-Chakra »erstarrt in einem zu weit geöffneten Zustand«. Manche empfinden den Solarplexus dann als »wundes Loch« oder als »Stein in der Magengrube«.

Im Rock Rose-Zustand fühlt man sich machtlos der Gewalt der Elemente ausgeliefert. Man schwitzt vor Angst Blut und Wasser. Diese Angstemanationen ergießen sich in die gesamte Aura, wie viele Sensitive eindrucksvoll beschreiben.

Die Rock Rose-Energie befreit die Persönlichkeit aus ihrer angstvollen Erstarrung und läßt das Pendel vom negativen Zustand zurück in den positiven Zustand schwingen.[23] Aus selbstbezogener Angst wird Mut, oft sogar Heldenmut, der im Extremfall sein eigenes Selbst für das Wohl des anderen vergißt.

Es ist der Mut, der eine Mutter mit ihren bloßen Händen einen Wagen aufhalten läßt, der ihr ahnungslos spielendes Kind zu überfahren droht. Es ist der Heldenmut, der Partisanen gegen die Übermacht einer feindlichen Armee antreten und gewinnen läßt. Rock Rose kann ungeheure Kräfte mobilisieren, die Menschen über sich hinauswachsen lassen. Siegfried und Johanna von Orleans sind positive Rock Rose-Symbole.

Rock Rose tritt naturgemäß meistens nur als vorübergehender Zustand auf. Bei Kindern, die seelisch noch weniger stabil sind als Erwachsene, ist Rock Rose relativ häufiger angezeigt. Aber man findet auch unter Erwachsenen echte Rock Rose-Typen, die äußerlich oft gar nicht besonders ängstlich erscheinen. Solche Menschen haben oft ein sehr zartes Nervensystem und manchmal auch schwach entwickelte Nebennieren schon mit auf die Welt gebracht. Ihre seelischen Kraftreserven sind schnell erschöpft; oft gelten sie als vegetativ labil. Unter ihren Vorfahren findet man häufig Alkoholiker.

Bei Menschen, die sich geistigen Disziplinen unterwerfen, kann es zu Rock Rose-Zuständen kommen, wenn sie im Laufe ihrer Entwicklung sehr plötzlich mit viel archetypischer Dunkelheit in sich konfrontiert werden.

Ein englischer Arzt empfiehlt Rock Rose als zusätzliche Maßnahme bei der konventionellen Behandlung von Sonnenstichen und Hitzschlägen.

Manchem fällt am Anfang die Unterscheidung zwischen Rock Rose und Star of Bethlehem nicht ganz leicht. Hier der Unterschied:

Rock Rose:	Es handelt sich immer um einen akuten und meistens vorübergehenden Zustand, bei dem sofort etwas unternommen werden muß. Dabei steht die Angst im Vordergrund.
Star of Bethlehem:	Es handelt sich um die latenten Folgen eines seelischen Traumas, das ins Unterbewußtsein verdrängt wurde. Angst wird in einem reinen Star of Bethlehem-Zustand nicht beobachtet, sondern eher eine Art trauriger Benommenheit.

Im Zweifelsfalle nehme man Rescue Remedy, das beide Blüten enthält.

ROCK ROSE – SCHLÜSSELSYMPTOME

Terror- und Panikgefühle; äußerst akute Angstzustände.

SYMPTOME IM BLOCKIERTEN ZUSTAND

o Man neigt dazu, schnell in innere Panik zu geraten.
o Plötzliche eskalierende Angstgefühle in körperlichen oder seelischen Ausnahmezuständen.
o Terror, Horror, blankes Entsetzen, das Nervensystem spielt verrückt.
o Man ist vor Angst wie von Sinnen: hört nichts mehr, sieht nichts mehr, sagt nichts mehr, das Herz bleibt fast stehen.
o Angstzustände bei Unfällen, Naturkatastrophen, lebensgefährlichen Verletzungen.
o Oft bei Kindern, die leicht Herzklopfen und feuchte Hände bekommen.
o Man hat nervlich nicht viel zuzusetzen.
o Der Solarplexus schmerzt oder fühlt sich an wie ein Stein.
o Oft bei Menschen, die lange Zeit Drogen konsumiert haben.
o Oft bei Menschen aus nervlich labilen Familien.

POTENTIAL IM TRANSFORMIERTEN ZUSTAND

o Heldenmut.
o Man kann in Ausnahmezuständen und Krisensituationen über sich hinauswachsen und fast übermenschliche Kräfte mobilisieren.
o Man setzt sich für das Wohl von anderen ein, ohne Rücksicht auf Gefahr für die eigene Person.

UNTERSTÜTZENDE EMPFEHLUNGEN FÜR DEN ROCK ROSE-ZUSTAND

Für den akuten Zustand meist nicht möglich.

o Menschen, die häufig Rock Rose brauchen, sollten lernen, ihren Solarplexus mental zu schützen, z. B. durch die geistige Vorstellung eines »Lichtschildes«, den sie über ihrem Solarplexus tragen.

o Atemtherapie.

o Gebete, Mantras.

o Anregungen für positive Programmierungssätze:

»Ich bin mehr als mein Körper.«
»Ich bin in Gottes Hand.«
»Mir fließen ungeahnte Kräfte zu.«

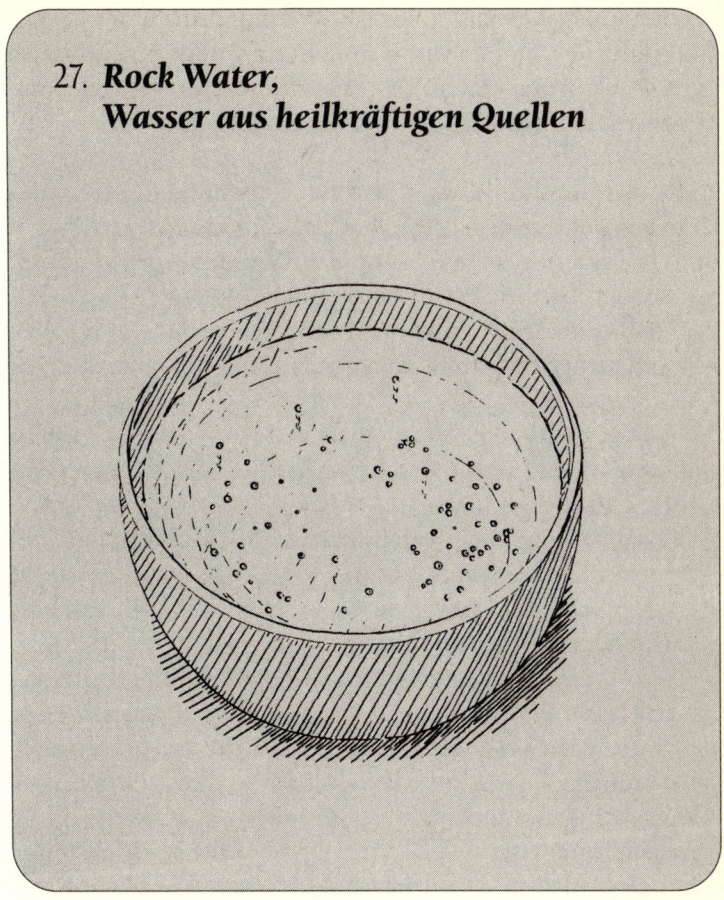

27. Rock Water,
Wasser aus heilkräftigen Quellen

Keine Pflanze, sondern präpariertes Wasser aus nicht kulti-vierten Quellen in unberührter Natur, denen die Bewohner der Umgebung seit Menschengedenken eine heilkräftige Wir-kung nachsagen. Man findet solche halbvergessenen Quellen, die zwischen Bäumen und Gräsern nur dem freien Spiel von Sonne und Wind ausgesetzt sind, heute noch in vielen Teilen Englands.

PRINZIP: Rock Water ist mit den Seelenqualitäten der Anpassungsfähigkeit und der inneren Freiheit verbunden. Im negativen Rock Water-Zustand ist man in starren theoretischen Maximen und realitätsfernen Vorstellungen gefangen.

Man hat von sich selbst schon zu Lebzeiten ein steinernes Denkmal aus hohen geistigen Idealen, moralischen Richtlinien und perfektionistischen Gesundheitsvorstellungen errichtet. Vor diesem Denkmal steht man nun als »kleiner Moritz« mit der selbstauferlegten übermenschlichen Verpflichtung, diesem erhabenen Selbstbild im täglichen Leben zu entsprechen. Kann man das?

Im negativen Rock Water-Zustand versagt man sich vieles, was den Alltag angenehm und erfreulich macht, weil man glaubt, daß es sich mit seiner strengen, oft sogar asketischen Lebensauffassung nicht vereinbaren ließe. Als Nichtalkoholiker auf einer Silberhochzeit ist man der einzige, der beim Toast auf das Jubelpaar nicht mit einem Glas Sekt anstößt, sondern in lächelnder Bescheidenheit um ein Glas Selters bittet.

Rock Water-geprägte Menschen möchten innerlich und äußerlich in Höchstform sein, und sie tun eifrig alles, wovon sie glauben, daß es ihnen dazu verhilft. Der Mann, der morgens früh um sieben im Schwimmbad erscheint, schon eine Stunde Waldlauf hinter sich hat und nun eisern seine fünfzig Runden schwimmt, um dann mit ernster Miene sein selbstgeschrotetes Müsli zu verzehren, ist ein klassischer Fall von Rock Water.

Im extremen Rock Water-Zustand möchte man auch gerne ein Vorbild sein, das anderen Menschen unbewußte Denkanstöße gibt, sie vielleicht dazu anregt, die eigenen Ideen aufzugreifen, um »auch auf den richtigen Weg« zu kommen. Westliche Mitglieder östlicher Religionsgemeinschaften, die in Landestracht und stiller Würde durch die Großstadt ziehen, verkörpern diesen Aspekt des Rock Water-Zustandes.

Viele Rock Water-Charaktere verlangen von sich, schon auf Erden heilig zu werden. Sie pressen sich in ein eisernes Korsett von Prinzipien und Disziplinen aller Art, bevorzugt solche, die irgendwie zu greifen und abzuhaken sind. Sie unterwerfen sich zum Beispiel täglichen stundenlangen Yoga-Disziplinen, sie leben nur noch streng makrobiotisch, oder sie führen, wo sie gehen und stehen, bestimmte Gebetsrituale durch.

Oft zeichnen sich ihre hochgehaltenen Theorien und Ideale besonders dadurch aus, daß sie von alten Traditionen abgeleitet sind, die zu ihrer Zeit an ihrem Platz Großes bewirkt haben, aber im Europa des ausgehenden zwanzigsten Jahrhunderts nicht mehr richtig angesiedelt und darum nur schwer zu verwirklichen sind. Das aber erkennen Menschen im negativen Rock Water-Zustand meistens nicht, sondern quälen sich mit Selbstvorwürfen, wenn sie ihr tägliches Trainingspensum aufgrund dringender anderer Forderungen des schnöden Alltagslebens nicht einhalten können. Und das wiederum schadet ihrer Entwicklung mehr, als stundenlanges Atmen, Beten, Meditieren usw. nützen kann.

Als Diskussionspartner ist man im Rock Water-Zustand für andere nicht sehr ergiebig. Ob es um Fragen der Politik, des Umweltschutzes oder mehr um philosophische Themen geht, man sieht das, was man für sich selbst als richtig erkannt hat, doch »sehr absolut«. Bestimmte Dinge, die nicht in das eigene Schema passen, will man einfach nicht wahrhaben.

Man würde jedoch, im Gegensatz zu Vervain, das eigene Weltbild nie einem Diskussionspartner aufzwingen wollen, weil man viel zu stark mit der Erfüllung seiner eigenen hochgeschraubten Selbsterwartungen beschäftigt ist. Eher neigt man im negativen Rock Water-Zustand – ähnlich wie Water-Violet – zu einer gewissen Selbstgefälligkeit, zu einer sublimen Form von geistigem Hochmut, zu einem inneren mitleidigen Kopfschütteln, verbunden mit dem Gefühl: »Wie gut, daß ich es besser weiß!«

Im Rock Water-Zustand erkennt man nicht, welchen inneren Zwängen man sich ständig unterwirft, und daß man wesentliche menschliche Bedürfnisse in sich unterdrückt. Man übersieht, in welchem Ausmaß man seiner Persönlichkeit täglich Gewalt antut, wieviel Lebensfreude in den selbstauferlegten Disziplinen erstickt. Diese überzogenen Dauerforderungen an sich selbst äußern sich bei vielen Rock Water-geprägten Menschen früher oder später in mannigfaltigen Erscheinungsformen körperlicher Inflexibilität. Die physischen Bedürfnisse sind bei solchen Persönlichkeiten ganz selten harmonisch integriert.

Im negativen Rock Water-Zustand ist man innerlich stark mit überpersönlichen Grundsätzen auf der mentalen Ebene identifiziert. Die sehr kristallisierte Persönlichkeit erstarrt in bestimmten Entscheidungen und geht so an den Forderungen der Realität vorbei. Sie möchte unbedingt das sein, was nach ihrer Meinung gut ist, und auf keinen Fall das, was ihrem Verständnis nach nicht gut ist. Aber vielleicht ist gerade das, wovon sie glaubt, daß es nicht gut sei, für ihre Entwicklung noch notwendig. Und vielleicht ist das, was sie für gut hält, in ihrem jetzigen Lebenszyklus noch gar nicht vorgesehen?

Ihr Irrtum liegt in einer zu großen Eigenwilligkeit und völlig falschen, materiell gefärbten Blickrichtung. Sie möchte egoistisch eine Entwicklung erzwingen und verwechselt dabei die äußere Wirkung mit der inneren Ursache. Sie verkennt, daß sich eine äußere Wirkung, z. B. eine Veränderung der Lebensweise, von selbst einstellt, wenn die inneren Gegebenheiten dafür vorhanden sind. Sie hat vergessen, daß bestimmte Lebensformen die Folge, aber nicht die Ursache geistigen Wachstums sind.

Wenn die Persönlichkeit eine äußere Veränderung erzwingen will, die der inneren Absicht ihrer Seele noch zuwiderläuft, kämpft sie mit ihrem Höheren Selbst, anstatt sich von ihm führen zu lassen. Die Persönlichkeit mißversteht vor allem, daß sogenannte Selbstbemeisterung nicht entsteht, indem man sich auf sich selbst konzentriert, sondern dadurch, daß man sein Selbst im Dienst am anderen vergißt.

Man sollte Menschen im negativen Rock Water-Zustand dazu ermutigen, ihrer wahren Persönlichkeit endlich mit einem mutigen »nobody is perfect« ins Auge zu blicken und sich statt hochgelobten Theorien mehr den Wellen des realen Lebens anzuvertrauen. So werden sie vom zackigen Felsbrocken, der sich leicht verhakt, zu einem abgerundeten Kieselstein im Bach, der mühelos von einer Stromschnelle des Lebens zur nächsten hüpft.

Menschen, die Rock Water brauchen, sollten ihre eiserne Zwangsjacke ein für allemal ablegen und nicht länger an den Freuden des Lebens vorbeigehen. Interessanterweise fühlte sich ein Sensitiver nach der Einnahme von Rock Water »am ganzen Körper sanft gestreichelt« und erlebte, wie er sagte, »eine Wiedergeburt in die Realität«.

Menschen im positiven Rock Water-Zustand könnte man als anpassungsfähige Idealisten bezeichnen, denn sie können Grundsätze und hochgelobte Prinzipien beiseite lassen, wenn sie mit neuen Erkenntnissen und größeren Wahrheiten konfrontiert werden. Sie halten sich offen. Ihre Disziplin gebrauchen sie zur ständigen Beobachtung und zur Prüfung ihrer Ideale in ihrer realen Lebenssituation. So können sie viele dieser Ideale im Lauf der Zeit tatsächlich in die Realität umsetzen und werden dadurch von selbst zu einem Vorbild für andere.

So extreme Rock Water-Fälle, wie oben geschildert, findet man in der Praxis nicht jeden Tag. Trotzdem ist Rock Water häufig vorübergehend angezeigt, weil fast jeder Mensch Bereiche in bestimmten Lebenssituationen vitale Bedürfnisse unbewußt unterdrückt oder umständehalber bewußt unterdrücken muß.

Der Unterschied in der Nichteinmischungstaktik von Rock Water und Water Violet:

Rock Water: Möchte sich geistig überlegen fühlen; innerlich stur; ist zu sehr mit seiner eigenen Vervollkommnung beschäftigt.

Water Violet: Ist häufig geistig überlegen; oft zu weit getriebene Toleranz; respektiert die Individualität der anderen fast zu stark; möchte seine Ruhe haben.

ROCK WATER – SCHLÜSSELSYMPTOME

Strenge und starre Ansichten, unterdrückte Bedürfnisse, man ist zu hart zu sich selbst.

SYMPTOME IM BLOCKIERTEN ZUSTAND

o Starkes Perfektionsstreben.

o Man unterwirft sein Leben strengen Theorien und manchmal übertriebenen Idealvorstellungen.

o Man versagt sich vieles, weil man glaubt, daß es sich mit seinem Lebensprinzip nicht vereinbaren läßt; dabei geht Lebensfreude verloren.

o Man tut alles, um in Höchstform zu kommen und zu bleiben; Selbstdisziplin wird groß geschrieben.

o Man hat sich höchste Maßstäbe gesetzt und zwingt sich fast bis zur Selbstaufgabe, danach zu leben.

o Man erkennt nicht, welchen Zwängen man sich täglich aussetzt.

o Falsch verstandene Spiritualität: Man krallt sich an einem faßbaren Teilaspekt (Meditationstechnik, Diätvorschrift o. ä.) fest und macht diesen zu seiner heiligen Kuh.

o Man strebt zwanghaft nach geistiger Höherentwicklung, hält aber an bestimmten eigenen Verdrängungen hartnäckig fest.

o Man glaubt, daß weltliche Gelüste die geistige Entwicklung behindern, man will schon auf Erden ein Heiliger sein: Asketen, Fakire, geistige Flagellanten.

o Man unterdrückt wesentliche körperliche und emotionale Bedürfnisse.

o Man geht sich in der Meditation selbst in die Falle, weil man zu stark »will«.

o Man mischt sich nicht in die Lebensführung von anderen ein, weil man völlig mit der eigenen Vervollkommnung beschäftigt ist.

o Oft strikte Vegetarier, Makrobioten, Antialkoholiker usw.

o Man macht sich Vorwürfe, wenn man seine strengen Disziplinen nicht durchhalten kann.

o Die physischen Bedürfnisse sind nicht gut integriert, daher bei Frauen oft Regelbeschwerden.

o Viel Streßerscheinungen im Körper.

POTENTIAL IM TRANSFORMIERTEN ZUSTAND

o Der offene Idealist; er kann von seinen Theorien und Grundsätzen abgehen, wenn er mit einer neuen Erkenntnis oder tieferen Wahrheit konfrontiert wird.

o Man läßt sich nicht von anderen beeinflussen, weil man weiß, daß man die richtige Erkenntnis zur richtigen Zeit in sich selbst finden wird.

o Man kann hohe Ideale in die Praxis umsetzen und vorgeben.

o Man ist durch seine Lebensfreude und seinen inneren Frieden ein natürliches Vorbild für andere.

UNTERSTÜTZENDE EMPFEHLUNGEN FÜR DEN ROCK WATER-ZUSTAND

o In jeder Beziehung »locker lassen«.

o Sich mehr weltliche Freuden und Vergnügen zubilligen.

o Ehrlich zu sich selbst sein: abends in den Spiegel gucken und sich die ungeschminkte Meinung zu den Gefühlserlebnissen des Tages sagen.

o Üben, besser zwischen Theorie und Praxis zu unterscheiden; sich nicht zu sehr fremden Theorien verschreiben, sondern selbst erfühlen, was guttut und was nicht.

o Körperliche Bewegung ohne starre Regeln, z. B. Schlittschuhlaufen, Ausdruckstanz.

o Anregungen für positive Programmierungssätze:

»Ich lasse mich vom Lebensstrom tragen.«
»Ich bin offen für neue Erlebnisse und Erkenntnisse.«
»Ich lasse alle Lebensbereiche zu ihrem Recht kommen.«
»Ich lasse die Dinge wachsen.«

28. *Scleranthus, Scleranthus annuus, Einjähriger Knäuel*

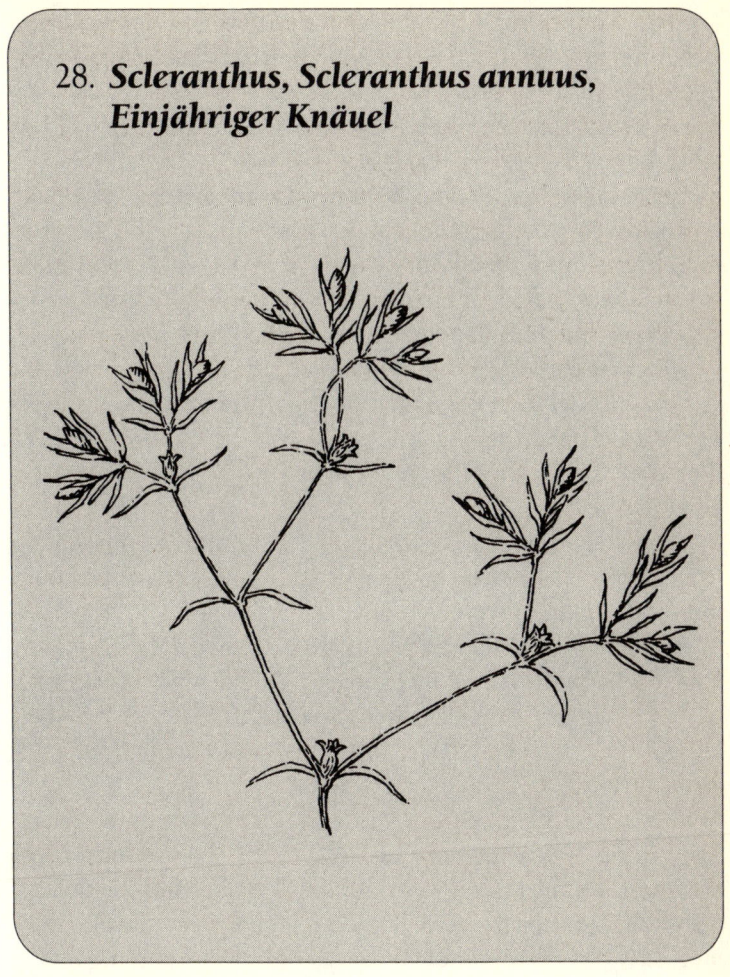

Die 5 bis 70 cm hohe buschige oder kriechende Pflanze mit ihrem vielfältig verflochtenen Stengel wächst in Weizenfeldern, auf Sand- und Kiesböden. Sie blüht von Juli bis September mit kleinen blaßgrünen oder dunkelgrünen Blütenbüscheln.

PRINZIP: Scleranthus ist verbunden mit den Seelenpotentialen der inneren Balance und der Eindeutigkeit in der Vielseitigkeit. Im negativen Scleranthus-Zustand schwankt man zwischen zwei Extremen hin und her.

Wer einmal beobachtet hat, wie ein Grashüpfer, durch kleinste Bewegungen in seiner Umgebung veranlaßt, scheinbar ziellos in großen Sprüngen hin und her hüpft, kann nachempfinden, wie sich ein Mensch im negativen Scleranthus-Zustand innerlich fühlt. Ein Impuls von außen genügt, und man reagiert, jetzt so – und im nächsten Moment genau entgegengesetzt.

Heute findet man die neuen Nachbarn hinreißend und verbrüdert sich beinahe mit ihnen, morgen gehen sie einem so auf die Nerven, daß man ihnen am liebsten die Tür vor der Nase zuwerfen würde.

Abends hat man fest zugesagt, mit Freunden zusammen ein Ferienhaus zu kaufen, morgens früh beim Aufwachen fragt man sich, ob man wohl verrückt geworden sei, und versucht, telefonisch alles wieder rückgängig zu machen, läßt sich dann aber im Laufe des Telefongesprächs wieder umstimmen und will sich die Sache noch einmal überlegen. Das geht so noch einige Male hin und her, bis die Freunde schließlich entschlußkräftigere Partner gefunden haben.

Im negativen Scleranthus-Zustand ist man wie eine Waage, die ständig in Bewegung ist und von einem Extrem ins andere schwingt: himmelhochjauchzend, zu Tode betrübt, hochaktiv oder ganz apathisch; heute für eine Idee Feuer und Flamme, morgen völlig uninteressiert. Dieser ständige Meinungs- und Stimmungswechsel läßt Scleranthus-betonte Menschen in den Augen ihrer Umwelt labil und unzuverlässig erscheinen.

Das Mädchen, das sich zwischen zwei Bewerbern nicht entscheiden kann, ist ein klassischer Scleranthus-Fall. Ist sie bei dem ruhigen Beamten, ist ihr völlig klar, daß sie bei ihm gut aufgehoben ist. Geht sie mit dem unternehmungslustigen

Ingenieur aus, der mit ihr nach Australien auswandern möchte, fragt sie sich, was sie überhaupt noch in Europa hält. Wenn sie allein ist und überlegt, was sie nun eigentlich will, kommt sie nie zu einer Entscheidung, sondern pendelt immer wieder ergebnislos zwischen diesen beiden Möglichkeiten hin und her, wochenlang, monatelang. Sie zieht in ihrem Zweifel nicht einmal ihre Eltern oder gute Freunde ins Vertrauen, denn, im Gegensatz zum Cerato-Zustand, bemüht man sich im Scleranthus-Zustand, selbst zu Lösungen zu kommen, egal, wie lange es dauert.

Aus der Fallstudien-Sammlung des Bach-Centres berichtet Chancellor[24] von einem Oberst, der allein drei Monate brauchte, um sich dazu durchzuringen, in eine Behandlung einzuwilligen.

Häufig manifestiert sich die innere Sprunghaftigkeit von Scleranthus-geprägten Menschen auch äußerlich, in vielen nervösen oder fahrigen Gesten. Man macht eine Menge überflüssiger Bewegungen. »Sei doch nicht so hibbelig«, sagt die Mutter zu ihrem Scleranthus-Kind. Manche Frauen, die Scleranthus brauchen, wechseln mehrmals am Tag ihre Garderobe, entsprechend ihrer wechselnden Stimmungslage.

Patienten im Scleranthus-Zustand wirken auf Ärzte irritierend, denn ihre Krankheitssymptome wandern im ganzen Körper hin und her. »Na, wo tut's denn heute weh?« fragt der Behandler und überlegt im stillen, ob es sich überhaupt lohnt, die neuen Symptome ernst zu nehmen.

Die fehlende innere Balance im Scleranthus-Zustand zeigt sich natürlich zuweilen auch körperlich: Gleichgewichtsstörungen, Reisekrankheiten oder Innenohr-Beschwerden. Die wechselhafte Stimmungslage manifestiert sich auch als Wechsel zwischen extremen Körperzuständen: Verstopfung und Durchfall, Fieber und Untertemperatur, Heißhunger und Appetitlosigkeit. Darum kann Scleranthus auch in der Schwangerschaft hilfreich sein.

Einige Praktiker sind der Meinung, daß eine Veranlagung zum negativen Scleranthus-Zustand in den ersten zwei bis drei Lebensstunden eines Menschen entstehen kann, wenn er in einer chaotischen Umgebung mit zu vielen Eindrücken auf einmal konfrontiert wird. Wie ein Brennglas, das durch eine übermächtige Schalleinwirkung feine Risse und Sprünge bekommen hat und so kein Licht mehr bündeln kann, ist die Persönlichkeit im Scleranthus-Zustand unfähig, Ordnung in ihre Impulse und Gedanken zu bringen, sie um einen Brennpunkt zu sammeln und zu einer gezielten und eindeutigen Entscheidung zu verdichten. Ihre Energie streut ziellos und zuweilen bizarr zwischen verschiedenen Bewußtseinsfacetten hin und her.

Der Irrtum im Scleranthus-Zustand besteht in der Weigerung der Persönlichkeit, zu der Führung ihres Höheren Selbst eindeutig ja zu sagen. Darum fehlt ihr die innere Ausrichtung auf die Zielsetzung ihrer Seele, welche ihr Maß, Kraft und Richtung geben würde. Solange sie sich nicht eindeutig für den Weg ihrer Seele entschieden hat, gerät sie unter den Einfluß der verschiedensten Kräfte, sie wird zum Spielball irdischer Dualitäten und ist mal von dem einen, mal von dem anderen Pol angezogen. Dadurch vergeudet sie wertvolle Zeit und Energie und tritt entwicklungsmäßig auf der Stelle.

Im negativen Scleranthus-Zustand muß man alles tun, um gedanklich und auch körperlich in seine eigene Mitte zu kommen und seinen eigenen inneren Rhythmus zu finden. Der erste Schritt dazu wäre, bewußt anzustreben, nicht mehr so tief in alle Extreme seiner positiven und negativen Erfahrungen hineinzugehen, sondern zu versuchen, sich innerlich auf einen goldenen Mittelweg einzustellen. Dann sollte man sich so verhalten wie ein Seiltänzer auf dem Hochseil, der sich zunächst einmal sensibel auf seinen eigenen Bewegungsrhythmus einpegelt, um dann – die Füße fest auf dem Seil, den Blick konzentriert geradeaus gerichtet – leichtfüßig sein Ziel zu erreichen.

Diese Leichtigkeit, die aus großer innerer Kraft stammt, ist für Menschen im positiven Scleranthus-Zustand oft charakteristisch. Sie treffen ihre Entscheidungen mit traumwandlerischer Sicherheit genau im richtigen Moment. Und so wie ein Seiltänzer seinen Drahtseilakt immer weiter ausbaut, können auch Menschen im positiven Scleranthus-Zustand geistig immer weitere Möglichkeiten in ihr Leben integrieren, ohne dabei die Balance zu verlieren. Ihre innere Ruhe, ihre Eindeutigkeit und ihre entschlossene Haltung wirken sich auf nervöse Menschen ihrer Umgebung positiv und beruhigend aus.

SCLERANTHUS – SCHLÜSSELSYMPTOME

Unschlüssig; sprunghaft; innerlich unausgeglichen. Meinung und Stimmung wechseln von einem Moment zum anderen.

SYMPTOME IM BLOCKIERTEN ZUSTAND

o Unentschlossen aus innerer Ruhelosigkeit.
o Man ist gedanklich ständig zwischen zwei Möglichkeiten hin- und hergerissen.
o Extreme Stimmungsschwankungen: Weinen und Lachen, himmelhochjauchzend – zu Tode betrübt.
o Man nimmt viele Impulse auf, hüpft gedanklich hin und her wie ein Grashüpfer.
o Wegen seiner wechselhaften Anschauungen wirkt man auf andere unzuverlässig.
o Mangel an innerem Gleichmaß und innerer Balance, Nervenkrisen.
o Unkonzentriert, man springt im Gespräch von Thema zu Thema.
o Wegen innerer Wankelmütigkeit verliert man wertvolle Zeit und verpaßt privat und beruflich manche gute Gelegenheit.

o Man fragt bei einem inneren Konflikt andere nicht um Rat, sondern versucht selbst, zu einem Entschluß zu kommen.

o Oft zerfahrene und ruckartige Gesten.

o Körperliche Begleiterscheinungen der fehlenden, energetischen Balance können u. a. sein:
extremer Wechsel zwischen Aktivität und Apathie,
körperliche Temperaturen steigen und fallen schnell,
die Symptome wandern im ganzen Körper hin und her:
Heute tut's hier weh, morgen woanders,
Gleichgewichtsstörungen aller Art,
Reisekrankheiten: Luft, Schiff, Auto,
Wechsel zwischen extremem Heißhunger und Appetitlosigkeit,
Wechsel zwischen Durchfall und Verstopfung,
Schwangerschaftserbrechen und vieles mehr.

POTENTIAL IM TRANSFORMIERTEN ZUSTAND

o Konzentrationskraft und Entschlossenheit.

o Man hält sein inneres Gleichgewicht unter allen Umständen.

o Vielseitig und flexibel, man kann immer mehr Möglichkeiten in sein Leben integrieren.

o Man trifft aus dem Moment heraus mit traumwandlerischer Sicherheit die richtigen Entscheidungen.

o Seine Gegenwart wirkt beruhigend auf andere Menschen.

UNTERSTÜTZENDE EMPFEHLUNGEN IM SCLERANTHUS-ZUSTAND

o Nichts übertreiben, Extreme vermeiden; statt innerer Zickzack-Linie mehr die sanfte Wellenbewegung anstreben.

o Atemübungen, die zentrieren und Dinge ruhig in Fluß kommen lassen.

o Körperliche Hobbies, in denen Balance und Geschicklichkeit erforderlich sind: Rollschuhlaufen, Schlittschuhlaufen, jonglieren.

o Anregungen für positive Programmierungssätze:

»Ich finde meinen inneren Rhythmus.«
»In meinem Zentrum finde ich die eindeutige Entscheidung.«
»Ich wandle auf dem goldenen Mittelweg.«
»Ich habe Verbindung mit meinem Höheren Selbst.«

29. *Star of Bethlehem, Ornithogalum umbellatum, Doldiger Milchstern*

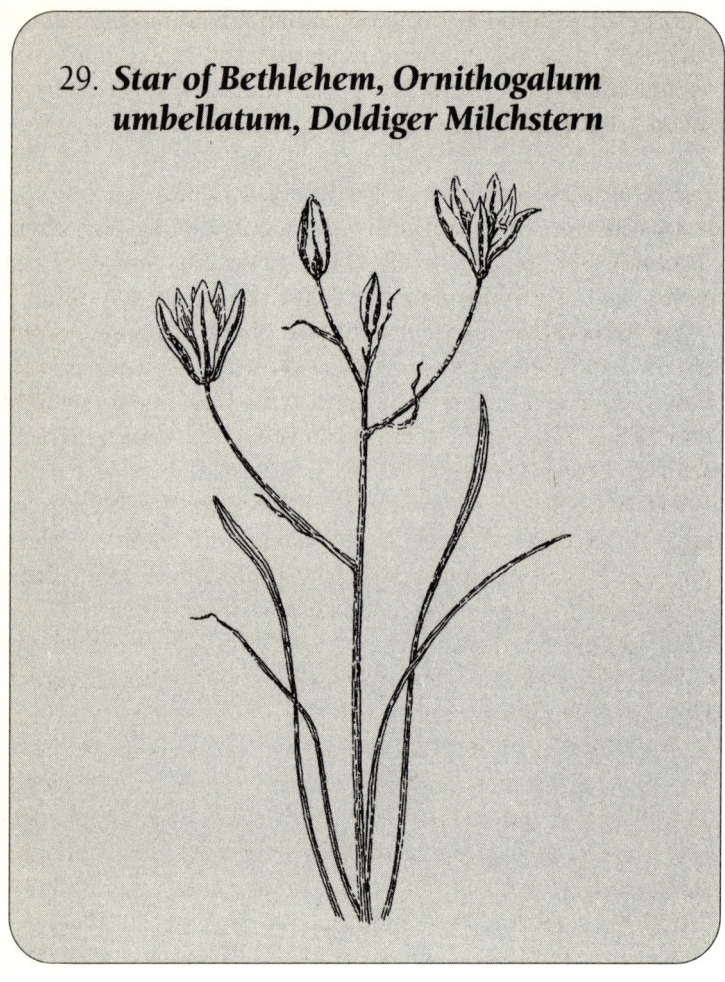

Die der Zwiebel und dem Knoblauch verwandte, 15 bis 30 cm hohe Blume, mit den schlanken, in der Mitte von einem weißen Streifen geteilten Blättern findet man in Wäldern und auf Feldern. Die außen grüngestreiften und innen rein weißen Blüten öffnen sich im April und Mai nur bei Sonnenschein.

PRINZIP: Star of Bethlehem ist verbunden mit dem Seelenpotential der Erweckung und der Reorientierung. Im negativen Star of Bethlehem-Zustand verharrt der Mensch im geistig-seelischen Dämmerschlaf, in einer Art von innerer Betäubung.

Star of Bethlehem hilft bei allen Folgeerscheinungen von körperlichen, seelischen und geistigen »Schocks«[25], egal, ob so ein »seelisches Trauma« schon bei der Geburt entstand oder erst gestern, durch Einklemmen des Zeigefingers in der Autotür.

Star of Bethlehem ist die wichtigste Blume der Rescue-Kombination, denn sie synthetisiert die Wirkung der vier anderen Blüten-Essenzen. Sie neutralisiert schockierende Ereignisse und bringt so die Selbstheilungsmechanismen des Körpers schnell wieder in Gang.

Als »Schock« gilt dabei jede direkte Energieeinwirkung, die unser energetisches System nicht verkraften kann, sondern mit einer Verzerrung beantwortet, unabhängig davon, ob diese Verzerrung von der Persönlichkeit bewußt registriert wurde oder nicht. Im energetischen System bleibt jeder »Schock« in jedem Fall erhalten und bewirkt eine gewisse Lähmung in seinem Einflußbereich.

Fast jeder Mensch erlebt im Laufe seines Lebens seelische Traumen, die er nicht verkraften kann. Manche manifestieren sich sofort im physischen Körper. So wurden zum Beispiel einer Kosmetikerin von heute auf morgen ihre Geschäftsräume gekündigt. Von Stund an konnte sie nicht mehr richtig hören, bis sie Star of Bethlehem bekam.

Andere »Schocks« manifestieren sich erst Monate oder Jahre später. Die Krankheit, z. B. ein Arthritisleiden, kann dann mit der auslösenden Ursache, wenn überhaupt, erst nach längerem Forschen in Zusammenhang gebracht werden.

Die verschiedensten sogenannten psychosomatischen Krankheiten haben, wie man weiß, ihre Ursache in einem nicht aufgelösten energetischen Trauma, denn jede Persönlichkeit reagiert individuell mit ihrer spezifischen organischen Schwäche.

Seltener tritt der negative Star of Bethlehem-Zustand als echter Charakterzug in Erscheinung. Die Menschen, bei denen das so ist, wirken häufig sehr fein und etwas gedämpft. Oft sprechen sie mit leiser Stimme, die am Schluß der Sätze noch leiser nach unten abfällt. Sie bewegen sich langsam und haben manchmal einen feinen Hang zum Magischen und Mystischen. Manches scheint darauf hinzudeuten, daß bei Menschen dieser Art eine alte schicksalhafte Belastung vorliegt, bei der Magie, Ehrgeiz-Mißbrauch und Drogenkonsum eine Rolle spielten.

Fragt man nach dem geistigen Irrtum im negativen Star of Bethlehem-Zustand, so liegt er in der inneren Weigerung der Persönlichkeit, aktiv am Leben teilzunehmen.

Anstatt unter der Regie des Höheren Selbst die ihr zugedachte Rolle im Theater des Lebens zu spielen, zieht sich die Persönlichkeit von allem, was sie nicht fühlen möchte, zurück, »macht dicht«, stellt sich gewissermaßen tot. Auf diese Weise sammelt sich viel Unverdautes an, das ihre feineren Systeme innerlich verschlackt, manchmal nahezu vergiftet und die Informationsübermittlung innerhalb der verschiedenen Energieebenen immer mühsamer macht. Die Folge: Schon bei der kleinsten energetischen Anforderung ist das System überfordert, wie gelähmt; immer weitere kleine Teilbereiche spielen nicht mehr richtig mit.

Bach nannte Star of Bethlehem »den Seelentröster und Schmerzensbesänftiger«.

Star of Bethlehem erweckt die Persönlichkeit aus ihrem seelischen Dämmerschlaf und führt sie zu ihrem Höheren Selbst zurück. Es vitalisiert energetische Verbindungen, besonders im nervlichen Bereich. Rückstände können sich auflösen. Die Persönlichkeit integriert sich auf allen Ebenen, wird lebendiger und kann normale energetische Belastungen wieder verkraften. Sie fühlt eine große Lebendigkeit, geistige Klarheit und innere Kraft.

In der täglichen Praxis wird Star of Bethlehem oft gebraucht, weil heute fast niemand frei von schockierenden Traumen ist. Neben Holly und Wild Oat sollte man an Star of Bethlehem denken, wenn die bisherige Kombination nicht richtig anschlägt. Vielleicht ist ein unbewußter Schock im System, der alles blockiert? Hier wirkt Star of Bethlehem als Katalysator.

Bei der Mitbehandlung therapieresistenter psychosomatischer Krankheiten leistete Star of Bethlehem oft Verblüffendes, besonders wenn es regelmäßig über lange Zeiträume – oft Monate – eingenommen wurde. Sehr häufig wirkte Star of Bethlehem ausgleichend bei Spannungsgefühlen im Hals und nervösen Schluckbeschwerden, also bei »Schocks«, die einem im Halse steckengeblieben sind. Bei Phänomenen, wie nicht hören, nicht sehen, nicht gehen, nicht anfassen können, sollte man immer an Star of Bethlehem denken.

Menschen, die in ihrem Leben viel Betäubungsmittel genommen haben, profitierten oft von Star of Bethlehem kombiniert mit Crab Apple.

Für Neugeborene empfiehlt sich: Star of Bethlehem gegen den Geburtsschock zusammen mit Walnut für die Umstellung in eine neue Daseinsform. Einige Praktiker regen an, diese Mischung dem Badewasser zuzusetzen.

Star of Bethlehem half manchmal Frauen, die unter besonders starken Menstruationsblutungen leiden. Denn jede Menstruation ist eine kleine Geburt, und wenn man so will, ein »Mini-Schock«. Therapien, in denen seelische Traumen aufgearbeitet werden, wie z. B. Rebirthing, werden durch Star of Bethlehem gut unterstützt.

Der wesentliche Unterschied zwischen Honeysuckle und Star of Bethlehem:

Honeysuckle: Unbewußte Weigerung, ein vergangenes
                      Ereignis zu akzeptieren.
Star of Bethlehem: Unvermögen, ein traumatisches Erlebnis
                      zu verkraften.

STAR OF BETHLEHEM – SCHLÜSSELSYMPTOME

*Nachwirkungen von körperlichen, seelischen oder geistigen Schocks,
egal ob weit zurückliegend oder erst kürzlich geschehen. »Der Seelentröster und Schmerzen-Besänftiger«.*

SYMPTOME IM BLOCKIERTEN ZUSTAND

o Unglücklich, traurig, lähmender Kummer nach Enttäuschungen, Hiobsbotschaften, Unfällen und anderen schockierenden Ereignissen. Das Ereignis kann bis in die Kindheit zu-
  rückgehen, das Ereignis kann auch unbewußt sein.
o Unangenehme Gefühlserlebnisse klingen zu lange in einem
  nach.
o Man kann in einer tröstungsbedürftigen Situation keinen
  Trost annehmen.
o Es fällt einem schwer, zurückliegende unangenehme Situationen gefühlsmäßig zu verkraften.
o Mögliche körperliche Begleiterscheinungen: Gefühllosig-
  keit, taumelnder Gang, belegte Stimme.
o Die Unverfrorenheit mancher Mitmenschen verschlägt einem die Sprache.

POTENTIAL IM TRANSFORMIERTEN ZUSTAND

o Innere Lebendigkeit, geistige Klarheit und innere Kraft.
o Gute Adaptionsfähigkeit des Nervensystems an energetische Veränderungen.
o Schnelle Erholungsfähigkeit.

UNTERSTÜTZENDE EMPFEHLUNGEN IM
STAR OF BETHLEHEM-ZUSTAND

Im akuten Zustand nicht möglich, für Spätfolgen eventuell:

o Lymphdrainage.
o Therapien, in denen energetische Traumen ausgearbeitet werden, z. B. Rebirthing.
o Anregungen für positive Programmierungssätze:

»Ich lasse alle Energieblockaden los.«
»Mein ganzes System atmet.«
»Mein Kopf ist hell und klar.«
»In mir ist totale Kommunikation zwischen allen Ebenen.«

30. *Sweet Chestnut, Castanea sativa, Eßkastanie oder Edelkastanie*

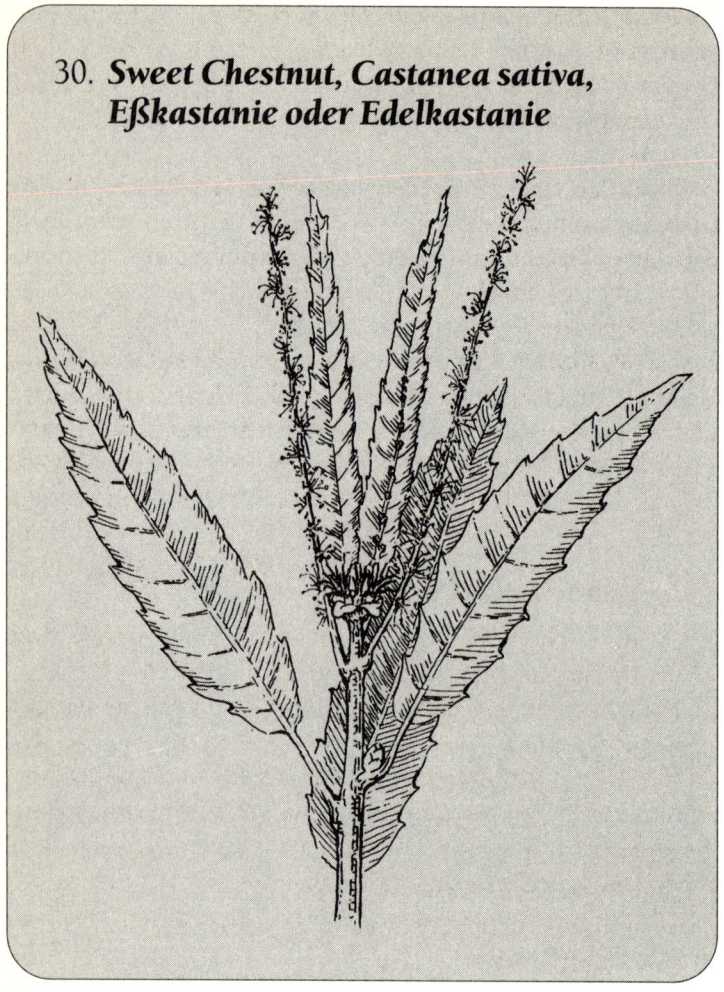

Wächst in offenen Wäldern, auf lockeren, mäßig feuchten Böden bis zu 20 m hoch. Die kätzchenartigen, stark duftenden Blüten erscheinen erst nach dem Laubausbruch zwischen Juni und August, also später als bei den meisten anderen Bäumen.

PRINZIP: Sweet Chestnut ist mit dem Prinzip der Erlösung verbunden. Im negativen Sweet Chestnut-Zustand ist ein Mensch an dem Punkt angelangt, wo er davon überzeugt ist, daß es für ihn keine Hoffnung auf Hilfe mehr gibt.

Bach schrieb über Sweet Chestnut: »Es ist die (Blüte) für den qualvollen inneren Zustand, in dem die Existenz der Seele selbst bedroht zu sein scheint, für die hoffnungslose Verzweiflung derer, die glauben, die Grenzen ihrer Belastbarkeit erreicht zu haben.«

Von der Intensität des Leidens her gesehen, ist Sweet Chestnut wohl einer der stärksten negativen Seelenzustände. Aber auch er manifestiert sich äußerlich nicht immer so dramatisch wie oben beschrieben, sondern vollzieht sich häufig auf inneren Ebenen, die dem Betroffenen weitgehend unbewußt bleiben.

Der negative Sweet-Chestnut-Zustand ist der Moment, in dem die Persönlichkeit ganz allein, sozusagen mit dem Rücken zur Wand steht, in dem sie sich vollkommen hilflos und schutzlos fühlt, wie ein Vogeljunges, das aus dem Nest gefallen ist. Man hängt zwischen Himmel und Erde im Nichts wie ein Fallschirmspringer, der wieder und wieder vergeblich an der Reißleine gezogen hat. Man hat klaglos gekämpft und tapfer gehofft, aber nun ist man am Ende und steht mit leeren Händen da. Es gibt kein Gestern und kein Morgen mehr, sondern nur noch eine völlig leere, verzweifelte Gegenwart. Man weiß, daß es höchstens eine Frage von Stunden sein kann, bis die Sturmflut den Deich überfluten wird.

Der negative Sweet Chestnut-Zustand ist die Stunde der Wahrheit, die stärkste Konfrontation der Persönlichkeit mit sich selbst und zugleich ihr letzter – irrtümlicher – Versuch, sich gegen eine entscheidende innere Wandlung zu sperren und zu wehren. Es ist die Nacht, ohne die es nicht wieder Tag werden kann.

Die Intensität des Leidens scheint menschliches Fassungs-
vermögen zu übersteigen, die Grenzen der Belastbarkeit werden so weit wie möglich hinausgeschoben. Dies geschieht,
damit alle alten fixierten Strukturen der Persönlichkeit aufge-
brochen und aufgegeben werden können, um für neue Be-
wußtseinsdimensionen Raum zu schaffen.

Sweet Chestnut leitet immer entscheidende Entwicklungsschritte ein, wie z. B. die Erlösung aus einer jahrelangen selbstzerstörerischen Partnerschaft. Oft steht der Sweet Chestnut-
Zustand als Hüter der Schwelle auch am Beginn der wirklichen spirituellen Entwicklung. Der Mensch erfährt, was es
heißt, einsam zu sein, und begreift, daß nur durch dieses totale Zurückgeworfenwerden auf sich selbst der Weg in eine
andere Bewußtseinsebene oder zu Gott frei wird. Er erkennt,
daß ihm alles genommen wird, weil er mit leeren Händen gehen muß, um das Neue, das auf ihn zukommt, fassen zu können; daß er sich ganz aufgeben muß, um völlig neu geboren zu
werden.

»Wenn die Not am größten, ist Gottes Hilf' am nächsten ...«
heißt es in einem Sprichwort, das die Wirkung der Sweet
Chestnut-Energie sehr gut beschreibt. Der positive Sweet
Chestnut-Zustand ist der Zustand des Gottvertrauens trotz
größter äußerer Widrigkeiten, der Moment, in dem Hilferufe
erhört werden und Wunder geschehen können. Sweet Chestnut hilft, schmerzliche Transformationsphasen zu durchlaufen, ohne sich dabei zu verlieren oder daran zu zerbrechen.

Menschen im negativen Sweet Chestnut-Zustand bemühen
sich immer, ähnlich wie Agrimony, ihre innere Verzweiflung
vor ihrer Umwelt zu verbergen. Und sie würden auch in Momenten tiefster Depression, im Gegensatz zu Cherry Plum, nie
auf die Idee kommen, Schluß machen zu wollen.

In der Praxis ist es darum nicht immer einfach, den negativen Sweet Chestnut-Zustand zu erkennen. Formulierungen
wie: »Ich bin am Ende meines Lateins« oder: »Jetzt weiß ich

wirklich nicht mehr, wie es weitergehen soll ...« sind deutliche Hinweise.

Selten gibt es echte Sweet Chestnut-Charaktere. Die Entwicklung dieser Menschen ist meistens durch extreme äußere Ereignisse oder extreme innere Erlebnisse gekennzeichnet, die aber von ihnen nicht immer leidvoll, wohl aber extrem erlebt werden.

SWEET CHESTNUT – SCHLÜSSELSYMPTOME

Tiefste Verzweiflung. Man glaubt, die Grenze dessen, was ein Mensch ertragen kann, sei nun erreicht.

SYMPTOME IM BLOCKIERTEN ZUSTAND

o Man empfindet seine Lage als ausweglos und weiß nicht mehr weiter.

o Man hat das Gefühl, den äußersten Grad der Belastungsfähigkeit erreicht zu haben.

o Grenzsituation: Man fühlt sich innerlich völlig verloren, in hilfloser Leere und totaler Isolation.

o Extremer seelischer Ausnahmezustand.

o »Die dunkle Nacht der Seele«.

o Man hält es nicht für möglich, daß ein Mensch so viel durchstehen muß, und glaubt, Gott habe einen vergessen.

o Man hat alle Hoffnung fahren lassen (akuter als bei Gorse), aber zeigt es nicht nach außen.

o Man weiß, daß jetzt etwas grundsätzlich Neues kommen muß.

POTENTIAL IM TRANSFORMIERTEN ZUSTAND

o Die Erfahrung des Nichts an der Schwelle zu neuen Horizonten.

o Man war verloren und hat sich wiedergefunden.

o Phönix aus der Asche.

o Man hat die Chance zu einer entscheidenden Wandlung erkannt, die Reise zu sich selbst hat begonnen.

o Man kann wieder glauben, persönliche Gotteserfahrungen.

UNTERSTÜTZENDE EMPFEHLUNGEN IM
SWEET CHESTNUT-ZUSTAND

o Auseinandersetzung mit dem Prinzip des Lernens durch Leiden auf diesem Planeten und mit dem Erlösungsgedanken.

o Erholung in Licht und unberührter urwüchsiger Natur.

o Anregungen für positive Programmierungssätze:

»Es muß Nacht sein, bevor es wieder Tag werden kann.«
»Durch die Nacht zum Licht.«
»Wenn die Not am größten, ist Gottes Hilf' am nächsten.«
»Mein inneres Wesen ist unzerstörbar.«

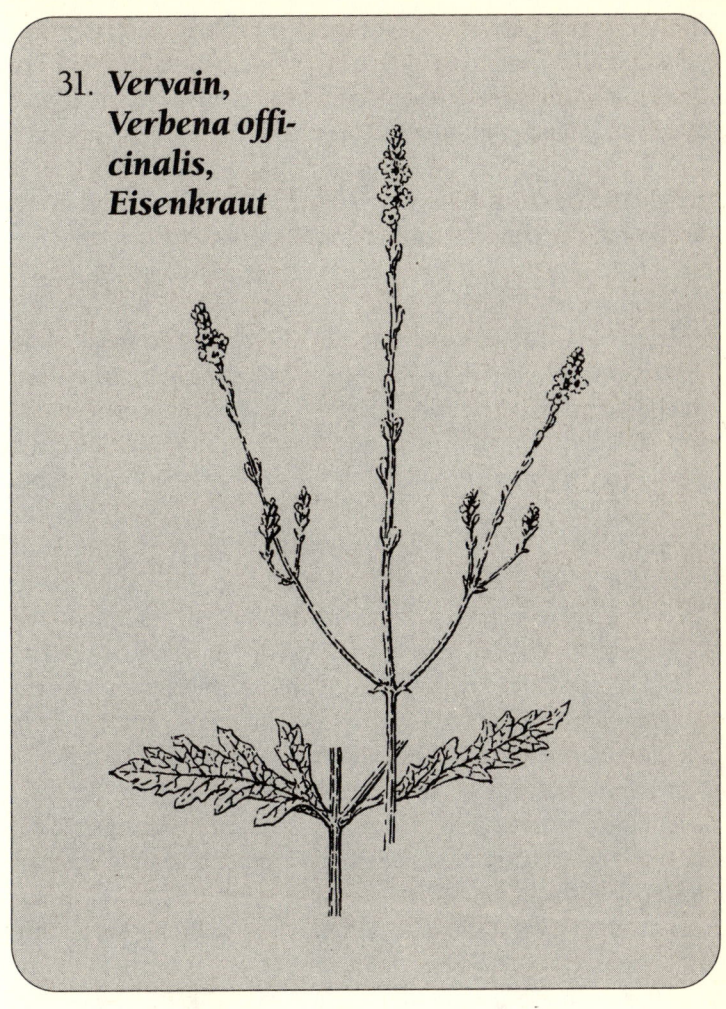

**31. Vervain,
Verbena offi-
cinalis,
Eisenkraut**

Die bis zu 60 cm hohe, robuste, aufrechte Pflanze wächst an Wegrändern, auf kahlen, trockenen Böden und sonnigen Weiden. Die unteren kleinen lila oder mauvefarbigen Blüten öffnen sich zwischen Juli und September.

PRINZIP: Vervain ist verbunden mit den Seelenpotentialen der Selbstdisziplin und des Zügelns. Im negativen Vervain-Zustand wird der eigene Wille zu stark nach außen gerichtet und die eigene Energie unökonomisch vergeudet.

Auf einer Klassenreise ist der kleine Peter vom Lehrer dazu auserkoren worden, ihn immer an die Uhrzeit zu erinnern, damit das ganze Reiseprogramm reibungslos ablaufen kann. Glühend vor Stolz über diese Auszeichnung stürzt er sich mit Feuereifer in seine Aufgabe. Er steht mit dem Gedanken an die Uhrzeit auf, geht mit dem Gedanken daran ins Bett, und wenn er nachts aufwacht, überlegt er sofort, wie spät es wohl sei. Er möchte seine Aufgabe nicht nur hundertprozentig, sondern hundertfünfzigprozentig erfüllen und überschlägt sich dabei fast. Guckt ihn der Lehrer zufällig an, platzt er schon mit der Uhrzeit heraus. Wenn seine Klassenkameraden trödeln, läuft er wie ein geölter Blitz hinter ihnen her und bittet sie flehentlich, doch etwas schneller zu machen, sie wüßten doch, wie wichtig es ist, pünktlich zu sein. – Auf dieser Klassenreise findet der kleine Peter keine Erholung. Er ist innerlich immer im Einsatz und wird von seinen Klassenkameraden nur noch »die Uhr« genannt; das frühe Beispiel eines Vervain-Charakters.

In Vervain-betonten Menschen glüht eine innere Flamme, meist eine positive Idee, von der sie ganz durchdrungen sind, und sie können nicht eher ruhen, bis sie ihre Umwelt auch von dieser Idee überzeugt haben. Vorsitzende von Wohlfahrtsverbänden oder Gesundheitsvereinen, die ihr Privatleben, ihre Freizeit und ihre Nachtstunden für die »gute Sache« opfern und vor keiner Auseinandersetzung zurückschrecken, sind Vervain-geprägt. Sie sind immer im Dienst und fühlen sich wie Schauspieler ihrer Rolle verpflichtet. Jeden Menschen, mit dem sie es zu tun bekommen, versuchen sie in missionarischem Eifer für ihre gute Sache zu gewinnen, manchmal mit Erfolg – manchmal auch ohne. Das liegt daran, daß sie im

Zweifel des Guten leicht zuviel tun, denn sie sind stets mehr die leidenschaftlichen Anwälte, die ihren Gesprächspartner selbstbewußt mit einem Trommelfeuer von Argumenten überschütten, als die geschickten Diplomaten, die andere auch mal zum Zuge kommen lassen.

Durch diesen meistens unnötigen Übereinsatz von Willenskraft überziehen sie auf die Dauer ihr Kräftekonto. Sie sind innerlich und äußerlich nervös und angespannt und reagieren gereizt, wenn sie mit den Dingen nicht so vorankommen, wie sie es sich vorgestellt haben. Das veranlaßt sie, sich noch mehr zu engagieren, noch mehr aus sich herauszuholen. Sie gönnen sich keine freie Minute mehr am Tag und nur wenige Stunden Schlaf in der Nacht. Sie überschätzen ihre Vitalität und treiben immer mehr Raubbau an ihrer Gesundheit. Plötzlich »fangen sie sich eine Grippe ein«, weil ihr Körper keine Abwehrkräfte mehr besitzt.

Im negativen Vervain-Zustand sind manche Menschen innerlich so aufgedreht, daß sie sich, selbst wenn sie wollten, körperlich kaum noch entspannen können. Ihre kolossalen Muskelspannungen erkennt man an ihrer ausgeprägten Mimik und an der Art, wie sie auch körperliche Tätigkeiten mit überstarkem Energieeinsatz ausführen. Sie fassen zum Beispiel den Bleistift so fest an, daß er beinahe unter ihren Fingern zerbricht, wenn sie eine Treppe hochkommen, hört es sich so an, als ob sie schwere Soldatenstiefel trügen.

Vervain-geprägte Menschen verströmen ihre Energie nach außen und möchten manchmal, im Gegensatz zu Rock Water, andere Menschen zu ihrem Glück zwingen. Es sind die inneren Revolutionäre, die in »gerechtem Zorn für eine gute Sache auf die Barrikaden gehen« und manchmal gar nicht merken, welche Lawine von Komplikationen sie damit in Gang setzen: Es sind die »geistigen Wanderprediger«, die Menschen mit Sendungsbewußtsein, die Menschen, die »nie ihren Mund halten können«, sondern bereit sind, für ihre

Idee hinter Gitter zu gehen. Im Extremfall ist es auch der Student, der sich für seine Ideale mit Benzin übergießt und öffentlich verbrennt. Leider schaden diese Menschen damit ihrer guten Sache oft mehr, als sie ihr nützen, und werden schnell als Fanatiker abgetan. Hier liegt die Tragik und der Irrtum im negativen Vervain-Zustand.

Im negativen Vervain-Zustand hat man den Ruf seiner Seele vernommen und will ihm folgen. Deshalb wird man zeitweise mit sehr viel positiver Energie überschwemmt, der die Persönlichkeit und der Körper noch nicht ganz gewachsen sind. Die Persönlichkeit bemüht sich, diese Energie zu nutzen, aber es fehlt ihr noch an dem Wissen um bestimmte Gesetzmäßigkeiten und an der nötigen Erfahrung im Umgang mit viel positiver Energie. Die Persönlichkeit ergreift diese Energie und versucht, nach ihren eigenen beschränkten Vorstellungen etwas damit zu »machen«, anstatt sie einfach nur durch sich wirken zu lassen. Sie probiert sozusagen, einen starken Wasserstrahl durch einen zu engen Schlauch zu pressen.

Jetzt muß die Persönlichkeit lernen, daß ihr diese Energie nicht dazu gegeben worden ist, um sie wahllos nach eigenem Ermessen zu verschleudern, sondern daß sie mit ihren Pfunden wuchern muß. Dazu gehört auch, daß sie ihren Körper, das Gefäß für diese Energie, pflegt und nicht Schindluder mit ihm treibt. Sie muß auch erkennen, daß Druck immer Gegendruck erzeugt, daß man eine gute Idee nicht krampfhaft »zu verkaufen« braucht, sondern daß es weit überzeugender ist, wenn man diese Idee selbst verkörpert, wenn man sie »ist«.

Im positiven Vervain-Zustand hat ein Mensch geübt und gelernt, seine göttliche Unrast zu meistern und seine Energie liebevoll, aber ganz gezielt einzusetzen. Er ist von seiner Aufgabe erfüllt, aber auch immer bereit, andere Meinungen zu hören und seinen Standpunkt zu revidieren, wenn es ihm nötig erscheint. Er denkt im größeren Bezugsrahmen. Ohne Mühe gelingt es ihm, andere durch sein inneres Feuer mitzureißen und zu begeistern.

Der entscheidende Unterschied zwischen Vervain und Vine:

Vervain: Möchte andere von einer Idee begeistern und übt dabei im Übereifer zuviel Druck aus.

Vine: Übt bewußt Druck aus, um seine eigenen Ziele durchzusetzen.

VERVAIN – SCHLÜSSELSYMPTOME

Im Übereifer, sich für eine gute Sache einzusetzen, treibt man Raubbau mit seinen Kräften; reizbar bis fanatisch.

SYMPTOME IM BLOCKIERTEN ZUSTAND

o Man ist von einer Idee begeistert und möchte andere Menschen mitreißen.
o Ungerechtigkeiten können einen auf die Palme bringen.
o Intensiv, überzentriert, man möchte alles hundertfünfzigprozentig machen.
o Impulsiv, idealistisch bis missionarisch.
o Innerlich aufgedreht, immer im Einsatz.
o Man sagt anderen im Übereifer, wie sie es machen sollen, handelt für sie mit, versucht sie zu ihrem Glück zu zwingen.
o In dem Wunsch, die anderen zu bekehren, überrollt man sie förmlich mit seiner Energie und ermüdet sie damit.
o Man übertreibt, man überschlägt sich, man will dem anderen unbedingt eine Idee »verkaufen« und dient damit seiner Sache nicht.
o Man reitet ein Thema zu Tode; Fanatiker.
o Man geht in »gerechtem Zorn für eine Sache auf die Barrikaden«.

o Mutig, man nimmt Risiken in Kauf, ist bereit, für seine Ziele Opfer zu bringen.

o Man zwingt sich mit einem enormen Energieaufwand dazu, weiterzumachen, auch wenn die physischen Kräfte erschöpft sind.

o Man ist gereizt und nervös, »geht auf dem Zahnfleisch«, wenn die Dinge nicht so vorankommen, wie man möchte.

o Oft drahtiger Typ, spricht und bewegt sich schnell.

o Man ist innerlich so überdreht, daß man fast nicht mehr entspannen kann; oft Muskeln, Augen, Kopf extrem angespannt.

o Überaktive Kinder, die abends nicht ins Bett zu bekommen sind.

POTENTIAL IM TRANSFORMIERTEN ZUSTAND

o Man bekennt sich zu seiner Idee, billigt aber auch anderen Menschen das Recht auf eine eigene Meinung zu.

o Man läßt sich in Diskussionen unter Umständen auch von anderen guten Argumenten überzeugen.

o Man sieht die Dinge in einem größeren Rahmen.

o Man kann seine große Energie gezielt und liebevoll für eine lohnende Aufgabe einsetzen.

o »Der Fackelträger«, er kann andere mühelos begeistern, inspirieren und mitreißen.

UNTERSTÜTZENDE EMPFEHLUNGEN IM VERVAIN-ZUSTAND

o Begreifen, daß unter Dauerspannung jedes System irgendwann zu Bruch gehen muß und daß damit niemandem gedient ist.

o Akzeptieren, daß es nicht immer die Intensität des Einsatzes ist, sondern die angepaßte psychologische Taktik, die den Erfolg bringt.

o Den anderen nicht »über-fahren«, sondern »mit ihm fahren«.

o Bewußte Entspannungspausen in das Tagesprogramm einbauen: Sitzen, Atemübungen u. ä.

o Tai Chi und andere langsame, harmonisch fließende Bewegungs-Meditationen.

o Leistungssport oder Ballettunterricht, um die Energie und Konzentrationskraft positiv zu kanalisieren.

o Anregungen für positive Programmierungssätze:

»Ich nehme mich zurück und lasse die anderen kommen.«
»Ich zügle meine Energie, um sie behutsamer und gezielter einzusetzen.«
»Ich werde ein Gefäß für höhere Kräfte und überlasse mich völlig meiner inneren Führung.«

32. **Vine, Vitis vinifera, Weinrebe**

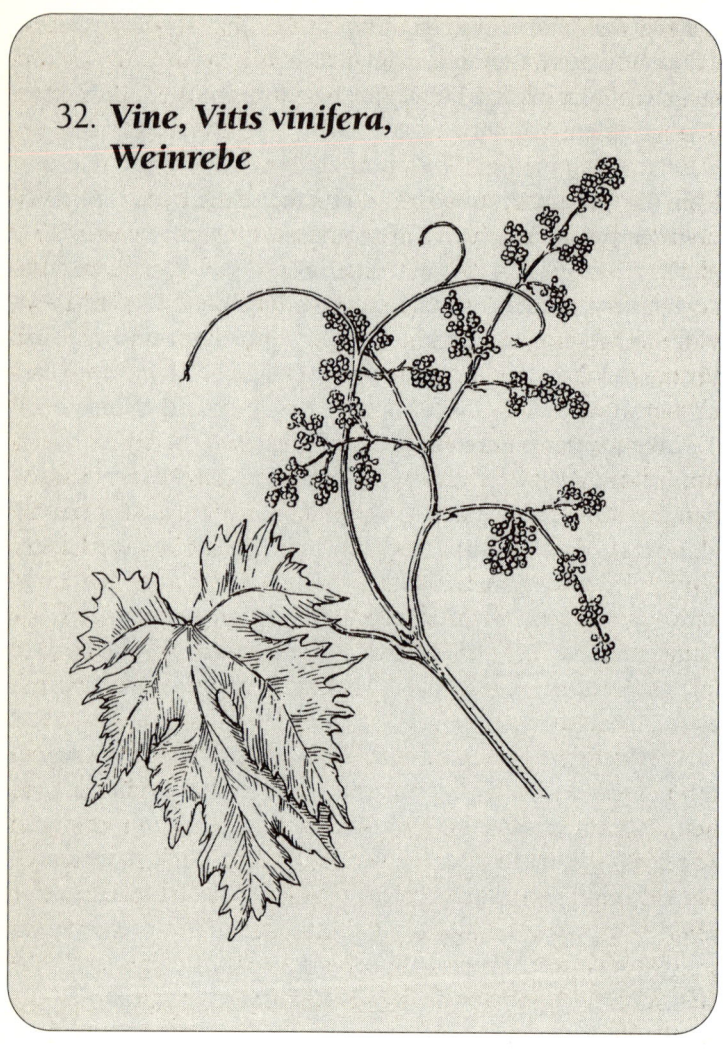

Die 15 m und weiter rankende Pflanze gedeiht in wärmeren Ländern. Ihre kleinen grünen, duftenden Blüten wachsen in dichten Trauben. Ihre Blütezeit variiert je nach Klima.

PRINZIP: Vine ist verbunden mit dem Seelenpotential der Autorität und Durchsetzungskraft. Im extrem negativen Vine-Zustand ist man hart, machthungrig und respektiert die Individualität seiner Mitmenschen nicht.

Vine ist eine äußerst starke Energieform, die dem Menschen überdurchschnittliche Führungseigenschaften verleiht, zugleich aber an seine Persönlichkeit auch höchste Anforderungen stellt. Denn zu groß ist die Versuchung, sich von dieser vulkanartigen Kraft hypnotisieren zu lassen und sie nur für die Befriedigung begrenzter, egoistischer Ziele zu gebrauchen.

Vine-geprägte Charaktere sind sehr fähig, ehrgeizig und unübertroffen in Willenskraft und Geistesgegenwart. Sie finden aus jeder Krise einen Weg, haben immer die Zügel in der Hand; Sie bleiben die erfolgsgewohnten Sieger im Überlebenskampf. Das führt sie früher oder später zu der inneren Überzeugung einsamer Unfehlbarkeit, und sie glauben, daß sie anderen nur einen Gefallen damit tun, wenn sie ihnen sagen, wie es gemacht werden muß, und auch darauf bestehen, daß es so gemacht wird ...

»Ich weiß gar nicht, was die Leute wollen, es ist doch nur zu ihrem Besten ...«, sagt der autoritäre Abteilungsleiter zu seinem Kollegen, der ihn auf seinen etwas zu militärischen Führungsstil hinweisen möchte, »die haben doch sowieso keine Ahnung«, schüttelt den Kopf und geht zur Tagesordnung über. Wenn seine Abteilung beim nächsten Umsatzvergleich wieder am besten abschneidet, überlegt er sich, ob er nicht die Gelegenheit wahrnehmen sollte, zu versuchen, die Abteilung seines Kollegen mit zu übernehmen. Rücksicht ... Fairneß? ... lächerlich! »Im Geschäftsleben muß man auch über Leichen gehen können!«

Viele Bösewichte, Schurken und Tyrannen der Weltgeschichte und Literatur, von Dionysios bis Nero, verkörpern

den negativen Vine-Zustand. Man braucht nur eine Illu-
strierte aufzuschlagen: die Berichte über Diktaturen, Grausamkeit und Folter zeigen, daß die negative Vine-Energie
auch heute in unverminderter Stärke auf unserem Planeten
wütet.

Im negativen Vine-Zustand verliert man völlig das Gefühl
für den anderen Menschen und wird Opfer der eigenen starken Vorstellungsbilder: »Der Junge muß hart angefaßt
werden!« sagt der Vater und nimmt in Kauf, daß sein Sohn
statt Zuneigung nur noch Angst vor ihm empfindet. »Ihr sollt
nicht denken, sondern genau das tun, was ich euch sage ...«,
spricht die gestrenge alte Ballettmeisterin und schwingt ihr
Stöckchen.

Unter den Menschen, die Vine brauchen, findet man erstaunlich viele Künstler, die sich bei hoher Sensibilität und
starkem Ehrgeiz täglich mit eisernem Willen zum Training
zwingen, im Hintergrund die Sorge um die Kondition, um
festgelegte Premierentermine, die Angst um die Karriere.
Diese Angst, gepaart mit Ehrgeiz, eisernem Willen und innerem Erfolgszwang ist der zugrundeliegende Konflikt in fast
jedem Vine-Zustand.

Es zeigt den Irrtum der Persönlichkeit, welche die ihr zu-
fließenden gewaltigen Kräfte, denen sie ohnehin nicht immer
ganz gewachsen ist, nur zum eigenen Vorteil, zur Befriedigung
ihrer eigenen Eitelkeit gebraucht, anstatt sie in den Dienst
eines höheren Planes zu stellen. »Was nützt es dir, wenn du ein
Halbgott bist, solange du kein göttliches Wesen bist«, diese
Mahnung eines amerikanischen Geistlehrers gilt besonders
für Menschen mit starken Vine-Zügen.

Wenn man Vine einnimmt und sich seinem Höheren Selbst
und den höheren Zielen seiner Seele öffnet, merkt man, wie
man von der gleichen Kraft getragen wird, mit der man vorher
alles kontrollieren wollte.

Man fühlt, wie sich Willenskraft mit Liebe und Macht mit

Weisheit verbindet. Da man nicht mehr ausschließlich egoistisch, sondern im Sinne des größeren Ganzen handelt, fließt einem wie von selbst immer mehr Kraft zu.

Man wird zum Instrument eines höheren Planes und dient darum mit seinem Handeln automatisch auch den positiven Interessen seiner Mitmenschen. Deren bewußte oder unbewußte Anerkennung läßt positiven Vine-Charakteren immer neue Kräfte zuwachsen und verleiht ihnen eine natürliche Autorität, die ohne Herrscherallüren auskommt.

Im positiven Vine-Zustand erkennt man, daß die sogenannten starken Führungseigenschaften eigentlich nur in vorübergehenden Krisensituationen gefordert werden und daß man die meiste Zeit über, wie Friedrich der Große so schön sagte, nur »der erste Diener seines Staates ist«. Man fühlt seine Aufgabe, anderen zu helfen, ihren eigenen Weg zu finden.

In der Praxis ergibt sich oft, daß der Vine-Zustand mit einem anderen, scheinbar entgegengesetzten Zug zusammen auftritt, zum Beispiel mit Pine oder Centaury. Der Konflikt in der Persönlichkeit kann dann z. B. darin bestehen, daß große Beeindruckbarkeit (Centaury) durch Willenskraft und Härte (Vine) kompensiert werden soll.

Bei Frauen tritt der Vine-Zustand, rollenbedingt, meistens in verdeckter Form auf. Der eiserne Wille wird seltener in harten Forderungen direkt verbalisiert, sondern ist eher am Blick und an den Handlungen abzulesen.

Der negative Vine-Zustand kann mit allen körperlichen Erscheinungen einhergehen, die Ausdruck starker Innenspannung sind, z. B. hoher Blutdruck, Verhärtung der Gefäße und Gelenke, verschiedene Vasoneurosen u. ä.

VINE – SCHLÜSSELSYMPTOME

Dominierend ehrgeizig, machthungrig, »der kleine Tyrann«.

SYMPTOME IM BLOCKIERTEN ZUSTAND

o Sehr fähig, äußerst selbstsicher, starke Ichkraft.

o Man hat Probleme mit Befehlen und Gehorchen.

o Man übernimmt gern die Führung und ist oft »der geistesge-
genwärtige Retter in Notsituationen«.

o Man läuft Gefahr, seine großen Fähigkeiten für persönliche
Machtziele zu mißbrauchen.

o Man setzt sich rücksichtslos über die Meinung anderer hinweg.

o Man zweifelt nicht eine Sekunde an seiner Überlegenheit
und zwingt anderen darum seinen Willen auf.

o Der Haustyrann, der Diktator.

o Hart, mitleidslose bis grausame Veranlagung, ohne schlechtes Gewissen.

o Kopf geht vor Herz.

o Man regiert, indem man anderen bewußt angst macht.

o Man sagt noch auf dem Krankenbett dem Arzt, was er zu tun
hat, und hält das Pflegepersonal in Atem.

o Man diskutiert nicht, weil man sowieso immer recht hat.

o Menschen, die das Machtspiel nicht mitspielen wollen, werden ignoriert.

o Unter Umständen Radfahrermentalität.

o Innere Unnachgiebigkeit kann zu extremer Innenspannung
und zu körperlichen Schmerzen führen.

o Kinder verprügeln brutal ihre Spielkameraden.

POTENTIAL IM TRANSFORMIERTEN ZUSTAND

o Der weise verständnisvolle Führer; der geliebte Pädagoge,
der eine natürliche Autorität besitzt; der »gute Hirte«.

o Man kann gut delegieren und seine Führungseigenschaften
in den Dienst einer größeren Aufgabe stellen.

o Man hilft anderen, sich selbst zu helfen, ihren eigenen Weg
zu finden.

UNTERSTÜTZENDE EMPFEHLUNGEN IM VINE-ZUSTAND

o Teamarbeit, sich darin üben, einer unter vielen zu sein.
o Im Gespräch die Kommunikation mit dem Höheren Selbst
  des Gesprächspartners suchen.
o Yoga-Übungen zur Harmonisierung des energetischen Feldes.
o Tai Chi als Erlebnis des Energieflusses.
o Anregungen für positive Programmierungssätze:
  »Herrschen heißt dienen.«
  »Ich erkenne und respektiere die Einzigartigkeit jedes Individuums.«
  »Ich leiste Hilfe zur Selbsthilfe.«
  »Dein Wille geschehe.«

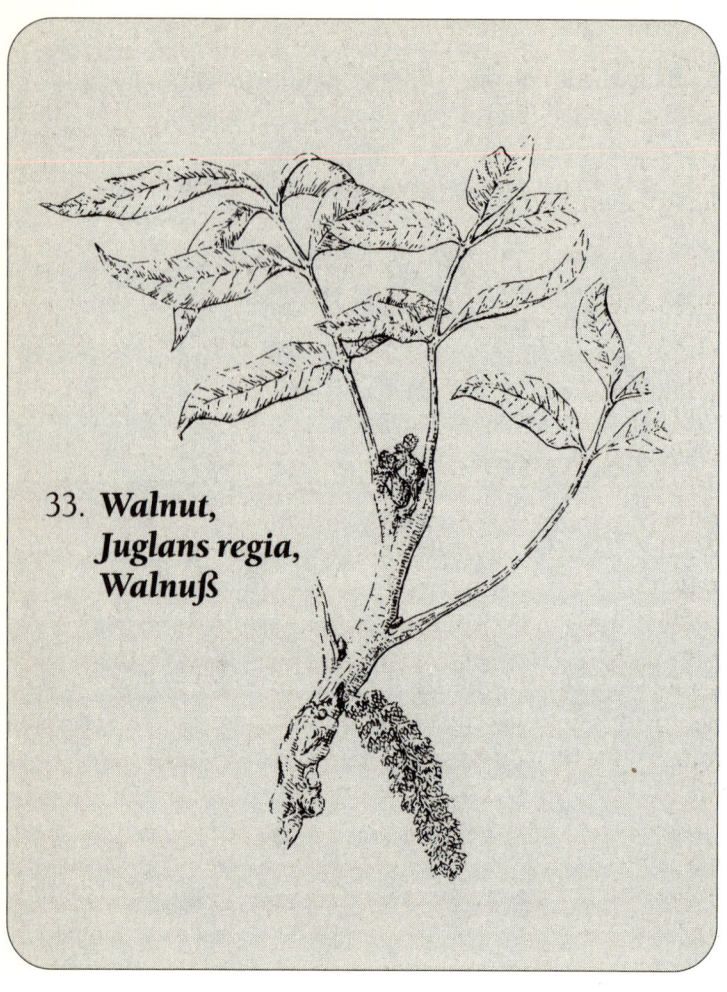

33. **Walnut,
Juglans regia,
Walnuß**

Der bis zu 30 m hohe Baum gedeiht geschützt, an Hecken und in Obstgärten. Die zahlreichen männlichen und selteneren weiblichen Blüten grünlicher Farbe wachsen auf dem gleichen Baum. Sie blühen im April oder Mai, kurz vor oder gleichzeitig mit dem Laubausbruch.

PRINZIP: Walnut ist verbunden mit den Seelenkonzepten des Neubeginnes und der Unbefangenheit. Im negativen Walnut-Zustand fällt es einem schwer, den endgültig letzten Schritt zu tun, weil man bewußt oder unbewußt noch mit einigen Fasern seiner Persönlichkeit in Entscheidungen oder Verstrickungen der Vergangenheit befangen ist.

So wie der Walnußbaum von unseren Vorfahren als königlicher Baum verehrt wurde – bei den alten Römern war er dem Gott Jupiter geweiht –, nimmt auch die Blütenessenz Walnut unter den 38 Bach-Blüten eine gewisse Sonderstellung ein, denn sie wird vorwiegend in besonderen Lebenssituationen gebraucht, in denen sich essentielle Veränderungen anbahnen. Solche Situationen können zum Beispiel sein: Übertritt zu einem neuen Glauben, Eintritt in eine neue Partnerschaft, Wechsel in einen ganz anderen Beruf, Auswanderung in ein anderes Land.

Ebenso wie bei geistig-seelischen Neuanfängen hilft Walnut aber auch in großen biologischen Veränderungsphasen, die ja auch entscheidende innere Umstimmungen mit sich bringen und ganz neue Energiepotentiale freisetzen: z. B. in der Zahnungsphase, Pubertät, Schwangerschaft, Menopause oder im Endstadium des physischen Daseins.

Alle großen Veränderungs-Situationen sind durch vermehrten Streß und eine gesteigerte innere Labilität gekennzeichnet. In solchen Phasen, in denen man »noch nicht ganz draußen und noch nicht ganz drin« ist, neigen auch stabile Charaktere, die normalerweise genau wissen, was sie wollen, zur Wankelmütigkeit. Sie werden anfällig für die Einflüsterungen von Warnern und Skeptikern, sie fallen zurück in alte Gewohnheiten, sie haken in sentimentalen Gedankengängen, konventionellen Vorstellungen oder alten Familientraditionen fest und laufen so Gefahr, von ihrer inneren Entscheidung wieder abzukommen.

Im negativen Walnut-Zustand sitzt man geistig in einem Boot, das einen über den Fluß bringen soll. Man sieht zwar schon ganz deutlich das gegenüberliegende Ufer, aber das Boot ist noch nicht völlig losgebunden. Letzte Bande halten einen noch wie magisch in der Vergangenheit fest, vielleicht ein unerwartetes widriges Ereignis, eine unverdaute Partnerbeziehung, vielleicht sogar eine Entscheidung, die man gar nicht kennt. Es fehlt nur noch der letzte entscheidende Anstoß, das Kommando des Kapitäns zum Ablegen.

Bach schreibt über Walnut: »Es ist für alle, die sich entschieden haben, im Leben einen Schritt nach vorne zu tun, mit überholten Konventionen zu brechen, alte Grenzen und Beschränkungen hinter sich zu lassen und ganz neu anzufangen.« Dieser Abschied von alten Verbindungen, Gedanken und Gefühlen ist immer schmerzlich und manifestiert sich häufig auch im Körper.

Der Walnut-Zustand tritt oft nur vorübergehend auf. Man findet leider nur wenige echte Walnut-Charaktere. Wenn doch, so haben sie immer etwas Pionierhaftes an sich, sind häufig Vorkämpfer für bestimmte Ideale und Gedanken. Es sind Menschen, die geistiges Neuland betreten. Sie haben fest umrissene Lebensziele und gehen bei ihrer Verwirklichung eher unkonventionell vor. Aber ihre offene Grundeinstellung, der Druck der ständigen Außenseitersituation und der natürliche Widerstand der »trägen Massen« kann sie vorübergehend in Gefahr bringen zu schwanken, den Umkehrappellen von konventionellen Zeitgenossen zu erliegen und von ihrem eigenen Kurs abzukommen.

Sie können aber ihre Mission nur erfüllen, wenn sie geistig völlig ungebunden sind. Darum müssen sie alles, was sie fesseln könnte, abschütteln. Dabei gibt ihnen Walnut[26] die notwendige Unterstützung und Standfestigkeit.

Soweit man im negativen Walnut-Zustand von einem Irrtum der Persönlichkeit sprechen kann, liegt dieser in einer vorübergehenden Befangenheit und verzögerten Reaktion auf die Impulse ihres Höheren Selbst. Man ist zwar seiner inneren Führung gegenüber offen, läßt sich aber geistig immer noch zu leicht ablenken, anstatt sich völlig der Führung seines Höheren Selbst unterzuordnen. Man orientiert sich zeitweise immer noch an anderen Menschen und Ideen, anstatt nur an der Aufgabe, die die eigene Seele stellt.

Die Ursachen dafür gehen häufig auch in andere Existenzformen zurück; es können karmische Bindungen sein, die man noch nicht erkannt hat, alte Fehlentscheidungen, die auf unbewußter Ebene einen autosuggestiven Einfluß ausüben. Bach bezeichnet Walnut deshalb auch als den »spellbreaker«, als die Blüte, die hilft, »einen Zauberspruch zu brechen«.

Walnut-Energie bildet eine Brücke zwischen diesen Ebenen, sie schafft eine innere Verbindung zwischen dem schicksalhaften Geschehen vor und hinter dem Vorhang; sie hilft bei der endgültigen Befreiung von den Schatten und Fesseln der Vergangenheit.

Im positiven Walnut-Zustand ist man innerlich vollkommen frei und kann zu neuen Horizonten segeln. Man schreitet vorwärts in der Erfüllung seiner Lebensaufgabe, unbeeinflußt von äußeren Umständen und frei von den Meinungen anderer Menschen. Edward Bach selbst war ein Beispiel für diesen positiven Walnut-Zustand. Er ließ in den letzten Jahren seines Lebens alles hinter sich, gesellschaftliche Anerkennung, wirtschaftliche Sicherheit, die Traditionen der orthodoxen Medizin, seine ganze berufliche Vergangenheit, um sich, belächelt von seinen ehemaligen Kollegen, unter dürftigsten wirtschaftlichen Verhältnissen nur noch seiner inneren Berufung zu widmen.

Hier einige Beispiele aus der täglichen Praxis, in denen Walnut in Stadien fortschreitender Veränderung hilfreich sein kann, wie immer in Kombination mit anderen charakterspezifischen Blütenessenzen:

Beim Eintritt in das Pensionsalter; bei einem freiwilligen Umzug ins Altersheim; nach einem Schlaganfall oder anderen Krankheiten, aus denen sich eine wesentliche Veränderung der Lebenssituation ergibt; bei Berufseintritt in eine völlig neue, vom eigenen Background sehr verschiedene Welt; nach einer Psychotherapie, in der völlig neue Teile der Persönlichkeit zugänglich wurden, was zu neuen inneren Entscheidungen führte; in Scheidungsverfahren: die räumliche Trennung ist zwar vollzogen, aber etwas bindet einen noch an den Partner, seine negativen Gedanken können einen noch treffen.

Walnut wird von einigen Praktikern zur eigenen Abschirmung gegen die energetische Ausstrahlung ihrer Patienten eingenommen. Außerdem verwendete man es zur energetischen Fixierung einer homöopathischen Hochpotenzbehandlung und bei der Mitbehandlung von Suchtkranken. Walnut wirkte auch stabilisierend bei chiropraktischen Manipulationen an der Wirbelsäule und bei Zahnungsbeschwerden.

Die Unterschiede in der Beeinflußbarkeit und Unschlüssigkeit bei verschiedenen Bach-Blüten:

Centaury: Beeinflußbar wegen Schwäche des eigenen Willens.

Cerato: Beeinflußbar wegen Mißtrauens in die eigene Urteilsfähigkeit.

Scleranthus: Beeinflußbar wegen totalen Mangels an mentaler Zentrierung; man ist energetisch ständig hin und her gerissen.

Wild Oat: Beeinflußbar wegen Unklarheit über die eigene Zielvorstellung.

Honeysuckle: Beeinflußbar, weil das Bewußtsein mehr in der Vergangenheit weilt.

Clematis: Beeinflußbar, weil das Bewußtsein mehr in Phantasiewelten weilt.

Walnut: Beeinflußbar wegen der erhöhten Sensibilität
            und Labilität in wichtigen Neubeginn-Phasen
            des Lebens.

WALNUT – SCHLÜSSELSYMPTOME

Verunsicherung, Beeinflußbarkeit und Wankelmut während ent-
scheidender Neubeginn-Phasen im Leben. »Die Blüte, die den
Durchbruch schafft.«

SYMPTOME IM BLOCKIERTEN ZUSTAND

o Man hat klare Zielvorstellungen im Leben, weiß normalerweise genau, was man will, hat aber im Moment Schwierigkeiten, sich selbst treu zu bleiben.
o Man reagiert normalerweise sehr eigenständig, läßt sich
  aber durch Familienrücksichten, gesellschaftliche Konventionen, sentimentale Erinnerungen oder die Meinung war-
  nender Skeptiker vorübergehend in seinen Entscheidungen
  verunsichern.
o Man hat eine wichtige Lebensentscheidung gefällt, es fehlt
  nur noch der letzte Schritt zur Verwirklichung.
o Man möchte alle Beschränkungen und Beeinflussungen
  endgültig hinter sich lassen, aber es gelingt noch nicht ganz.
o Man kann sich bei eigenen Lebensentscheidungen schwer
  dem Einfluß einer faszinierend starken Persönlichkeit entziehen: Vorbild, Partner, Lehrer usw.
o Man ist durch ein unerwartetes äußeres Ereignis gezwungen, seinen ganzen Lebensplan neu zu überdenken.
o Entscheidende Lebensveränderungen laufen ab: Berufswechsel, Scheidung, Pensionierung, Umzug in eine andere
  Stadt, Umzug in ein Altersheim o. ä.
o Entscheidende biologische Wandlungsphasen stehen an:
  Menopause, Schwangerschaft, Pubertät, Zahnung, Krankheit im Endstadium.

o Man möchte endlich mit einer Veränderung innerlich »ganz klarkommen«.

o Man kann sich trotz neuer Entscheidungen aus unerklärlicher Ursache immer noch nicht von einer alten Gewohnheit trennen.

o Man hat eine Partnerschaft aufgegeben, fühlt sich aber trotz räumlicher Trennung weiterhin »im Bann« des Partners.

POTENTIAL IM TRANSFORMIERTEN ZUSTAND

o Der Pionier, der sich selbst treu bleibt.

o Man verfolgt unbeirrt sein Lebensziel, trotz aller Widrigkeiten und unbeeinflußt von der Meinung anderer Leute.

o Man steht Neuem unbefangen und offen gegenüber.

o Man erkennt die Gesetzmäßigkeit hinter den Veränderungen.

o Man ist immun gegen äußere Einflüsse und offen für innere Eingebungen.

o Man kann sich von Schatten der Vergangenheit endgültig frei machen.

UNTERSTÜTZENDE EMPFEHLUNGEN IM WALNUT-ZUSTAND

o In Lebensphasen der Veränderung: genügend schlafen, vernünftig essen. Alle zusätzlichen Faktoren vermeiden, die zur Instabilität der Persönlichkeit beitragen können.

o Meditation auf das Kronen-Chakra.

o Kontemplation über Prinzipien und Handlungsweisen großer Meister; I Ging lesen.

o Anregungen für positive Programmierungssätze:
»Ich folge nur meiner inneren Führung.«
»Ich lasse alle Begrenzungen fahren, die mich von meinem Lebensziel zurückhalten.«
»Ich halte durch.«
»Destruktive Einflüsse gehen an mir vorbei.«

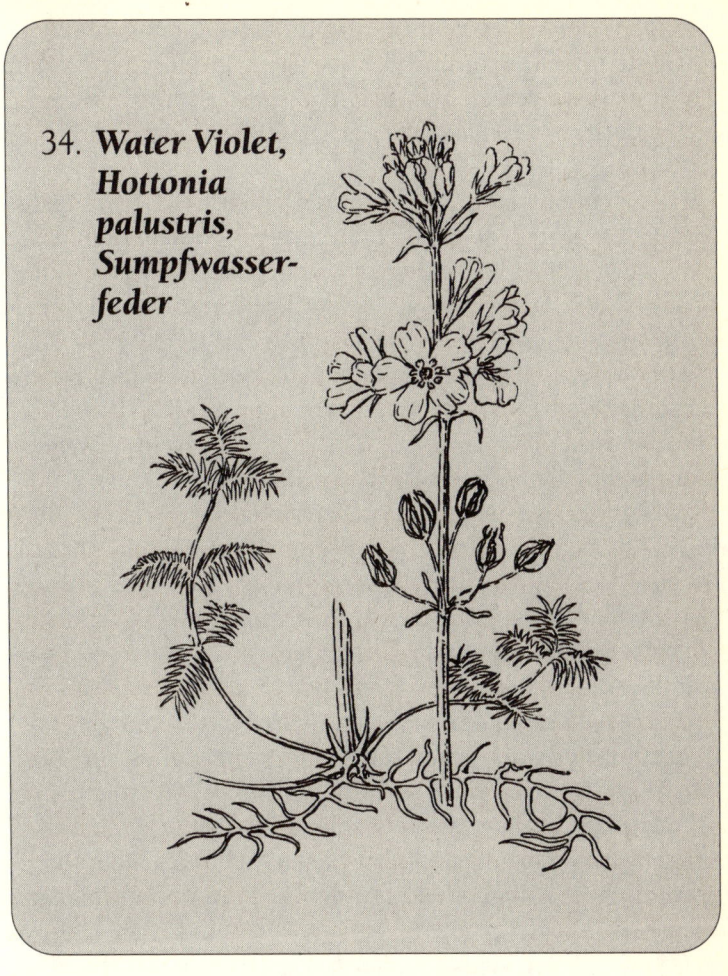

34. **Water Violet,
Hottonia
palustris,
Sumpfwasser-
feder**

Sie gehört zur Primelfamilie und blüht im Mai und Juni in
langsam fließenden oder stehenden Gewässern, Weihern oder
Gräben. Die blaßlila Blüten mit dem gelben Zentrum sind spi-
ralförmig um den blattlosen Stengel geordnet. Die federartigen
Blätter bleiben unter der Wasseroberfläche.

PRINZIP: Water Violet steht in Zusammenhang mit den Seelenqualitäten der Demut und der Weisheit. Im negativen Water
Violet-Zustand verhält man sich nicht so weise, wie man könnte, sondern zieht sich in reserviertem Stolz zurück.

Bei Water Violet handelt es sich um einen weitgehend transformierten Energiezustand. Die negativen Water Violet-Züge
treten meistens in Verbindung mit dem positiven Water Violet-
Potential auf, sozusagen als zeitweilige Entgleisungserschei-
nungen.

Die äußere Form der Sumpfwasserfeder gibt ihre innere
Wesensenergie sehr gut wieder: zart, aber aufrecht. Wobei der
Teil, der dieser Pflanze ihre Stabilität gibt, die weitverzweigten
Blätter, unter der Wasseroberfläche bleiben.

Menschen mit starken Water Violet-Zügen haben ihre
hochentwickelte Persönlichkeit meistens gut im Griff. Ihr Auftreten ist von unaufdringlicher Überlegenheit und ruhiger
Souveränität. Das gibt ihnen in den Augen ihrer Umgebung
oft eine Ausstrahlung von Unnahbarkeit und Unangreifbar-
keit. Water Violet-geprägte Menschen sind anders als andere.
Wie eine edle Siamkatze bewegen sie sich mit anmutiger Würde lautlos durch den Raum und gehen unbeeinflußt ihre eigenen Wege. Wer hat beim Anblick solcher Wesen nicht auch
schon unwillkürlich gedacht: »So müßte man auch sein!«
Aber Water Violet-Charaktere haben bei ihrer überdurchschnittlichen Fähigkeit und Individualität auch ihre ganz
speziellen Schwierigkeiten:

Da ist z. B. die vielbewunderte Yogalehrerin aus der alten
Offiziersfamilie: Sie fühlt sich trotz ihrer Souveränität und
Überlegenheit manchmal von ihren Mitmenschen isoliert.
An solchen Tagen fällt es ihr nicht leicht, von dem inneren
Podest, auf das ihre Schüler sie gestellt haben, herunterzu-
treten und unbefangen auf sie zuzugehen. Da überschweng-
liche gefühlsbetonte Freundlichkeit nicht ihre Sache ist, son-

dern ihre Zuneigung mehr aus geistigen Quellen fließt, weiß sie manchmal nicht, wie weit sie innerlich gehen soll, und hält sich im Zweifelsfall zurück. Obwohl es anderen schwerfällt, ihre ganz persönliche Schallmauer zu durchbrechen, wird der Rat von Water Violet-geprägten Menschen immer wieder gesucht, häufig genug werden sie zum seelischen Mülleimer.

Wird die energetische Belastung durch wesensfremde Menschen aber zu groß, so kann es plötzlich passieren, daß Water Violet-Charaktere innerlich kopfschüttelnd konstatieren, daß sie anscheinend wirklich etwas Besonderes sind, in ihre Erbfehler Stolz und Überheblichkeit verfallen und sich unter ihren Schildkrötenpanzer zurückziehen. Dort darf sie keiner stören. Ebenso wie sie sich selbst aus Prinzip nicht in die Angelegenheiten anderer einmischen, lehnen sie auch bei sich, sogar wenn sie krank sind, Einmischung von dritter Seite ab. Sie machen ihre Probleme lieber mit sich selbst ab. Da sie dabei auch noch unter zwei Augen möglichst Haltung bewahren wollen, blockieren sie viel Energie, was längerfristig zu Spannungen und Steifheiten in Rücken, Nacken und Gelenken führen kann.

Menschen mit starken Water Violet-Zügen sind als Vorgesetzte äußerst geschätzt. Nicht nur wegen ihrer gewissenhaften Arbeitsweise, sondern vor allem wegen ihrer Fähigkeit, in der Brandung der Mitarbeiteremotionen so etwas wie ein ruhiger, objektiver Fels zu sein. Sie stehen fast immer über den Dingen, aber sie arbeiten und agieren lieber taktvoll und gelassen aus dem Hintergrund. Das einzige, was ihnen schwerfällt, ist, harte Entscheidungen zu treffen, denn sie haben immer die Situation aller Beteiligten im Blickfeld. Ein Water Violet-Chef wird, im Gegensatz zu Vine, einen Angestellten nie zu etwas zwingen. Aber wenn er ihn mit seinen Wünschen lange nicht erreicht, wird er sich innerlich von ihm zurückziehen.

Wenn man im negativen Water Violet-Zustand zu lange unter seinem seelischen Schildkrötenpanzer verharrt, tut man sich selbst keinen Gefallen, denn man isoliert sich von dem lebendigen Energieaustausch, ohne den auch der souveränste Mensch nicht leben kann. Die Persönlichkeit erstarrt mehr und mehr im Verhältnis zu ihrer Umgebung und im Verhältnis zu sich selbst. Sie hat sich in diesem Moment irrtümlich von der Führung ihres Höheren Selbst abgewandt und will nicht erkennen, daß ihre Überlegenheit und ihr Besonderssein zugleich auch ihre Verpflichtung ist.

Anstatt sich in ihrer Andersartigkeit gegenüber anderen Menschen abzugrenzen, soll die Water Violet-Persönlichkeit vielmehr durch bewußten oder unbewußten Energieaustausch anderen Menschen ihre Werte weitergeben und durch ihre Überlegenheit ein inspirierendes Vorbild sein.

Dieses Beispielhafte ist ein hervorstechender Zug bei Menschen im positiven Water Violet-Zustand. Solche Menschen bilden für ihre Umgebung eine Insel der Ruhe, des Friedens und der Zuversicht. Sie schreiten mit freundlicher Anmut und innerer Würde durch das Leben.

Lehrer und Menschen in Heilberufen sind oft Water Violet-geprägt. Wenn man als Behandler vorübergehend das Gefühl hat, keinen Kontakt mehr zu seinen Patienten zu finden, oder wenn man plötzlich das Bedürfnis verspürt, sich völlig von der Welt zurückzuziehen, sollte man Water Violet einnehmen.

In einem interessanten Fall bildete sich symbolischerweise ein Ekzem an der rechten Hand. Das ist die Hand, mit der man in die Umwelt hineingreift.

WATER VIOLET – SCHLÜSSELSYMPTOME

Zeitweise: innere Reserviertheit, stolze Zurückhaltung, isoliertes Überlegenheitsgefühl.

SYMPTOME IM BLOCKIERTEN ZUSTAND

Sie treten fast immer im Zusammenhang mit transformiertem Potential auf.

o Man fühlt sich durch seine Überlegenheit manchmal isoliert und »außen vor«.
o Man handelt manchmal herablassend oder stolz.
o Man duldet nicht, daß sich andere in eigene persönliche Angelegenheiten einmischen.
o Man macht alles mit sich selbst ab, belastet andere nicht mit seinen Schwierigkeiten.
o Weil man innerlich auf Distanz ist, wird man von anderen für eingebildet, überheblich oder arrogant gehalten.
o Es fällt einem schwer, von sich aus unbefangen auf die Menschen zuzugehen.
o Man möchte von seinem inneren Podest herunter, aber weiß nicht, wie. Man weiß manchmal nicht, wie weit man in einer Situation gehen soll, hält sich im Zweifelsfalle zurück.
o Man möchte sich von allem zurückziehen: »My home is my castle.«
o Anderen fällt es schwer, seine innere Schallgrenze zu überschreiten und mit ihm wirklich persönlich in Kontakt zu kommen.
o Man geht emotional geführten Auseinandersetzungen aus dem Wege, weil sie einen erschöpfen.
o Man ist ein gesuchter Ratgeber, oft auch »seelischer Mülleimer«.
o Man kann nicht gut entspannen.
o Man weint selten, bemüht sich um innere Haltung.

POTENTIAL IM TRANSFORMIERTEN ZUSTAND

o Liebenswürdig, sanft, von taktvoller Zurückhaltung.
o Innerlich unabhängig, ausgeglichen, eher ruhig.

o Fähig, kompetent, anderen oft überlegen.

o Gutes Selbstgefühl; man weiß, wer man ist.

o Man kann gut mit sich umgehen, ist gern mit sich allein.

o Man hat sein Leben im allgemeinen gut im Griff.

o Man bewegt sich leise, anmutig und unaufdringlich.

o Man spricht oft leise, höflich und eindringlich.

o Tolerante Einstellung »leben und leben lassen«.

o Man würde nie eingreifen, auch wenn man die Dinge völlig anders sieht.

o Man steht meistens über den Dingen, »der Fels im Meer«.

o Man arbeitet souverän und gewissenhaft, am liebsten mehr im Hintergrund.

o Man ist für andere das Vorbild eines ausgeglichenen und innerlich unabhängigen Menschen.

o Man handelt mit Demut, Liebe und Weisheit.

o Man kann um sich eine Atmosphäre der Ruhe, Zuversicht und Gelassenheit schaffen.

o Man geht mit Anmut und innerer Würde durch das Leben.

UNTERSTÜTZENDE EMPFEHLUNGEN IM WATER VIOLET-ZUSTAND

o Trainieren, sich ganz bewußt auf das Höhere Selbst jedes Menschen einzustellen, mit dem man zu tun hat.

o Erdverbundene Hobbys pflegen.

o Anregungen für positive Programmierungssätze:
»Ich habe teil, ich nehme teil.«
»Ich brauche die Welt und die Welt braucht mich.«
»Ich halte mich offen.«
»Ich handle mit Liebe, Demut und Weisheit.«

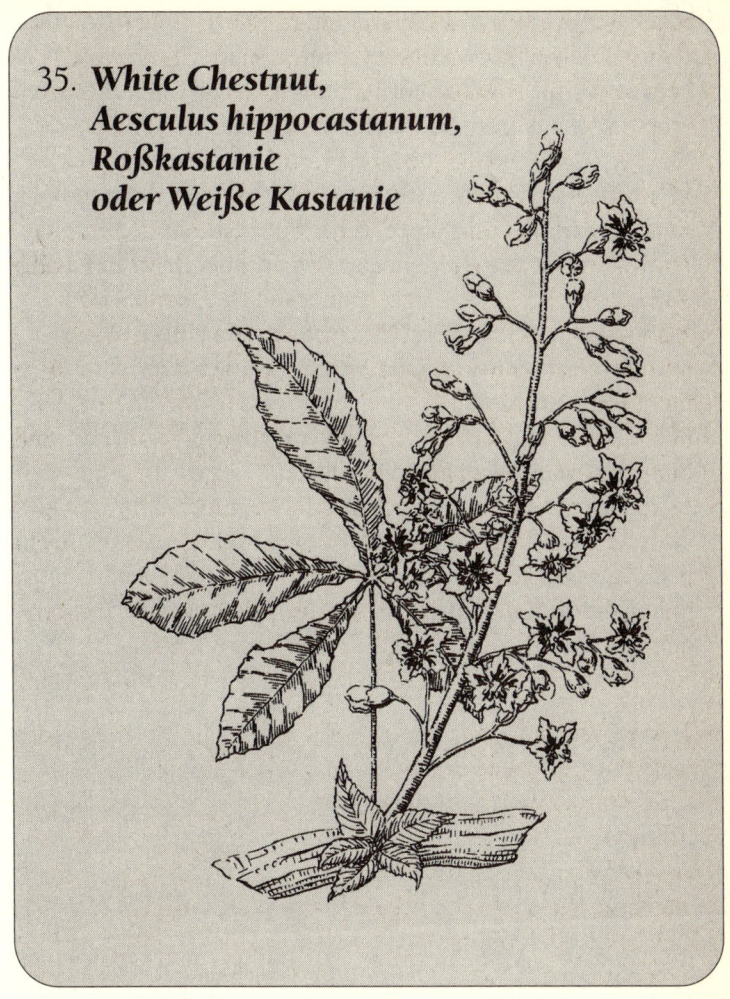

35. **White Chestnut,
Aesculus hippocastanum,
Roßkastanie
oder Weiße Kastanie**

Blüht Ende Mai oder Anfang Juni. Die oberen Blüten des Baumes sind meistens männlich, die unteren weiblich. Ihre Farbe ist zunächst weißgelblich, später kommen rötliche Flecke hinzu.

PRINZIP: White Chestnut ist verbunden mit den Seelenqualitäten der geistigen Ruhe und der Unterscheidungsfähigkeit. Im negativen White Chestnut-Zustand ist man Opfer falschverstandener, unpassender Gedankenkonzepte.

Wer kennt den Zustand nicht: Man hat Ärger im Beruf gehabt. Nach zweistündiger, hitziger Debatte scheint alles zufriedenstellend geregelt zu sein. Nun sitzt man abends in der Badewanne, um sich zu entspannen, aber die Debatte aus dem Geschäft geht weiter: Es fällt einem ein, was man alles noch hätte sagen müssen. Immer wieder verteidigt man sich vor einem imaginären Betriebsrat. Wieder und wieder hört man die abfällige Bemerkung seines Geschäftspartners, von dem man doch so große Stücke gehalten hat. Das darf doch nicht wahr sein, daß er einen so enttäuscht. Ob man sich trennen soll? Aber was wird dann aus dem neuen großen Auftrag? Nicht jetzt daran denken, morgen früh kann man sich ja alles noch einmal ganz in Ruhe durch den Kopf gehen lassen, jetzt erst mal ins Bett und schlafen. Aber von Schlafen kann keine Rede sein. Im Bett rotiert das Gedankenkarussell weiter mit den gleichen Argumenten und Gegenargumenten. Wenn man den quälenden Gedankenapparat doch abstellen könnte, einfach stillegen, ja wenn ...

Menschen, die starke White Chestnut-Züge haben, erleben diesen Zustand nicht nur manchmal, sondern häufig. Viele haben sich so an ihre inneren Dialoge gewöhnt, daß sie sie fast für einen Normalzustand halten.

Im negativen White Chestnut-Zustand ist man Opfer eines übermächtigen Kopfes, der die Vorherrschaft über alle anderen Persönlichkeitsebenen gewonnen hat. Einige Menschen, die White Chestnut brauchte, erlebten in der Meditation ihren Kopf als eine völlig von sich abgetrennte Energieeinheit.

»Ich bewege mich gedanklich wie ein Hamster im Tretrad und komme dabei keinen Schritt weiter«, sagte ein Oberschüler im White Chestnut-Zustand. »Meine Gedanken sind geistige Ohrwürmer, die einfach nicht aus meinem Kopf verschwinden wollen. Sie beherrschen mich völlig.« – » Neulich wäre ich vor lauter innerlichem Diskutieren beinahe gegen einen Laternenpfahl gelaufen.« – »Mein Kopf ist so voll von innerem Geplapper, daß ich im Büro keinen klaren Gedanken mehr fassen kann.« Das sind weitere typische Äußerungen von Menschen im negativen White Chestnut-Zustand.

Nicht wenige von ihnen leiden an chronischem Stirnkopfschmerz[27], besonders in der Partie über den Augen. Viele haben Einschlafstörungen oder werden früh um vier von Gedanken aus dem Schlaf gerissen, die sich nicht abschütteln lassen, sondern wie lästige Vertreter immer wieder zur Hintertür hereinkommen. Die starke mentale Spannung zeigt sich oft auch im Gesicht. Menschen im White Chestnut-Zustand mahlen, ähnlich wie Vervain, häufig unbewußt mit dem Unterkiefer.

Wie Chancellor[28] sehr treffend schreibt:»Im Gegensatz zum Clematis-Zustand, in dem man aus der Realität freiwillig in die Welt seiner Gedanken entflieht, gäbe man im White Chestnut-Zustand alles darum, aus seiner Gedankenwelt zu entkommen, um mit klarem, kühlem Kopf nur noch in der Realität zu sein.«

Es gibt die verschiedensten Hypothesen über die Entstehung des negativen White Chestnut-Zustandes. Bach selbst sagte, er tritt auf, wenn das Interesse der Persönlichkeit an der gegenwärtigen Situation nicht stark genug ist, um ihren Geist vollständig in Anspruch zu nehmen. In solchen Momenten scheinen sich andere, wichtigere Gedankenzyklen ins Bewußtsein zu drängen, in der Hoffnung, endlich befriedigend eingeordnet werden zu können.

In jedem Falle scheint im negativen White Chestnut-Zustand ein Selektionsprozeß auf geistig-seelischer Ebene nicht optimal abzulaufen. Die Persönlichkeit hat auf der Mentalebene keinen ausreichenden Entscheidungsraster dafür entwickelt, welche Gedankenimpulse vom System angenommen und welche zurückgewiesen werden sollen. Sie nimmt, man möchte fast sagen, habgierig alles auf, was kommt, und sieht sich mit einem Wust von Gedankenimpulsen konfrontiert, die sie nicht einordnen kann.

Die Gedankenimpulse flattern herum wie viele kleine Stichwortzettel und Notizen auf einem unaufgeräumten Schreibtisch, welche die Sicht auf die wirklich wichtige Akte verdecken. Der Mensch am Schreibtisch ist auf der Mentalebene so überreizt, daß es ihm sehr schwerfällt, Ordnung auf seinem Schreibtisch zu schaffen, Wichtiges von weniger Wichtigem, Vorrangiges von Nachrangigem zu trennen.

Die Abkehr der Persönlichkeit von der Führung ihres Höheren Selbst zeigt sich im negativen White Chestnut-Zustand in den Folgen ihrer egozentrischen, mentalen Habgier. Da die innere Führung und Ausrichtung auf ein übergeordnetes Lebensprinzip fehlt, spielt die Persönlichkeit auf ihrer mentalen Ebene mit zu viel gedanklicher Energie herum, mißversteht manches, gerät auf Irrwege und wird Opfer von Freund-Impulsen, die gar nicht in ihr Seelenprogramm hineingehören. Sobald sie sich wieder unter die Führung ihres Höheren Selbst und ihrer Seele stellt, werden alle mentalen Impulse automatisch zu ihrem Besten selektiert. Sie kann alle störenden Fremdkonzepte freilassen, die ihr die Sicht auf das eigene Seelenprogramm verstellen.

Im positiven White Chestnut-Zustand kann die Persönlichkeit jeden fremden Gedankenimpuls wie einen D-Zug auf freier Strecke an sich vorbeirauschen lassen, ohne in Versuchung zu geraten, einzusteigen. Ihr Geisteszustand ist von Ruhe und Frieden geprägt. Aus dem klaren See ihres Bewußtseins tauchen die gewünschten Antworten und Problemlösungen von selbst auf. Menschen im positiven White Chestnut-Zustand können ihre starke Mentalebene konstruktiv nutzen.

Das unterschiedliche gedankliche Belastungsgefühl im Horn-beam-, Scleranthus- und White Chestnut-Zustand:

Hornbeam: Der Kopf ist schwer, man fühlt sich mental überlastet; das Trägheitsgefühl steht im Vordergrund.

Scleranthus Man springt gedanklich zwischen zwei Möglichkeiten hin und her, wie ein Grashüpfer; das Unentschlossenheitsgefühl steht im Vordergrund.

White Chestnut: Der Denkapparat ist überreizt; die Gedanken kreisen unaufhörlich; man fühlt sich ihnen ausgeliefert.

WHITE CHESTNUT – SCHLÜSSELSYMPTOME

Bestimmte Gedanken kreisen unaufhörlich im Kopf, man wird sie nicht wieder los, innere Selbstgespräche und Dialoge.

SYMPTOME IM BLOCKIERTEN ZUSTAND

o Unerwünschte Gedanken oder Bilder drängen sich unaufhörlich ins Bewußtsein, und man kann sie nicht abstellen.

o Eine Sorge oder ein Ereignis läßt einen nicht los, nagt am Gemüt.

o Man denkt wieder und wieder »was man hätte sagen sollen« oder »was man sagen müßte«.

o Es ist, als ob eine Schallplatte immer wieder in der gleichen Rille festhakt.

o Man tritt gedanklich ergebnislos auf der Stelle, fühlt sich wie ein Hamster im Tretrad.

o Unaufhörliches inneres Geplapper, Echohalle im Kopf.

o Man bearbeitet innerlich wieder und wieder die gleichen Probleme, ohne zu einer Lösung zu kommen.

o Innere Überaktivität des Denkapparates, daher im Alltag

unkonzentriert, man hört z. B. nicht mehr, daß man angesprochen wird.

o Man ist wegen des quälenden Gedankenzudrangs schlaflos, besonders in den frühen Morgenstunden.

o Wegen mentaler Spannung unter Umständen Zähneknirschen, mahlen mit dem Unterkiefer, Spannungsgefühl um Stirn und Augen.

POTENTIAL IM TRANSFORMIERTEN ZUSTAND

o Ausgeglichener Geisteszustand.

o Im Kopf herrschen Ruhe und Frieden.

o Aus der inneren Ruhe taucht die Lösung jedes Problems von selbst auf.

o Man kann mit seiner Gedankenkraft konstruktiv arbeiten.

UNTERSTÜTZENDE EMPFEHLUNGEN IM
WHITE CHESTNUT-ZUSTAND

o Sich geistig mit dem Thema »Gedankenkraft« beschäftigen.

o Unerwünschte Gedanken durch Visualisierung auflösen: z. B. im Wasser, im Feuer verbrennen, mit Schnee bedecken, auf einem Eisenbahnzug abtransportieren lassen o. ä.

o Atemübungen, Yoga-Übungen, die das energetische System harmonisieren.

o Anregungen für positive Programmierungssätze:

»Ruhe durchströmt mich.«
»Alles entwickelt sich folgerichtig.«
»Die gesuchte Lösung taucht von selbst in mir auf.«
»Ich lasse alle fremden und unzeitgemäßen Gedankenkonzepte frei.«

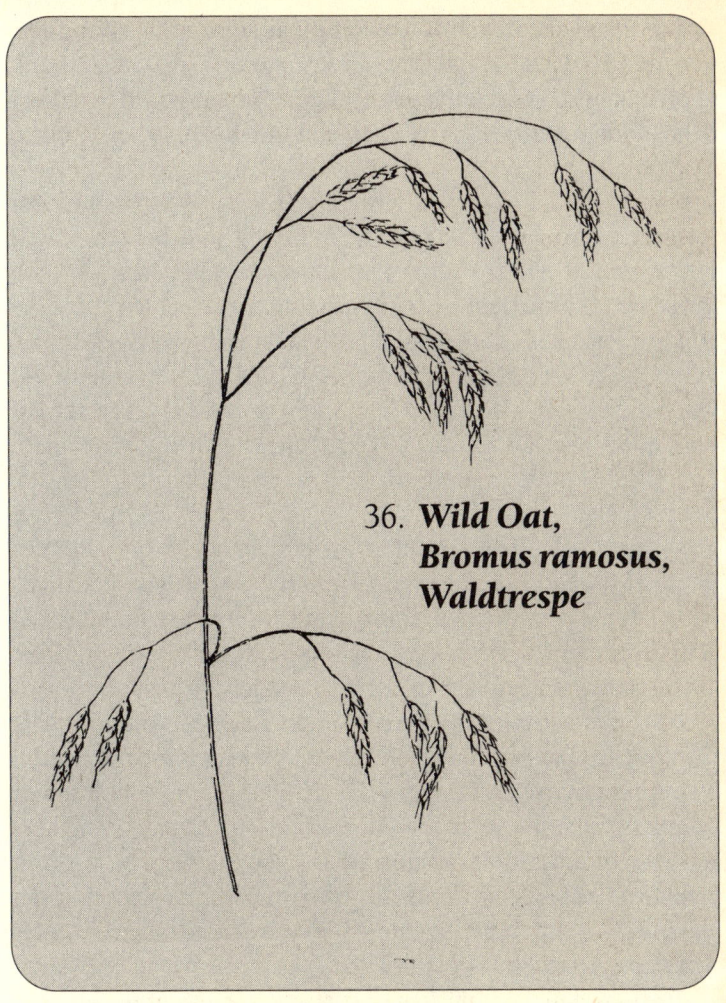

36. **Wild Oat,**
Bromus ramosus,
Waldtrespe

Das 60–120 cm hohe, in England stark verbreitete Hafergras wächst in feuchten Wäldern, in dichtem Gebüsch und an Wegrändern. Die doppelgeschlechtlichen Blüten befinden sich versteckt in den Rispen.

PRINZIP: Wild Oat ist mit den Seelenqualitäten der Berufung und der Zielstrebigkeit verbunden. Im negativen Wild Oat-Zustand weiß man nicht, wozu man eigentlich berufen ist und fühlt sich deshalb im tiefsten Inneren unerfüllt und unzufrieden.

Typische Wild Oat-Charaktere zeigen sich oft schon in der Jugend. Sie sind meistens vielseitig begabt und brauchen sich nicht besonders anzustrengen, um etwas zu schaffen. Vieles fällt ihnen leicht. Trotzdem sind sie ehrgeizig und möchten etwas Besonders leisten. Sie haben aber nur eine unklare Vorstellung davon, was das Besondere sein könnte. Gleichzeitig möchten Wild Oat-betonte Menschen auch das Leben genießen, und zwar auf eine eher unkonventionelle Weise. Sie wollen nicht mit dem Strom schwimmen, sondern ihr Lebensschiff selbst steuern. Nur den Namen des Hafens kennen sie leider noch nicht. Darum finden Wild Oat-Charaktere auch nicht leicht ihren Platz in der Gesellschaft. Sie legen sich innerlich nicht gerne fest. Es kann ihnen passieren, daß sie durch ihre unbestimmte Geisteshaltung in Kreise geraten, die nicht ihrem seelisch-geistigen Niveau entsprechen, was sie dann zusätzlich frustriert.

Wild Oat-betonten Menschen bietet das Leben immer wieder neue Chancen. Sie fangen viel an, haben oft mehrere Berufe, die sie auch relativ erfolgreich ausüben, aber es fehlt ihnen immer die letzte innere Gewißheit, um sich endgültig und ausschließlich dafür entscheiden zu können. Im Gegenteil. Nach einer gewissen Zeit wird die Aufgabe, an der man eben noch so viel Freude gehabt hat, uninteressant, und die Kollegen, unter denen man sich wohl gefühlt hat, werden innerlich als langweilig bekrittelt. So reißt man das, was man sich aufgebaut hat, selber wieder ein, um dann die nächste Chance aufzugreifen, die nun die große Befriedigung bringen soll.

Als Mensch, dem diese Züge fremd sind, könnte man meinen, daß dieser Zustand schöpferischer Ruhelosigkeit sehr stimulierend sei, aber auf die Dauer **ist** das Gegenteil der Fall,

Menschen im Wild Oat-Zustand fühlen innerlich, wie trotz aller ihrer Talente und Aktivitäten das Leben an ihnen vorbeigleitet. Es bekümmert sie, daß sie nie aus vollem Herzen ja sagen können und sich nie wirklich an den Früchten ihres Tuns erfreuen können.

Wild Oat-betonte Menschen sind geistig die ewigen Junggesellen, immer auf der Suche und nie am Ziel. Tatsächlich läßt sich der negative Wild Oat-Zustand auch als ein hinausgezögerter geistiger Pubertätszustand begreifen. Man hat viele Grillen im Kopf, Vorstellungen darüber, was man alles noch möchte und müßte. Man ist immer noch dabei, sich geistig die Hörner abzustoßen[29].

Man verschleudert viel Energie in alle Richtungen, anstatt sie endlich unter der Führung seines Höheren Selbst einem einzigen Ziel unterzuordnen.

Das Mißverständnis im Wild Oat-Zustand liegt in einer zu großen Eigenwilligkeit und Selbstbezogenheit der Persönlichkeit, die in blindem Eifer immer wieder ihre Ziele und Entscheidungen in der Außenwelt sucht, anstatt zu erkennen, daß sie nur der inneren Führung ihres Höheren Selbst zu folgen braucht, um die Entscheidung in sich selbst zu finden, wo sie schon längst getroffen worden ist.

Menschen im Wild Oat-Zustand müssen üben, mehr in die Tiefe als in die Breite zu leben. Sie werden feststellen, daß das Leben dann nicht, wie befürchtet, langweiliger wird, sondern im Gegenteil ungeahnte neue Erfahrungen bietet. Auch sollten sie sich bei jeder Entscheidung die Frage nach dem inneren Warum stellen. Denn sie müssen erkennen, daß es nicht darum geht, etwas »Besonderes«, sondern das in der jeweiligen Situation »Richtige« zu tun; und zwar so vollständig und gut wie möglich, weil jede Tat notwendiger Bestandteil eines größeren sinnvollen Geschehens ist. Sie sollten wissen, daß ihre vielseitigen Fähigkeiten im Rahmen des größeren Geschehens gebraucht werden, und um innere Führung bitten.

Wenn man Wild Oat einnimmt, fühlt man, wie man allmählich innerlich ruhiger, klarer und sicherer wird. Nach und
nach merkt man genauer, was man eigentlich möchte, man
handelt immer mehr intuitiv statt impulsiv. Man kann die Viel-
zahl seiner Fähigkeiten in eine große Linie bringen, einem
übergeordneten Ziel unterordnen und läßt sich auch durch
noch so verlockende neue Möglichkeiten nicht wieder von seinem roten Faden abbringen. Das Leben bleibt abwechslungs-
reich, wird aber erfüllter und glücklicher.

Neben Holly gilt auch Wild Oat als Initialzündungshilfe bei
einer Behandlung, in der entweder die bisherige Blütenkombination nicht anschlägt oder anscheinend zu viele verschiedene
Blüten gebraucht werden.

Wild Oat ist aber auch häufig ein lang andauernder Zustand, den man bis in die Kindheit zurückverfolgen kann.
Typische Wild Oat-Kinder gehören selten einer festen Clique
an. Sie sind überall und nirgends so richtig dabei. Manchmal
wurde ein späterer Wild Oat-Zustand auch von sehr dominie-
renden Eltern verursacht, die dem Kind alle Entscheidungen
aus der Hand nahmen, wodurch die Entwicklung seiner Persönlichkeit geschwächt wurde.

Wild Oat ist oft angebracht, wenn es um berufliche Ent-
scheidungsprobleme geht, und in der männlichen midlife-crisis. Nach der Erfahrung einiger Praktiker haben Menschen im
Wild Oat-Zustand manchmal Schwierigkeiten im sexuellen
Bereich. Viele neigen auch dazu, zuviel zu essen.

Der Unterschied zwischen der Unentschiedenheit im Scleran-
thus- und Wild Oat-Zustand:

Scleranthus: Schwankt zwischen zwei Möglichkeiten hin und
her.
Wild Oat: Hat so viele Möglichkeiten, daß er oft nicht einmal zu zwei Alternativen kommt.

WILD OAT – SCHLÜSSELSYMPTOME

Unbestimmtheit in den Zielvorstellungen, Unzufriedenheit, weil man seine Lebensaufgabe nicht findet.

SYMPTOMIE IM BLOCKIERTEN ZUSTAND

o Man hat unklare Zielvorstellungen, kann seine Richtung im Leben nicht finden. Das führt zu Unzufriedenheit, Frustrationen oder Langeweile.

o Man ist ehrgeizig, möchte etwas Besonderes leisten, aber weiß nicht genau, was.

o Man fühlt trotz vieler Möglichkeiten keine Neigung zu einem bestimmten Beruf, dieses »In-der-Luft-Hängen« macht verzagt.

o Es drängt einen immer wieder zu neuen Projekten.

o Man ist niedergeschlagen, weil die Dinge bei einem nicht so klar sind wie bei anderen Menschen.

o Man ist vielseitig begabt, probiert vieles aus, aber nichts bringt wirkliche Befriedigung.

o Unausgeschöpfte Talente und Fähigkeiten.

o Man will sich innerlich nicht festlegen, manövriert sich dadurch unbewußt immer wieder in unbefriedigende Situationen hinein.

o Man zersplittert seine Kräfte.

o Man lebt in unpassenden beruflichen oder privaten Verhältnissen.

POTENTIAL IM TRANSFORMIERTEN ZUSTAND

o Die Fähigkeit, sein Potential zu erkennen und vollständig zu entfalten.

o Vielseitige Talente, man kann dabei einem übergeordneten roten Faden folgen und jede Sache zu Ende bringen.

o Man hat klare Vorstellungen und Ambitionen und läßt sich durch nichts davon abbringen.

o Man hat die Fähigkeit, viele Dinge gut zu tun, unter Umständen mehrere Berufe erfolgreich nebeneinander auszuüben.

UNTERSTÜTZENDE EMPFEHLUNGEN IM WILD OAT-ZUSTAND

o Anfangen, sein Leben einer höheren geistigen Zielsetzung
unterzuordnen.
o Um geistige Führung bitten.
o Verschiedene Wertigkeiten für verschiedene Interessen festlegen, einige als Hobby, andere als Beruf verwirklichen.
o Lieber nur mittelfristig planen, aber alles vollständig zu Ende bringen.
o Anregungen für positive Programmierungssätze:

»Ich folge innerlich meiner vorbestimmten Lebensrich-
tung.«
»Ich lasse mich führen.«
»Ich sehe klar und ziehe die passenden Möglichkeiten für
mich an.«
»Ich stelle meine Talente in den Dienst am größeren
Ganzen.«

37. **Wild Rose, Rosa canina, Heckenrose**
(auch Zaunrose, Weinrose, Apfelrose)

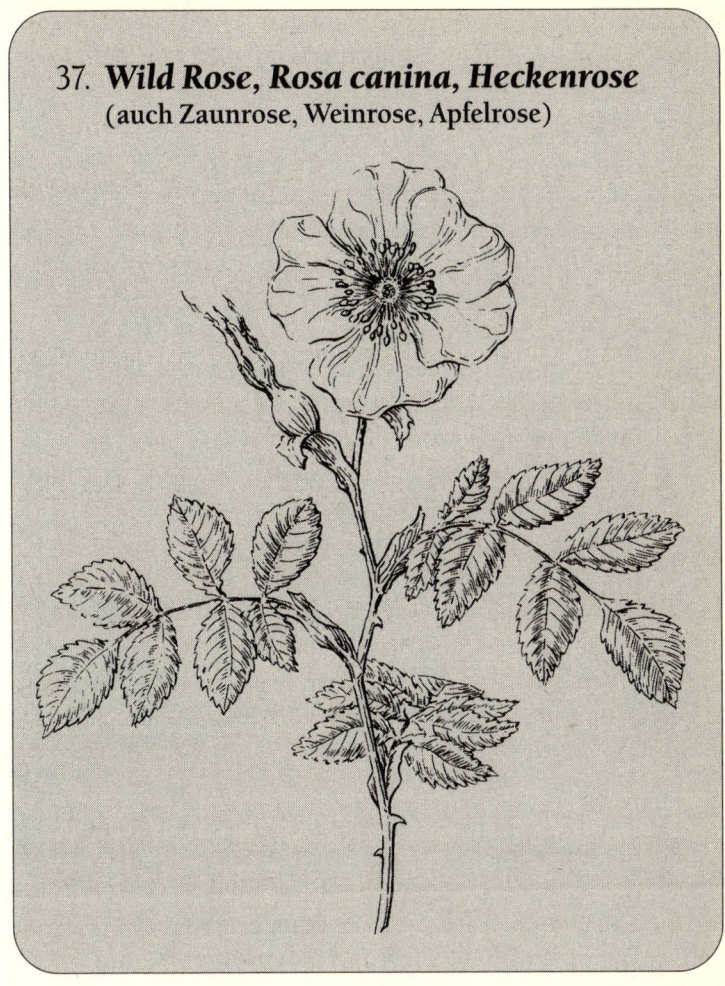

Die Stammart vieler Zuchtrosen wächst an sonnigen Waldrändern, Hecken und steinigen Abhängen. Die weißen, hellrosa oder tiefrosa Blüten öffnen sich mit fünf großen kernförmigen Blütenblättern einzeln oder in Dreiergruppen zwischen Juni und August.

PRINZIP: Wild Rose ist verbunden mit den Seelenpotentialen der Hingabe und der inneren Motivation. Im negativen Wild Rose-Zustand wird das Prinzip der Hingabe falsch verstanden und negativ gelebt.

Anstatt sich freudig an das Leben und seine Aufgabe im Rahmen des größeren Ganzen hinzugeben, hat man sich im Wild Rose-Zustand stark fixierten, negativen Erwartungshaltungen ergeben. Dieses Mißverständnis stammt häufig aus den ersten Lebenstagen oder wird möglicherweise schon aus anderen Existenzformen mitgebracht. Es bewirkt eine totale Aufgabe der Eigeninitiative, eine apathische Resignation gegenüber dem inneren und äußeren Leben.

Ein Baby, das stundenlang vergeblich nach seiner Mutter weint, hört irgendwann einmal auf, darauf zu hoffen, daß die Mutter noch kommt und es von seinem Hunger erlöst. Es ergibt sich in dem Gefühl grenzenloser Verlassenheit und totaler Leere seinem Schicksal. Das Interesse am Leben schwindet. Was bleibt, ist ein energieloses Dahinvegetieren.

Menschen, die Wild Rose brauchen, erscheinen häufig wie schon halb gestorben, wie Pflanzen, die saftlos vor sich hin kümmern. Über Depressionen sind sie längst hinaus. Wie »lebenslänglich Verurteilte« haben sie kapituliert und sich dumpf mit ihrem Schicksal abgefunden. Sie glauben, daß ihre Umstände unabänderlich sind, ihre chronische Krankheit, ihre festgefahrene Ehe oder ihr unbefriedigender Beruf. Auf die Idee, daß es auch für sie noch einmal etwas anderes geben könnte, kommen sie gar nicht mehr. »Das liegt bei uns schon in der Familie!« – »Damit muß ich eben leben!« – »Für mich ist es sowieso gelaufen!« Solche und ähnliche mit ausdrucksloser Stimme vorgetragenen Sätze kann ihre Umwelt meistens nicht nachempfinden, weil die äußeren Umstände gar nicht immer so negativ sind.

Menschen im Wild Rose-Zustand sind langweilige, darum

anstrengende Gesellschafter, denn ihre apathische Teilnahmslosigkeit wirkt bedrückend auf die gesamte Atmosphäre.

Man hat den Wild Rose-Zustand auch als »seelische Anämie« bezeichnet, weil das Wesen aufgrund vieler hindernder Mentalprogramme nicht fähig ist, die Lebensenergie aus dem Kosmos in der richtigen Qualität aufzunehmen und in sich zu transformieren.

Nicht immer ist der Wild Rose-Zustand so offensichtlich wie hier beschrieben. Läuft er auf subtileren Ebenen ab, so kann sich kompensatorisch eine Art von verzweifelter Aktivität zeigen, wie man sie zuweilen bei sogenannten erfolgreichen Managern erleben kann.

Wer Wild Rose einnimmt, fühlt allmählich seine Lebensgeister wieder erwachen und fängt an, neu zu leben. Erlöst kann er sich von Tag zu Tag mehr und mehr dem Leben hingeben. Von immer mehr Lebensenergie durchflutet, kann man endlich all die großen und kleinen Reichtümer des Lebens mit freudiger Erwartung und lebendigem Interesse in sich einströmen lassen.

Wild Rose ist häufig ein Langzeitmittel, hat sich aber auch bei vorübergehenden energielosen Zuständen als hilfreich erwiesen, zum Beispiel während einer Psychotherapie, in der die ersten Lebensjahre aufgearbeitet werden, nach Schwächung der Lebenskraft durch zu starke sexuelle Verausgabung, nach Fehlgeburten oder nach einer Phase intensiver Arbeit an der eigenen Persönlichkeit.

Der Unterschied in der Hoffnungslosigkeit im Wild Rose- und Gorse-Zustand:

Wild Rose: Lebt in lähmender Gleichgültigkeit vor sich hin. Kommt gar nicht auf die Idee, noch etwas anderes für sich zu erhoffen. Total passiv.

Gorse: Hatte Hoffnung, ist aber nun verzweifelt, weil er
              glaubt, seine Hoffnungen endgültig begraben zu
              müssen. Innerlich noch etwas aktiver als Wild Rose.

Der Unterschied in der Resignation im Sweet Chestnut- und
Wild Rose-Zustand:

Sweet Chestnut: Man glaubt, man hat die Grenzen seiner Bela-
                 stungsfähigkeit erreicht, man steht unmit-
                 telbar vor der Resignationsgrenze. Man gibt
                 sich aber noch nicht auf.
Wild Rose: Man hat sich damit abgefunden, daß man die
                 Grenze überschritten hat. Man hat sich inner-
                 lich ganz oder teilweise aufgegeben. Passiver
                 als Sweet Chestnut.

WILD ROSE – SCHLÜSSELSYMPTOME

Teilnahmslosigkeit, Apathie, Resignation, innere Kapitulation.

SYMPTOME IM BLOCKIERTEN ZUSTAND

o Man hat innerlich resigniert, obwohl die äußeren Umstände
  gar nicht so hoffnungslos oder negativ sind.
o Totalverlust von Lebensfreude und innerer Motivation aufgrund unbewußter negativer Entscheidungen.
o Man unternimmt keinerlei Anstrengungen mehr, in seinem
  Leben etwas zum Positiven zu verändern.
o Man findet sich fatalistisch mit allem ab.
o Man fügt sich in sein Schicksal, z. B. unglückliche Ehe,
  unbefriedigender Beruf, chronische Krankheit o. ä.
o Man glaubt, daß man erblich negativ belastet sei.
o Unterschwellige Traurigkeit.
o Man fühlt sich chronisch gelangweilt, gleichgültig und
  innerlich leer.

o Man beklagt sich nicht über seinen Zustand, da man ihn für normal hält.

o Man ist schlaff, völlig energielos, vegetiert apathisch vor sich hin.

o Man spricht mit monotoner, matter Stimme.

POTENTIAL IM TRANSFORMIERTEN ZUSTAND

o Man findet täglich ein neues vitales Interesse am Leben.

o Man bewältigt den Alltag ohne lähmendes Routine-Gefühl.

o Man kann sich freudig seinen inneren Lebensgesetzen hingeben.

o Man lebt im Gefühl der inneren Freiheit und Flexibilität.

UNTERSTÜTZENDE EMPFEHLUNG FÜR DEN WILD ROSE-ZUSTAND

o Erkennen, daß man seine negativen Mentalprogramme bewußt und entscheidend ändern muß.

o Psychotherapie mit Symbolarbeit.

o Körperliche Hobbys, bei denen man flexibel reagieren und improvisieren muß.

o Anregungen für positive Programmierungssätze:

»Mir steht alles zu, was ich mir vom Leben wünsche.«
»Ich fühle, wie mein Leben immer schöner und interessanter wird.«
»Ich steige voll ins Leben ein.«
»Ich entwickle neue, positive Lebensprogramme.«

38. **Willow, *Salix vitellina,* Gelbe Weide**

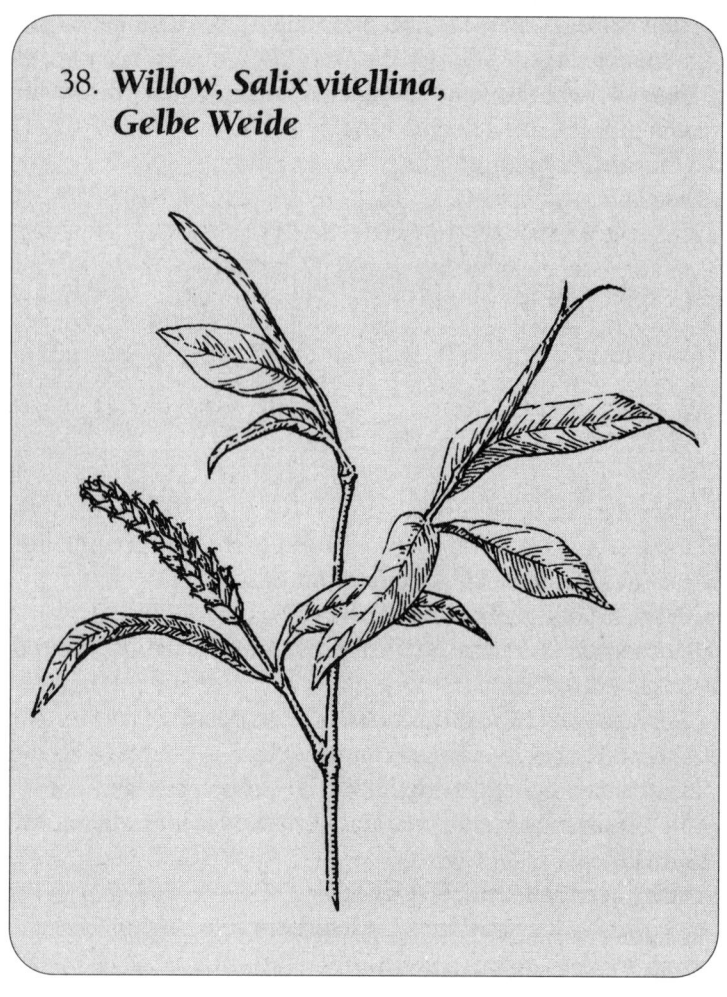

Unter den vielen Weidenarten ist diese leicht daran zu erkennen, daß sich ihre Äste im Winter leuchtend gold-orange verfärben. Sie wächst in feuchtem, tiefliegendem Gelände. Die männlichen und weiblichen Blüten wachsen auf getrennten Bäumen.

PRINZIP: Willow steht im Zusammenhang mit den Seelenqualitäten der Eigenverantwortlichkeit und des konstruktiven Denkens. Im negativen Willow-Zustand sucht man die Schuld nur in der Außenwelt, denkt häufig negativ und destruktiv.

In negativen Willow-Tagen hadert man mit seinem Schicksal und grollt ihm innerlich, daß es einen so schlecht behandelt. Man kann auch gar nicht verstehen, daß andere Leute so fröhlich und unbeschwert sein können; man nimmt es ihnen förmlich übel und ist versucht, ihnen die gute Laune zu verderben. Solche Tage, an denen man mit sich selbst so gar nicht im reinen ist, hat jeder. Sie sind der Ausdruck des vorübergehenden negativen Willow-Zustandes.

Leider kann der negative Willow-Zustand auch chronisch werden und sich dann sehr destruktiv auf den Menschen und seine ganze Umgebung auswirken. So wie ein fauler Apfel im Korb alle gesunden Äpfel – früher oder später – infiziert, wirkt sich auch ein Mensch im chronisch negativen Willow-Zustand als Miesmacher und Spielverderber ansteckend auf seine Umgebung aus.

Im negativen Willow-Zustand fühlt man sich als armes Hascherl, als Opfer eines bösen Schicksals, das es immer wieder auf einen abgesehen hat. »Womit habe ich das nur verdient?« – »Wie kann das Leben nur so ungerecht sein!« ruft man klagend und kommt gar nicht darauf, bei diesen Beschuldigungen sein eigenes Verhalten mit in Betracht zu ziehen.

Willow ist ein Zustand, in dem der Mensch seine Enttäuschungen und seinen inneren Groll sehr stark nach außen projiziert. Man findet ihn naturgemäß häufiger bei Menschen, die ihre Lebensmitte überschritten haben und unbewußt erkennen, wie wenig von ihren Idealvorstellungen und Hoffnungen verwirklicht werden konnte.

Der alte Ressortchef, dem ein ehemaliger Mitarbeiter als Geschäftsführer vor die Nase gesetzt wird, fühlt sich von ihm überfahren und geringschätzig behandelt. »Na, wo er nun was Besseres ist, kann er sich das ja leisten ...«, sagt er mit herabgezogenen Mundwinkeln und verhärmtem Gesichtsausdruck.

Chronische Willow-Charaktere muffeln vor sich hin und haben sich mit einer unsichtbaren Mauer von Negativität umgeben.

Willow-betonte Charaktere können ihren inneren Groll auf einen Menschen oder eine Situation jahrelang im Herzen tragen, ohne ihn je auf den Tisch zu legen und offen auszutragen. So bleibt die Schwiegermutter, die ihrer Schwiegertochter innerlich verübelt, daß sie mit ihrem jungen Ehemann eine eigene Wohnung bezogen hat, formell zwar höflich, aber das Verhältnis ist unterschwellig gespannt. Daß sie ihrer Schwiegertochter nie wirklich offen entgegenkommt, daß sie sie im Gespräch mit ihrem Sohn stets ganz unauffällig kritisiert und innerlich heruntermacht, ist ihre jahrelange stille Rache, die sich auch in regelmäßigen Rheumaanfällen niederschlägt.

Menschen im negativen Willow-Zustand sind wie ein Vulkan, der vor sich hin schwelt, ätzende Rauchschwaden ausstößt, aber nie explodiert.

Daß die Schwiegertochter ihrer rheumakranken Schwiegermutter die Einkäufe erledigt und die Gardinen wäscht, ist eine Selbstverständlichkeit, die keiner weiteren Erwähnung oder Dankesbezeugung bedarf. Denn Willow-Typen sind groß im Fordern, ohne selbst geben zu wollen. Das befremdet auf die Dauer alle, die ihnen freundlich und in hilfreicher Absicht entgegenkommen. Allmählich stellen sie ihre Bemühungen ein und ziehen sich zurück.

So wird ein chronischer Willow-Typ langsam immer einsamer und verbitterter und zieht sich seinerseits mehr und mehr aus dem Leben zurück. Wenn er früher gern kegeln gegangen ist, wird er jetzt seltener gehen, weil »der neue Wirt so unfreundlich zu ihm ist«. Wenn man früher gern Theater besucht hat, bleibt man jetzt zu Hause, »weil die neuen Stücke entweder zu seicht oder zu negativ sind«. Wie man es auch dreht und wendet, im negativen Willow-Zustand springt einem nur noch die negative Seite des Lebens ins Auge. Typische Aussage eines auf dem Wege der Besserung befindlichen Willow-Patienten: »Es geht mir zwar schon besser, aber längst nicht so gut, wie es scheint!« Es sieht so aus, als wolle man sich selbst bremsen, irgendwelche positiven Gefühle in sich hochkommen zu lassen.

Im Willow-Zustand ist man »Opfer« und hat damit die Generalausrede vor sich selbst, keine Verantwortung für sein Schicksal übernehmen zu können. Man deutet beharrlich mit dem Zeigefinger auf die Außenwelt und weigert sich strikt, die Zusammenhänge zwischen den äußeren Ereignissen und seinem inneren Zustand zur Kenntnis zu nehmen oder auch nur in Erwägung zu ziehen.

Was ist das Mißverständnis im negativen Willow-Zustand? Es liegt auch hier in der Weigerung der Persönlichkeit, die Führung seiner Seele und seines Höheren Selbstes zu akzeptieren. Im Willow-Zustand ist man besonders mit den Ergebnissen der Führung nicht einverstanden, weil man den Lebenserfolg nicht nach dem inneren Erleben, sondern vorwiegend nach materiellen Kriterien beurteilt. Daß man z. B. die schöne Figur nicht halten konnte, den Ehrendoktortitel nicht bekommen hat, das Haus im Tessin nicht geschafft hat, ist das nicht Grund genug, seinem Höheren Selbst und seinem Schicksal zu grollen? Doch mit diesem enttäuschten Grollen ist es nicht genug, die Persönlichkeit versucht auch, alle weiteren Führungsversuche ihres Höheren Selbst durch negatives »Mauern« abzublocken. Statt mit ihm zusammenzuarbeiten, geht sie mit passiver Resistenz dagegen an. So schadet sie nicht nur sich selbst, sondern vergiftet auch ihre gesamte Umgebung und verstößt damit gegen die größere Einheit.

In einem hartnäckigen negativen Willow-Zustand muß man als erstes lernen, seine eigene Verbitterung, seine eigene Negativität zu erkennen und zu akzeptieren. Denn bevor man seine Einstellung gegenüber sich selbst nicht geändert hat, kann sich auch äußerlich nichts bewegen. Als zweites sollte man erkennen, daß jeder grollende Gedanke ein weiterer energetischer Baustein für die wachsende Mauer der Negativität ist, welche die eigene Sonne mehr und mehr verdunkelt. Denn jedes äußere Erleben ist die Folge einer inneren Gedankenprojektion, und jeder Mensch lebt in einer irgendwann einmal von ihm selbst gedachten und erschaffenen Welt. Wer sich als Opfer fühlt, muß früher oder später Opfer werden.

Wo viel Schatten ist, ist auch viel Licht. – Um aus einem negativen Willow-Zustand herauszukommen, muß man bewußt trainieren, sich gedanklich auf die lichte Seite der Ereignisse zu konzentrieren. Der Weidenbaum gilt nicht nur als Symbol der Trauer, sondern ist auch ein Sinnbild für unendliche Erkenntnis und nie versagende Weisheit, weil man zu jeder Zeit ihm immer wieder neue Zweige abschneiden kann.

Im positiven Willow-Zustand erkennt man, daß man nicht Opfer, sondern Baumeister seines Schicksals ist, und daß man unendlich viele gedankliche Möglichkeiten hat, eine positive Zukunft konstruktiv zu gestalten. Deshalb strahlen Menschen, die ihren negativen Willow-Zustand überwunden haben, Glauben, Ruhe und Optimismus aus. Denn sie wissen nun, daß es jeder selbst in der Hand hat, seines Unglückes oder Glückes Schmied zu sein.

Im Laufe einer geistigen Entwicklung gerät man leicht in einen Willow-Zustand, wenn schon viel Negatives bewußt wird, aber die Persönlichkeit noch zu schwach ist, es zu integrieren. Man projiziert den inneren Ärger über sich selbst dann erst mal auf die Außenwelt, entwickelt starke Vorurteile und zeigt sich wenig kooperativ.

Bei Kranken, die von Arzt zu Arzt, von Heilpraktiker zu Heilpraktiker gehen, findet man häufig den Willow-Zustand mit Vine kombiniert.

Der Unterschied der negativen Emotionen zwischen Holly und Willow:

Holly: Aktiver, offener: bringt seine innere Wut, Haß, Mißtrauen usw. direkt nach außen.

Willow: Passiver: Die negativen Gefühle sind nach innen gerichtet und erzeugen Verbitterung und das Gefühl, Opfer zu sein. Die Wut schwelt unter der Oberfläche vor sich hin.

WILLOW – SCHLÜSSELSYMPTOME

Innerer Groll, Verbitterung, »Das Opfer des Schicksal«.

SYMPTOMIE IM BLOCKIERTEN ZUSTAND

o Verbitterte Lebenshaltung, man grollt seinem Schicksal und fühlt sich ungerecht behandelt.

o Man fühlt sich für seine Lage nicht selbst verantwortlich; schuld sind die Umstände oder andere.

o Man glaubt, das Leben hätte einem vieles vorenthalten.

o Man fühlt sich einer Situation hilflos ausgeliefert.

o Man »fordert« vom Schicksal, ist aber nicht bereit, zu »geben«.

o Man nimmt jede Hilfe von anderen als selbstverständlich entgegen und befremdet dadurch auf die Dauer diejenigen, die einem helfen.

o Man betont grundsätzlich die negative Seite der Dinge und wirkt darum häufig als Miesmacher oder Spielverderber.

o Man erlebt sich als machtlos.

o Man mißgönnt anderen innerlich ihr besseres Schicksal, ihr Glück oder ihre Gesundheit.

o In Extremfällen versucht man sogar, die gute Stimmung und den Optimismus anderer herunterzuziehen.

o Giftige und hämische Gedanken wegen innerer Verbitterung.

o Man schwelt in stiller Wut vor sich hin, explodiert aber nicht.

o Man weigert sich innerlich, die eigene Negativität zu akzeptieren, deshalb kann sich nichts ändern.

o Man gibt bei Genesung von einer Krankheit nur widerwillig zu, daß es einem besser geht.

POTENTIAL IM TRANSFORMIERTEN ZUSTAND

o Positive Grundhaltung, man übernimmt volle Selbstverantwortung für sein Schicksal.

o Man hat die Zusammenhänge zwischen seinem Denken und den äußeren Geschehnissen erkannt und akzeptiert.

o Man weiß, daß man nach dem Gesetz »Wie innen – so außen« Positives oder Negatives anziehen kann, und arbeitet bewußt mit diesem Prinzip.

o Man wird vom »Opfer« zum »Meister« seines Schicksals.

UNTERSTÜTZENDE EMPFEHLUNGEN IM WILLOW-ZUSTAND

o Sich mit dem Gesetz von Ursache und Wirkung, mit dem Karma-Gedanken befassen.

o Tätigkeiten suchen, in denen Verantwortung gefordert wird und die einem Liebe und Anerkennung einbringen, z. B. Umgang mit Kindern.

o Die Gesellschaft unbelasteter, fröhlicher Menschen suchen, z. B. in einen Chor oder in eine Musikgruppe eintreten.

o Schöpferische Hobbys suchen, in denen man sich »ausdrücken« kann und Erfolgserlebnisse hat.

o Ausleitende naturheilkundliche Therapien, z. B. Fasten, Lymphdrainage.

o Anregungen für positive Programmierungssätze:
»Ich nehme mein Leben positiv in die Hand.«
»Ich denke, handle und schaffe Positives.«
»Ich erkenne immer mehr das Gesetz von Ursache und Wirkung im täglichen Leben.«
»Ich reinige mich von allen negativen Rückständen.«

39. **Rescue, »Erste-Hilfe«- oder »Notfall-Tropfen«**

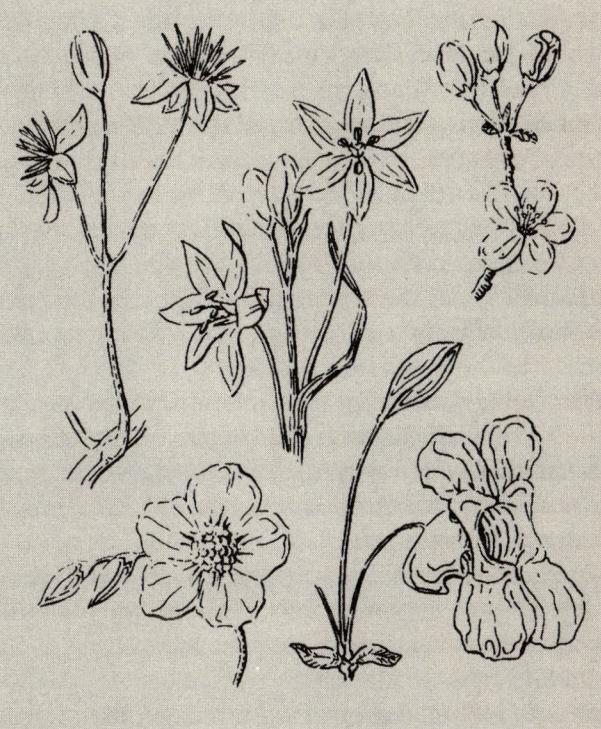

Von allen Bach-Blütenessenzen ist diese Kombination die bekannteste und am weitesten verbreitet. Unzählige Menschen hat sie in Notfällen, bis zum Eintreffen des Arztes, das Leben gerettet. Rescue ersetzt keine ärztliche Behandlung. Aber es hilft, einen energetischen Schock[30], in dessen Folge sich schwere körperliche Schäden manifestieren würden, zu verhindern oder schnell wieder aufzulösen. Als Schock oder Notfall wird hier alles verstanden, was unser energetisches System erschüttert und desintegriert: vom plötzlichen Türknallen über eine unangenehme Nachricht bis zum körperlichen Unfall mit Bewußtseinsverlust. In einem derartigen Zustand hat das Bewußtsein bzw. haben die feinstofflichen Teile unseres Körpers die Tendenz, sich aus dem physischen Körper zurückzuziehen. Der physische Körper allein hat dann keine Möglichkeit mehr, Maßnahmen zur Selbstheilung einzuleiten.

Rescue sorgt dafür, daß sich das energetische System nicht desintegriert oder schnell wieder ins Lot kommt. Der Heilungsprozeß kann dann sofort einsetzen.

Darum ist es so wichtig, die Notfall-Tropfen immer in der Haus- oder Auto-Apotheke greifbar zu haben, um sie entweder direkt vor einer zu erwartenden energetischen Erschütterung oder unmittelbar danach einnehmen zu können. Die verwendeten Blüten sind:

Star of Bethlehem: Gegen Schreck und Betäubung und als »Intetrator der Persönlichkeit«.
Rock Rose: Gegen Terror und Panikgefühle.
Impatiens: Gegen mentalen Streß und Spannung.
Cherry Plum: Gegen die Angst, die Kontrolle zu verlieren.
Clematis: Gegen die Tendenz »abzutreten«, gegen das Gefühl »weit weg zu sein«, das oft vor einer Bewußtlosigkeit auftritt.

Die vom englischen Bach-Centre gelieferte stockbottle Rescue enthält alle fünf Blüten schon fertig gemischt. Soll Rescue mit anderen Blüten kombiniert werden, so gilt es als ein Mittel.

Bei Unfällen und plötzlichen Krankheiten helfen die Notfall-Tropfen sowohl den »Opfern« als auch denen, die »nur« Zuschauer oder Pflegepersonen sind. Es ist für den Kranken unbewußt eine große Beruhigung, wenn er fühlt, daß die Menschen um ihn herum gefaßt, vertrauensvoll und frei von übergroßer Angst sind. Ihr Heilungsprozeß wird dadurch unterstützt.

Hier nun einige der unzähligen Gelegenheiten, in denen Rescue im Alltag helfen kann:

Wenn man seelisch durcheinander ist: z. B. nach einem Familienkrach, nach Erhalt eines unangenehmen Briefes. Oder wenn Kinder einen brutalen Fernsehfilm angesehen haben.

Wenn einem etwas bevorsteht: Zahnarztbesuch, Scheidungstermin, Bewerbungsgespräch, Führerscheinprüfung, Operation.

Wenn man einen Schreck bekommen hat: z. B. nach einem unangenehmen Sturz oder einem Hundebiß oder einem Insektenstich.

Wenn man in einer streßgeladenen Atmosphäre arbeiten muß: z. B. in einer Schlachterei, Erste-Hilfe-Station, Auktionshaus. Die Notfall-Tropfen sollten aber nicht zur Dauergewohnheit werden. Sie sind als Erste Hilfe in kleinen oder größeren seelischen Notsituationen, aber nicht als Ausgleich einer unvernünftigen, persönlichkeitszerstörenden Lebensweise gedacht.

Rescue wird doppelt so stark wie alle anderen Blüten-Essenzen zubereitet: vier Tropfen aus der stockbottle oder dem Vorratsfläschchen in eine 30 ml Medizinflasche.

Die Dosierung ist hier individuell je nach Fall und Situation. *In akuten Fällen:* vier Tropfen direkt aus der stockbottle in eine Tasse Wasser geben und so lange schluckweise trinken lassen, bis der schockartige Zustand abklingt. Danach nur noch alle 15, 30 oder 60 Minuten einen Schluck verabreichen.

Wenn kein Wasser oder anderes Getränk zur Hand ist, kann man die Notfall-Tropfen auch unverdünnt direkt aus der stockbottle verabreichen.

Bei *Bewußtlosen* tropft man die Notfall-Tropfen aus der Einnahmeflasche, zur Not auch aus der stockbottle, auf die Lippen, das Zahnfleisch, die Schläfen, die Fontanelle, hinter das Ohr oder auf die Handgelenke.

Soll Rescue über einen längeren Zeitraum hinweg eingenommen werden, gibt man viermal täglich vier Tropfen aus der Einnahmeflasche.

Rescue kann auch *äußerlich* in Form von Umschlägen, Wickeln, Kompressen u. ä. angewendet werden. Man gibt ca. sechs Tropfen aus dem Vorratsfläschchen auf eine Halbliter-Schüssel Wasser.

Für kleine körperliche Verletzungen wie Verbrennungen, Verstauchungen, Schnitte und plötzliche Hautausschläge wird Rescue auch als *Salbe* hergestellt, welche sich auch als Massagehilfe (vor dem Gleitmittel auftragen) sowie zur Vorbeugung gegen Hautirritationen durch Sport (Laufen, Tennis ect.) bewährt hat.

Bei der Behandlung von *Tieren* gibt man zwei bis drei Tropfen aus der Vorratsflasche in das Trinkwasser oder das Fressen.

Bei Schocks, die unsere *Pflanzen* erleiden, hat Rescue ein weites Einsatzfeld: Nach dem Umtopfen, Versetzen von Stecklingen, Frost- und Ungezieferwirkung gibt man drei bis vier Tropfen aus dem Vorratsfläschchen in das Gießwasser. Damit gießt man zwei bis drei Tage lang oder besprüht die Blätter damit.

Die Einsatzmöglichkeiten der Notfall-Tropfen sind fast unbegrenzt, wie die folgenden Fälle zeigen:

1. Ein Marinesoldat war im Krieg in Unterseebooten eingesetzt. Äußerlich erschien er stets ruhig und gelassen, aber
er verlor sämtliche Kopf- und Körperhaare. Alle ärztliche
Behandlung blieb ohne Erfolg. Da zu vermuten war, daß
der Haarausfall durch verdrängte Angst, Schocks und
Schrecken hervorgerufen worden war, bekam er Rescue
zum Einnehmen und als »Haarwasser« zum Einreiben.
Nach einigen Wochen war seine ganze Kopfhaut wieder mit
kleinen Haaren bedeckt.

2. Die Teilnehmerin eines Meditationscamps schnitt sich beim
Gemüseputzen eine Fingerspitze zu dreiviertel ab. Die Wunde blutete stark, und es war kein Arzt in der Umgebung, den
man hätte rufen können. Als Erste Hilfe bekam sie alle paar
Minuten Rescue-Tropfen in Wasser zu trinken und einen
Druckverband zum Stillen der Blutung. Als die Blutung zum
Stehen gekommen war, wurde vorsichtig Rescue-Creme in
die Wunde getan und Finger und Fingerspitze mit einem
Verband zusammengebracht. Dieser Cremeverband wurde
dann alle zwei Stunden erneuert. Schon nach den ersten
15 Minuten hatte die junge Frau keine Schmerzen mehr,
sondern spürte nur noch ein leichtes Pulsieren im Finger.
Den ganzen nächsten Tag über wurde der Cremeverband
von Zeit zu Zeit gewechselt. Am dritten Tag war kein Verband mehr notwendig, da sich die Wunde geschlossen hatte
und offensichtlich schnell heilte. Am fünften Tag war der
Finger komplett geheilt. Nur noch eine kleine Linie verriet,
wo der Schnitt gewesen war.

3. Bericht eines amerikanischen Ehepaares: »Wir waren eingeladen. Kurz vor dem Weggehen wollte meine Frau noch
schnell das Wasser in unserem Goldfischglas auswechseln.
In der Eile vertat sie sich mit der Wassertemperatur. Die
Fische erlitten einen Schock. Bis auf ganz schwache Kiemen-
bewegungen trieben sie wie leblos auf der Seite nahe an der

Wasseroberfläche. Schnell gaben wir mehrere Tropfen Rescue in das Goldfischglas. Innerhalb einer Stunde hatten sich die Fische vollständig erholt. Die Inhaberin des Zoogeschäftes versicherte uns, noch nie gehört zu haben, daß Goldfische einen derartigen ›Schock‹ überlebt hätten.«[31]

4. »In meinem Urlaubsort am Meer kamen nach einem Sturm vier Urlauber völlig erschöpft und durcheinander ins Hotel zurück. Sie waren stundenlang auf See herumgetrieben, nachdem der Motor ihres Bootes im Sturm defekt geworden war. Zwei von ihnen konnte ich Rescue geben. Sie erholten sich erstaunlich schnell und waren innerhalb weniger Stunden wieder völlig die alten. Die beiden anderen brauchten zwei oder drei Tage, bis sie sich von diesem Ereignis erholt hatten.«[32]

5. Bericht einer Polizistin: »Ich mußte den Überfall auf eine Frau zu Protokoll nehmen. Die Frau war noch so aufgelöst, daß sie nicht in der Lage war, genaue Einzelheiten des Vorgangs zu schildern. Ich gab ihr eine Dosis Rescue mit nahezu sofortigem Erfolg. Die Frau konnte den Vorfall vom Anfang bis zum Ende detailliert zu Protokoll geben; aufgrund der Genauigkeit des Protokolls konnte der Täter wenig später festgenommen werden.«

5. Kapitel

**Die Bach-Blüten
in der Praxis**

A. *Zubereitung – Flaschen – Dosierung*

Zubereitung: Die vom englischen Bach-Centre gelieferten Blütenessenzen in Vorratsfläschchen oder stockbottles sind Konzentrate und müssen vor Gebrauch mit einer Mischung aus ca. ¼ Wasser und ¼ Alkohol auf Einnahmestärke verdünnt werden. Edward Bach verwendete Quellwasser aus der Natur. Heute nimmt man am besten ein Quellwasser ohne Kohlensäure aus dem Reformhaus. Destilliertes Wasser ist totes Wasser und daher als Trägersubstanz nicht geeignet.

Alkohol: Er dient zur Konservierung der Tropfen. Das ist besonders bei sommerlichen Temperaturen notwendig, wenn das Wasser schnell faulig wird oder wenn die Tropfen über einen längeren Zeitraum hinweg eingenommen werden sollen. Für eine Blütenkombination, die nur wenige Tage eingenommen werden soll, ist Alkoholkonservierung nicht unbedingt notwendig. Statt dem von Edward Bach verwendeten Brandy kann auch Obstessig, Weingeist oder ein anderer, möglichst reiner Alkohol unter 50 % benutzt werden.

Die Standardverdünnung zur Einnahme ist ca. ein Tropfen auf 10 ml. Das heißt, man gibt z. B. zwei Tropfen aus dem Vorratsfläschchen auf ein mit Wasser und Alkohol vorpräpariertes 20 ml Medizinfläschchen[33] und stellt so die sogenannte Einnahmeflasche her. Um z. B. eine Mischung aus drei verschiedenen Bach-Blütenessenzen herzustellen, tropft man also je zwei Tropfen[34] aus den jeweiligen stockbottles in die mit Wasser und Alkohol vorgefüllte Einnahmeflasche. Vor der ersten Einnahme die Mischung gut schütteln.

Flaschen: Am besten geeignet sind braune Nasentropfer-Fla-
schen mit Pipette (oder Medizinfläschchen mit Tropfeinsatz),
die es in den Größen von 10 bis 50 ml in Apotheken zu kaufen gibt.

Dosierung: Die Standarddosierung ist mindestens viermal täglich vier Tropfen: morgens als erstes, mittags auf leeren
Magen etwa 20 Minuten vor dem Essen, nachmittags gegen
17.00 Uhr auf leeren Magen und abends als letztes, nach Bedarf auch öfter. Am besten aber tropft man sie mit der Pipette
direkt auf oder unter die Zunge. Vor dem Schlucken sollte man
die Tropfen einen Moment lang im Mund behalten, da hier die
Wirkung einsetzt.

In akuten Zuständen kann die Häufigkeit der Dosierung erheblich erhöht werden. Man gibt dann alle 10 bis 30 Minuten
eine Dosis von vier Tropfen, so lange, bis Zeichen der Besserung eintreten. Sehr sensible Personen kommen auch mit
einer geringeren Dosis aus, z. B. zwei Tropfen zweimal am Tag.

Eine andere wichtige Einnahmeform, die Wasserglas-Methode, die besonders in akuten Fällen angezeigt sein kann:
Man tropft täglich aus jeder der ausgewählten stockbottle zwei
Tropfen in ein Wasserglas und trinkt dieses über den Tag ver-
teilt leer.

B. *Weitere Anwendungsmöglichkeiten außer Tropfen*

Umschläge: Bach verordnete sie zusätzlich zu der Tropfen-Ein-
nahme bei äußerlichen Begleiterscheinungen wie zum Beispiel
bei Hautausschlägen und Entzündungen. Man gibt ca. sechs
Tropfen aus der Vorratsflasche auf eine Halbliterschüssel mit
Wasser.

Bäder: Viele Bach-Freunde schwören auf Bäder mit bestimmten Bach-Blütenessenzen, z. B. Hornbeam und Crab

Apple gegen Erschöpfung. Sie geben ca. fünf Tropfen aus der stockbottle in ein Vollbad.

Sensitive Behandler verordnen Bach-Blütenessenzen außerdem gelegentlich:

»Die Mischung anfangs nachts in ca. 20 cm Abstand vom Bett stehenlassen.« Hier scheinen die Blütenkonzentrate die Traumverarbeitung oft weit zurückliegender Blockaden günstig zu beeinflussen. Häufig sind Honeysuckle, Star of Bethlehem, Rock Water oder Walnut angezeigt. Diese Methode ist nicht bei allen Menschentypen angebracht und nicht als Dauermaßnahme geeignet.

»Auf Energiezentren (Chakren)«: In Yoga-Kreisen werden die Blütenessenzen statt auf die Zunge manchmal direkt auf bestimmte Chakren geträufelt.

Bei der »Meditation« über ein bestimmtes Seelenkonzept sollte man die Vorratsflasche für die Dauer der Meditation in einem Abstand von ca. 20 cm vor sich hinstellen.

Die letztgenannten Anwendungsmöglichkeiten sind hier nur interessehalber aufgeführt. Sie werden von Behandlern, die eine gute Begabung, ein solides Training und viel Erfahrung auf diesem Gebiet besitzen, angewendet. Wer dieses nicht hat, sollte sich, auch nach dem eindringlichen Rat des englischen Bach-Centres, ausschließlich an die Originalmethode von Edward Bach halten, die in 50 Jahren ihre Wirkung unter Beweis gestellt hat.

C. *Oft gestellte Fragen*

1. Frage: Wie lange dauert erfahrungsgemäß eine Sitzung mit einem Bach-Berater?

Antwort: Eigentlich sollte es hier keine Norm geben, denn jeder arbeitet ganz individuell mit den Bach-Blüten, der eine schneller, der andere langsamer.

Der Erfahrungsaustausch verschiedener ähnlich arbeitender Praktiker ergab: Um den Dingen wirklich auf die Spur zu kommen, sind für die erste Sitzung mindestens 60 bis 90 Minuten erforderlich. Für Folgesitzungen in der Regel 40 bis 60 Minuten.

2. Frage: Welche Beratungsabstände sind sinnvoll? Wann sollte die Blüten-Kombination ausgewechselt werden?

Antwort: Hier liegen unterschiedliche Erfahrungen vor. Im englischen Bach-Centre werden die Blüten-Kombinationen erfahrungsgemäß nach vier Wochen neu bestimmt, nämlich wenn die Flasche leer ist. Man verfährt dort nach folgender Regel:

Hilft die Blüten-Kombination, gibt man sie so lange weiter, bis die Beschwerden verschwunden sind. Tritt im Verlauf der Einnahme ein neuer Zustand auf, so fügt man die dafür angezeigte passende Blütenessenz der Kombination hinzu.

Berater, die mit sensitiven Diagnosetechniken arbeiten und die Abstände »abfragen«, erleben je nach der Art des Problems, der Hartnäckigkeit der Blockade und der Sensitivität des Patienten Zyklen zwischen 16, 28, 49, 56 oder 72 Tagen. Manchmal braucht jemand ein Mittel auch wesentlich kürzer: eine Woche, einen Tag oder nur wenige Stunden. In diesem Fall die Wasserglas-Methode anwenden.

3. Frage: Wie viele Wochen oder Monate sollte man eine Bach-Therapie fortführen?

Antwort: Eine allgemein verbindliche Antwort kann es auch hier nicht geben. Es hängt von den Problemen, vom Alter und Charakter des Behandelten ab. In akuten Zuständen, z. B. bei Schock über einen Verlust oder bei Angst vor einer einschneidenden Veränderung, helfen die Bach-Blüten, besonders bei jungen Menschen, oft innerhalb weniger Stunden oder Tage.

Je länger die seelische Fehlhaltung schon besteht, um so chronischer also der Zustand ist, desto mehr Zeit vergeht, bis sich eine deutliche Besserung zeigt. Man beobachtet 1–20 Monate.

Menschen, die die Bach-Blüten in erster Linie zur Selbstentfaltung nutzen, nehmen sie in Abständen immer wieder, oft jahrelang, da entwicklungsbedingt immer neue seelische Erfahrungen und Krisen zu Tage treten.

✳

4. Frage: Wie viele Bach-Blüten kann man gleichzeitig zusammen einnehmen?

Antwort: Das englische Bach-Centre sagt, maximal sechs oder sieben. Allerdings gilt hier nicht das Prinzip »Je mehr, desto besser«, sondern im Gegenteil: »Weniger ist mehr.«

Wenige richtig gewählte Blüten, die das derzeitige Problem am stärksten treffen, bringen meistens auch kleinere Begleitsymptome mit zum Verschwinden.

✳

Trotzdem ist es sehr selten, daß in der Blütentherapie, wie vergleichsweise in der klassischen Homöopathie, wirklich nur eine Blüte gebraucht wird. Auf der Seelenebene sind erfahrungsgemäß mehrere Gefühlsentscheidungen miteinander verknüpft und im Zweifelsfall gemeinsam aus dem Gleichgewicht geraten. Da die Bach-Blüten aber als geistige Familie alle miteinander harmonisieren, ist es besser, eine Blüte mehr in die Kombination zu geben, als es zu riskieren, einen wichtigen Faktor der disharmonischen Seelenkonzeption nicht abzudecken und dadurch die Wirkung der gesamten Mischung in Frage zu stellen. Die Erfahrung zeigt, daß in schweren seelischen Zuständen, besonders am Anfang einer Bach-Blütentherapie, sogar mehr als sechs Mittel gebraucht werden können. Diese Zahl reduziert sich erfahrungsgemäß im Laufe der Therapie.

D. *Die bewährten Blüten-Kombinationen*

Die Bach-Blütentherapie zeichnet sich durch ihren hohen Grad an Individualität aus. Die Abgabe von Standardmischungen ist daher zweifelhaft, denn sie geht sowohl an der Realität als auch an der Grundidee von Edward Bach vorbei.

Da jeder Mensch in seiner Problematik immer wieder einmalig ist, braucht jedes Individuum im Prinzip in jeder Situation seine individuelle Blütenkombination. Die hier der Vollständigkeit halber aufgeführten »bewähren Kombinationen« aus einer englischen Bachpraxis werden also nur in den Fällen wirken, wo die angesprochenen Seelenzustände für die einnehmende Persönlichkeit typisch sind. Dies gilt auch für alle an anderen Stellen veröffentlichten Mittelkombinationen.

Anti-Nägelkauen-Kombination:

Agrimony:	Wegen unterdrückter innerer Befürchtungen.
Vine:	Weil einerseits der eigene Wille unbedingt durchgesetzt werden soll.
Pine:	Gegen Schuldgefühle, die gleichzeitig mit dem Durchsetzungswunsch auftreten.

Examens-Kombination[35]:

Gentian:	Gegen Zweifel und Entmutigung.
Elm:	Gegen das vorübergehende Gefühl, der Lage nicht gewachsen zu sein.
Clematis:	Gegen geistige Abwesenheit.
Larch:	Gegen mangelndes Selbstvertrauen.
White Chestnut:	Für bessere Konzentration.

Kombination für den ersten Schultag:

Honeysuckle: Gegen das »Heimweh nach Hause«.
Mimulus: Gegen Unsicherheit und Furcht vor der neuen Situation.
Walnut: Für den Wechsel in eine neue Lebensphase.
Olive: Gegen die Erschöpfung, die durch den erhöhten psychischen Energieverbrauch in der neuen Situation entsteht.

Reisekombination gegen See-, Auto- und Luftkrankheit:

Scleranthus: Gegen Gleichgewichtsstörungen.
Rescue: Gegen die allgemeine Aufregung.

In einigen englischsprachigen Büchern findet man Angaben darüber, welche Blütenessenzen häufig kombiniert auftreten. Vergleiche verschiedener Behandler untereinander ergaben jedoch, wie sich leicht einsehen läßt, keinerlei Übereinstimmungen. Wichtige Einflußfaktoren für häufiger auftretende Blüten-Kombinationen scheinen, abgesehen von der Persönlichkeit des Behandlers, die Gegend und der dort lebende Menschentyp zu sein.

6. KAPITEL

Erfahrungen zur Therapie

Die folgenden Erfahrungen sind von mehreren Bach-Behandlern in verschiedenen Ländern aktuell zusammengetragen worden. Sie sollten aber in dieser sich sehr schnell verändernden Zeit nur als Status quo betrachtet werden. Das gilt besonders für alle Zahlenangaben.

A. *Reaktionsformen*

Die Reaktionen auf die erste Einnahme von Bach-Blüten sind individuell so unterschiedlich wie die Menschen, die sie einnehmen. Bei sensiblen Menschen kann man den Kontakt, den die Blütenessenz mit dem Höheren Selbst aufnimmt, schon Sekunden nach der ersten Einnahme sehen: Der Augenausdruck wird weicher, man kann tatsächlich sagen »seelenvoller«. Oft zeigt auch ein tiefes Aufatmen die unmittelbare energetische Entlastung.

Im weiteren Einnahmeverlauf reagiert jeder seinem Typ gemäß auf die Bach-Blütenkonzentrate:

Wer im Alltag zu einer dramatischen Verarbeitung seiner Erlebnisse neigt, reagiert auch auf die Blüten dramatisch, z. B. mit starken Stimmungsumschwüngen oder handlungsreichen Träumen.

Manche berichten, daß ihnen plötzlich Gedanken kämen, die sie vorher nie gedacht hätten. Andere treffen im Alltag Entscheidungen, die sie noch vor wenigen Wochen nicht für möglich gehalten hätten. Wieder andere erleben zunächst gar nichts Auffälliges, stellen aber nach einigen Wochen oder Monaten fest, daß sie ganz einfach offener, stabiler, glücklicher, »mehr sie selbst sind«.

Menschen, die den nichtmateriellen Welten offen und interessiert gegenüberstehen, sprechen schneller auf die Blüten an als Menschen, die solche Gedanken aus Prinzip ablehnen und die Stimme ihres Höheren Selbst unbewußt immer wieder zum Schweigen bringen wollen, die also dazu neigen, ihre Probleme zu verdrängen.

Einige Menschen unterdrücken die ersten Signale aus dem Unterbewußtsein kurzfristig mit psychosomatischen Abwehrreaktionen, wie z. B. Kopfschmerzen, leichter Übelkeit, oder sie verlieren »aus Versehen« die Einnahmeflasche.

Ältere Menschen, besonders wenn sie auch chronische körperliche Krankheiten haben, sprechen in der Regel langsamer auf die Bach-Blüten an, weil ihre seelischen Strukturen stärker verfestigt sind. Hier dauert es im allgemeinen 12–18 Monate, bis sich eine erkennbare Veränderung in der Persönlichkeit und eventuell eine positive Beeinflussung der chronischen Krankheit zeigt.

Auch bei Menschen, die an angebotenen oder sogenannten unheilbaren Krankheiten leiden, sind die Bach-Blüten nie ohne Wirkung geblieben. Der neugeschaffene Seelenkontakt ruft eine bewußte oder unbewußte Einstellungsveränderung gegenüber der Krankheit hervor, die sich immer in mehr Gelassenheit, größerem Seelenfrieden und positiverer Ausstrahlung zeigte. Viele Krankenhauspatienten im Endstadium haben durch die segensreiche Wirkung der Bach-Blüten ihre letzten Lebenstage schmerzfreier, harmonischer und menschenwürdiger verbringen dürfen.

B. *Zum Thema Nebenwirkungen*

Die Bach-Blüten sind reine, harmonische Energieschwingungen und verursachen absolut *keine Nebenwirkungen*. Was allerdings hin und wieder vorkommen kann, ist, ähnlich wie in der

Homöopathie, eine sogenannte Erstreaktion, eine Intensivierung der Symptome.

Das bedeutet: Man kann sich für kurze Zeit schlechter fühlen als vorher. Aus gutem Grund. Man stelle sich vor, etwas, das taub oder gelähmt war, wird plötzlich von Leben durchströmt. Ein schmerzlicher Gedanke, den man vielleicht jahrelang verdrängt hatte, tritt plötzlich voll in das Bewußtsein. Jede Erweiterung des Bewußtseins ruft gesetzmäßig eine Gegenreaktion im Unterbewußtsein hervor. Auch in der Naturheilkunde geht eine Heilkrise mit dem Ausschwemmen von Toxinen einher. Das gleiche passiert auf geistig-seelischer Ebene, wenn man die Bach-Blüten einnimmt, denn hier handelt es sich um eine seelische »Reinigungskur«, in der seelische Gifte (Negativ-Gefühle) ausgeschwemmt werden.

Allerdings kann man sich bei sachgemäßer Einnahme darauf verlassen, daß nie mehr aus dem Unterbewußtsein auftaucht, als man im Moment fähig ist, zu verkraften und zu verarbeiten.

Man kann mit den Bach-Blüten keine Heilkrisen künstlich provozieren, denn die Blütenenergie unterstützt nur das Höhere Selbst oder den Inneren Arzt, der den Verlauf stets zu unserem Besten führt.

C. *Scheinbare Fehlschläge*

Dieser in den »BACH-NEWSLETTERS« veröffentlichte Beitrag stammt von J. Evans, einer eng mit dem Bach-Centre verbundenen, langerfahrenen Bach-Spezialistin. Jeder der sich intensiver mit den Blüten beschäftigt, wird ähnliche Erfahrungen machen. Sie schreibt:

»Es kommt vor, daß wir und unsere Patienten den Mut sinken lassen, weil die Blütenessenzen anscheinend nicht richtig ansprechen. Es kann sogar passieren, daß Patienten in ihrer

Enttäuschung die Behandlung abbrechen und wir uns über die Gründe den Kopf zerbrechen.

Wenn so ein vermeintlicher Fehlschlag eintritt, sollten wir uns davon nicht zu sehr entmutigen lassen, denn es gibt verschiedene Faktoren, die als Ursache in Betracht gezogen werden müssen.

Krankheit als Lernchance

Oft ist eine körperliche Krankheit der Indikator dafür, daß der Mensch Ruhe braucht oder zumindest das Ausmaß seiner Aktivitäten drastisch reduzieren muß. Manchmal ist sogar eine völlige Umstellung der Lebensweise notwendig. Diese Umstellung wäre ohne das Auftreten der Krankheit nie in Gang gekommen. Ein vorzeitiges Abklingen der Krankheit durch die Einnahme einer Blütenessenz würde den ganzen Sinn und Zweck dieser Krankheit zunichte machen.

Unpassender Zeitpunkt

Es kann auch sein, daß ein Teil der Lektion, die man durch diese Krankheitserfahrung lernen wollte, noch nicht ganz gelernt worden ist, und daß deshalb die Krankheitsperiode als weitere Lernchance noch eine Weile andauern muß. Wenn jedoch zu einem späteren und dann richtigen Zeitpunkt die Behandlung wiederaufgenommen wird, zeigen die Blütenessenzen die gewünschte Wirkung, und zwar oft in ganz erstaunlich kurzer Zeit.

Der Kranke möchte »seine Krankheit behalten«

Es gibt den Patienten, der aufgrund von innerer Unzufriedenheit oder krankhafter Langeweile immer wieder mit neuen Symptomen leichter Störungen kommt, z. B. Kopfschmerzen, Müdigkeit, unklaren Beschwerden, zeitweiligen

Schmerzen usw. Er möchte unbedingt die Bach-Blütenessenzen einnehmen und sagt: »Ich weiß, daß sie mir helfen werden.« Das geschieht auch so lange, bis die nächste Unzufriedenheitsattacke kommt und er eine erneute »Behandlung« braucht.

Diese Menschen sind keine sehr dankbaren Patienten, denn sie hängen so sehr an ihren Leiden, daß sie diese unbewußt immer wieder herbeiziehen.

Es kommt tatsächlich vor, daß Menschen ihre Krankheit in Wirklichkeit gar nicht loswerden wollen, weil sie dadurch z. B. Macht über andere ausüben können, sich vor Verantwortung drücken oder Mitleid erwecken können. Möglicherweise haben sie schon viele Therapien ausprobiert, die alle »nicht richtig geholfen haben«, was dann auch bei den Blütenessenzen geschehen kann.

Der Grund ist: Sie können ihre Beschwerden nicht wirklich entbehren, weil sie ihnen zu nützlich sind.

Vorsätzliche Ablehnung

Schließlich gibt es auch Menschen, die innerlich nicht zulassen, daß die Bach-Blüten ihnen helfen, weil sie einfach nicht glauben wollen, daß sie helfen[36]. Dadurch, daß sie also keine Ergebnisse der Behandlung erwarten, ja innerlich beinahe hoffen, daß es zu keiner Wirkung kommt, bauen sie vorsätzlich eine Blockade auf, die das Einströmen der Heilkräfte unmöglich macht.

Zu wenig Ausdauer

Andere Patienten lassen den Bach-Blüten nicht genügend Zeit, zu wirken. Wenn nicht sofort ganz offensichtliche Veränderungen eintreten, bezeichnen sie die ganze Therapie als Fehlschlag. Sie berücksichtigen dabei nicht, daß einige Zustände, die sich über längere Zeit hinweg aufgebaut haben, auch nur schrittweise wieder rückgängig gemacht werden können, was eine beträchtliche Zeit in Anspruch nehmen kann. Sie geben zu schnell auf; bei mehr Ausdauer wäre die gewünschte Wirkung eingetreten.

Es gibt viele Gründe und Umstände für Beschwerden. Möge diese Betrachtung verschiedener Aspekte des Heilungsprozesses uns zu der Einsicht verhelfen, daß es nicht die Bach-Blüten sind, die versagt haben, sondern, daß unser Verständnis für viele verborgenen Einflußfaktoren noch immer recht unvollkommen ist.«

D. *Die Bach-Blüten in Verbindung mit anderen Therapieformen*

Wie bereits an anderer Stelle gesagt, arbeiten die Bach-Blütenkonzentrate sehr harmonisch mit anderen Therapieformen zusammen, besonders mit allen, die ganzheitlich ausgerichtet sind.

Sehr fruchtbar ist in der Regel die Kombination von Psychotherapie und Bach-Therapie. Eine Psychotherapeutin berichtet: Unter Bach-Therapie kommt die Psychotherapie besser in Gang. Man kommt schneller zu einem wesentlichen Punkt. Nebenprobleme, an denen sich die Therapie festzufahren droht, werden schneller aufgelöst.

Nichttherapiefähige Personen werden nach einer Periode der Behandlung mit den Bach-Blütenkonzentraten sehr oft therapiefähig.

Selbst in sogenannten hoffnungslosen Fällen zeigen die Bach-Blüten eine erleichternde Wirkung und machen den Patienten gelassener und zugänglicher.

Schulmedizinische Behandlungen psychosomatischer Krankheiten lassen sich bei gleichzeitiger Bach-Therapie erheblich verkürzen. Bei der Behandlung chronischer Krankheiten brachte die Bach-Therapie oft die entscheidende Wende, weil

dem Patienten die tieferliegenden Krankheitsursachen innerlich zugänglich wurden.

Die Bach-Blüten vertragen sich mit jedem Medikament,
auch mit homöopathischen Hochpotenzen und Psychopharmaka. Erstere werden in ihrer Wirkung erfahrungsgemäß intensiviert. Letztere werden vielfach auf Wunsch des Patienten
nach und nach von selbst aufgegeben.

E. *Die Bach-Blüten bei Schwangeren, Babys und Kindern*

Im fünften Kapitel von »Heile dich selbst« beschreibt Bach die
wahre Beziehung zwischen Eltern und Kindern. Jeder, der mit
Kindern zu tun hat, sollte das dort Gesagte immer wieder be-
herzigen.

Richtig verstanden, ist die Elternschaft eines unserer größten göttlichen Privilegien. Elternschaft bedeutet, einer jungen
Seele die Möglichkeit zu geben, um ihrer Entwicklung willen
in einem physischen Körper auf diesen Planeten zu kommen.
Es bedeutet weiterhin, dieser Seele in den ersten Lebensjahren
alle nur mögliche geistige, seelische und körperliche Führung
und Fürsorge zu geben. Auch die moderne Psychologie hat erkannt, daß die meisten psychischen Störungen in den ersten
sieben Lebensjahren, ganz besonders aber im ersten Jahr, verursacht werden. Es ist offenkundig, daß viele manifeste
Störungen im späteren Leben verhindert werden können,
wenn man ein Kind vom ersten Tag an mit den Bach-Blüten
aufwachsen läßt. Dieser erste Tag fällt schon in die Schwangerschaft.

Schwangerschaft: Eine Bach-Blütentherapie, die eine Mutter
während der Schwangerschaft harmonisiert, kann dem Kind
nur zugute kommen, so wie alles Harmonische und Schöne in

dieser Zeit. Es ist vorgekommen, daß Frauen mit der Neigung zu Fehlgeburten nach Einnahme der Bach-Blüten das Kind zum erstenmal behielten.

Die Diagnose ist hier nicht anders als in anderen Lebensperioden. Allerdings zeigt die Erfahrung, daß die Stimmungslagen während der Schwangerschaft schneller wechseln und daß Verhaltensmuster, die man längst abgelegt zu haben glaubte, plötzlich mit neuer Intensität zum Vorschein kommen. Hier sollte man die Kombination analog zu den wechselnden Zuständen häufiger wechseln.

Wenn der Entbindungstermin näher rückt, werden viele junge Mütter im letzten Moment ängstlich und geraten in starke Spannungen. Für diese Zustände sollte man an Mimulus, in extremeren Fällen an Rock Rose, außerdem an Impatiens und Vervain denken. Viele Frauen, die einige Tage vor der Entbindung anfingen, Rescue einzunehmen, hatten eine leichte Geburt und haben sich sehr schnell wieder von den Strapazen erholt.

Eine Hebamme aus Ibiza, die in ihrer Arbeit die Bach-Blüten mit großem Erfolg einsetzt, bezeichnet ihre Hilfe während des Geburtsvorganges als schnell und dramatisch.

Ein Beispiel: Bei einer 28jährigen Mutter, kräftig und von ausgeglichenem Temperament, verlief die Wehentätigkeit problemlos bis zum Beginn der Austreibungsphase. Diese dauerte 90 Minuten, und die junge Mutter schien plötzlich alle Kraft und ihr ganzes Selbstvertrauen zu verlieren. Sie bekam Aspen, Mimulus, Rock Rose, Hornbeam und Oak, einige Tropfen nach jeder Wehe. Schon nach der ersten Einnahme veränderte sich ihr Gesichtsausdruck völlig. Sie war bereit, ihre Lage zu verändern, und fühlte unmittelbar danach, daß die Geburt kurzfristig bevorstehen mußte.

Jede Geburt, wie leicht sie auch immer verlaufen mag, ist für Mutter und Kind ein energetischer Schock. Hier hilft beiden Star of Bethlehem. Hat die Mutter schon vor der Geburt begonnen, Rescue einzunehmen, sollte sie damit noch einige Tage nach der Geburt fortfahren. In diesem Falle braucht sie Star of Bethlehem selbstverständlich nicht.

Babys: An dieser Stelle taucht häufig die Frage auf, wie man die richtige Blüte für Babys herausfindet, die ja über ihren seelischen Zustand noch keine Auskunft geben können. Das ist aber einfacher als man denkt, weil Babys ihre Gefühle unmittelbar zeigen.

Da gibt es z. B. das immer gutgelaunte Agrimony-Baby. Es weint nur, wenn ihm wirklich etwas Ernstes fehlt. Das Chicory-Baby reagiert sofort ungnädig, wenn seine Bezugsperson es wagt, sich auch einmal um etwas anderes zu kümmern. Ein Baby, das durch alles und jedes ängstlich und irritiert wird, reagiert meistens gut auf Mimulus. Ganz typisch ist auch das Clematis-Baby, das in seiner eigenen Welt zu leben scheint. Es schläft viel und bringt selbst für die täglichen Mahlzeiten wenig Interesse auf.

Bei der Diagnose für Babys sollte man auch die Blüten beachten, welche die Eltern, besonders die Mutter, zur gleichen Zeit einnehmen. Aufgrund der starken energetischen Verbindung in dieser Lebensphase sind die meisten der Blüten in den Kombinationen von Mutter und Säugling identisch.

Zur Frage der Diagnose auch folgende interessante Beobachtung:

Einem sensiblen Baby wurden hintereinander alle zur Diskussion stehenden Vorratsfläschchen in die Wiege gelegt und wieder entfernt. Bei den Blüten, die es brauchte, fing es an zu lächeln oder wohlig zu gurgeln, bei denen, die es nicht brauchte, reagierte es mit Quengeln oder einer anderen Abwehrgeste.

Die Dosierung für Babys ist im Normalfall ebenso wie die für Erwachsene, denn bei den Bach-Blüten ist ja eine Überdosierung ausgeschlossen. Man gibt also 4 x 4 Tropfen aus der Einnahmeflasche in die Milchnahrung. Stillende Mütter nehmen die Tropfen selbst ein. Hier werden die Tropfen natürlich ohne Alkohol angesetzt.

Einige Behandler sind der Meinung, daß es bei Kindern bis zu einem Jahr empfehlenswert sei, nicht mehr als drei Blüten gleichzeitig einzusetzen. Auch sollte man die Blüten nicht zu lange geben.

In akuten Krankheitsfällen die Blüte parallel zum Stimmungswechsel des Kindes wechseln, das heißt, im Extremfall innerhalb weniger Stunden.

Ist zunächst bei dem Baby überhaupt keine Reaktion erkennbar, muß man sich an der Gemütsverfassung der Eltern orientieren. Wenn z. B. die Eltern das Schlimmste befürchten, nehmen Eltern und Baby Rock Rose. Inzwischen war der Arzt da, man sieht klarer, ist aber weiterhin ängstlich. Nun ist Mimulus angezeigt. Wenn sich im Verlauf der Krankheit der Zustand des Babys so weit bessert, daß es wieder eine individuelle Gemütsreaktion, z. B. Ungeduld, zeigt, orientiert man sich in der weiteren Behandlung ausschließlich an den Gemütsreaktionen des Babys. In unserem Beispiel würde man jetzt Impatiens geben.

Kinder: Kinder reagieren oft besser und schneller auf die Bach-Blütenessenzen als Erwachsene, denn ihre Verhaltensmuster sind noch weniger verfestigt und mentale Widerstände so gut wie nicht vorhanden. Sie reflektieren nicht viel, sondern sie wollen nur eins, so schnell wie möglich wieder wohlauf sein.

Kinder sind meistens mühelos in der Lage, unter den 38 Vorratsfläschchen die notwendigen Blüten für sich selbst herauszugreifen, und sie lassen sich von ihrer Wahl auch nicht wieder abbringen. Häufig wird berichtet, daß die Kinder ihre Eltern von sich aus daran erinnern, daß es wieder Zeit ist, die Tropfen einzunehmen. Ähnlich wie Babys sollten auch Kinder nicht zu viele Blüten gleichzeitig nehmen. Oft brauchen sie auch geringere Dosen, und die Zeitintervalle beim Wechsel der einzelnen Blüten-Kombinationen sind kürzer.

Es gibt kaum etwas Eindrucksvolleres und Beglückenderes, als zu beobachten, wie einmalig und individuell Kinder reagieren, solange der Kanal zu ihrer Seele noch nicht vom »Ernst des Lebens« zugeschüttet ist. Es kann gar nicht genug betont werden, wie wichtig es ist, Kindern, gerade in dem Alter, in dem sie für logische Argumente noch nicht aufgeschlossen sind, mit Bach-Blüten zu helfen. So können sie die unvermeidlichen Wechselfälle und Enttäuschungen ihres Lebens durchstehen, ohne daß psychische Verformungen zurückbleiben.

Der Satz »Vorbeugen ist besser als Heilen« gilt hier ganz besonders. Wenn zum Beispiel die kleine agile, stets geistig wache Katrin eines Tages ungewöhnlich müde, einsilbig und geistesabwesend aus der Schule kommt, und Oma sagt: »Mal sehen, was sie für eine Krankheit ausbrütet«, sollte man es nicht bei dieser Feststellung bewenden lassen, sondern ihr gleich ein paar Tropfen Clematis eingeben und beobachten, wie sie vom Zustand des »Nicht-ganz-da-Seins« wieder zu ihrer normalen Wachheit und Agilität zurückfindet. Eine körperliche Krankheit braucht nun wahrscheinlich gar nicht »ausgebrütet« zu werden, und wenn sie dennoch auftritt, verläuft sie erfahrungsgemäß kürzer und leichter als bei ihren Schulkameradinnen.

Vielen Kindern haben die Bach-Blüten bei Schulschwierigkeiten entscheidend helfen können. Hier ein Beispiel:

Ein achtjähriger Junge war in der Schule sehr langsam und in allen Leistungen hintendran. Im Unterricht zeigte er sich introvertiert und uninteressiert. Das Verhalten gegenüber seinen Klassenkameraden war unkameradschaftlich, anmaßend und unberechenbar. Manchmal griff er Schüler und Lehrer sogar tätlich an. Die Schulleitung teilte seinen Eltern schließlich mit, daß er für die Klasse untragbar sei und in eine Sonderschule umgeschult werden müsse. Die Bach-Therapie war der letzte Versuch.

Der Behandler beobachtete den Jungen eine Weile. Er bemerkte, daß er gern mit sich selbst Schach spielte und stets drei bis vier Züge im voraus im Kopf hatte. Er gab ihm Chestnut Bud für seine Lernschwäche, die in Wirklichkeit auf seine zu starke innere Dynamik zurückzuführen war. Aufgrund der gleichen Erwägung bekam er auch Impatiens, das außerdem gegen sein unkameradschaftliches Verhalten innerhalb der Klassengemeinschaft helfen sollte, schließlich noch Mimulus gegen seine allgemein zurückgezogene Haltung.

Diese Kombination nahm er zwei Wochen lang. Seine Schulleistungen, das Interesse am Unterricht und die Beteiligung verbesserten sich über alle Erwartungen hinaus. Da er aber immer noch brutal mit seinen Klassenkameraden umging, außerdem jetzt Alpträume hatte und schlafwandelte, gab man ihm zusätzlich Holly und Aspen. Nach weiteren zwei Wochen hatte er keine Aggressionen mehr gegenüber seinen Schulkameraden, er fing sogar an, Freundschaften zu schließen. Nachts schlief er wieder ohne Störungen durch.

F. *Die Bach-Blütentherapie bei Tieren*

Tiere reagieren auf die Bach-Blüten häufig noch schneller als Menschen. Die Therapien sind sehr kurz, erfahrungsgemäß nur drei bis zehn Tage lang.

Bei einer Diagnose für Tiere geht man genauso vor wie bei der Diagnose für Menschen. Man versucht, den seelischen Zustand des Tieres zu ergründen. Man beobachtet, wie sich ein Tier fühlt. Ein Hund kann zum Beispiel ein Heather-Typ sein, der sich gern in Szene setzt und dauernd etwas zu bellen hat. Es gibt Chicory-Hunde, die ihrem Besitzer ständig auf den Fersen bleiben und Aufmerksamkeit verlangen. Katzen sind oft Water Violet-Charaktere. Mimulus hilft nervösen Katzen. Ähnlich wie Mutter und Kinder, brauchen auch »Herr und Hund« häufig die gleichen Bach-Blütenessenzen.

Bei vielen akuten Krankheitserscheinungen wie z. B. bei Unfällen, Bissen, Knochenbrüchen, Blähsucht, chronischem Erbrechen haben die Notfall-Tropfen vielen Tieren das Leben gerettet.

Man gibt vier Tropfen aus der Vorratsflasche über das Futter oder direkt ins Maul. Bei vielen Verletzungen helfen Umschläge: sechs Tropfen aus der Vorratsflasche auf einen halben Liter Wasser. Zur Not kann man verletzte Körperstellen auch direkt aus der Vorratsflasche beträufeln.

Ein amüsanter Fall von Tier-Therapie aus der Fallsammlung des englischen Bach-Centres:

Ein riesiger Bernhardiner war äußerst empfindlich gegen Schußgeräusche. Das wäre nicht so tragisch gewesen, wenn er nicht auf dem Land gelebt hätte, und zwar in der Gegend, in der viel gejagt wurde. Gegen seine Angst vor Geräuschen wurde dem Trinkwasser Mimulus zugesetzt und half hervorragend. Als kurioser Nebeneffekt passierte folgendes: Es lebten zwei Mäuse in diesem Haus, die sich nachts auf die Suche nach Futter begaben und bei dieser Gelegenheit mit dem Trinkwasser des Bernhardiners in Berührung kamen. Nach einigen Tagen erschienen die Mäuse plötzlich furchtlos mitten am Tage auf der Bildfläche, und jeder Versuch, sie zu verscheuchen, ließ sie völlig kalt. Die Hundebesitzerin berichtet, daß sie sich einer Maus bis auf 30 cm nähern konnte und laut auf sie einschalt. Als Antwort drehte sich die Maus nur um, sah die Frau ruhig an, nahm gelassen eine Brotkrume und trippelte ungerührt von dannen. Zu dieser witzigen Reaktion kam es wahrscheinlich deshalb, weil die Mäuse durch Mimulus und den in der Blütenessenz vorhandenen Alkohol »enthemmt« waren.

G. *Bach-Therapie bei Pflanzen*

Spätestens seit Tompkins Buch über »Das geheime Leben der Pflanzen« wissen wir, daß auch Pflanzen an Schock, Angst, Entmutigung, Unentschlossenheit usw. leiden können. Ereignisse wie Umtopfen, Austrocknen, Herunterfallen werden durch Blütentherapie besser von der Pflanze verkraftet. Grundsätzlich sollte in jeder Pflanzen-Kombination als Basismittel Rescue vorhanden sein und zusätzlich die weiteren Blüten, die in der jeweiligen Situation angezeigt sind.

Ungezieferbefallene Pflanzen gesunden unter Crab Apple und Agrimony, letzteres gegen das Unbehagen, das sie nicht ausdrücken können. Hornbeam gibt müden, kranken, schlaffen Pflanzen neue Kraft.

Folgende drei Kombinationen werden unter Bach-Freunden und Hobbygärtnern weitergegeben. Zehn Tropfen aus der stockbottle jeder Blütenessenz in eine große Gießkanne geben.

Wachstums-Kombination für Samen und Sämlinge:

Vine: Hilft, die harte Samenschale zu durchbrechen.
Hornbeam: Gibt zusätzliche Kraft für die Wachstumsanstrengungen.
Olive: Überwindet die durch den Keim- und Wachstumsprozeß hervorgerufene Erschöpfung.
Rescue: Gegen alle Umwelteinflüsse.

Garten-Kombination:

Crab Apple: Gegen Ungeziefer aller Art.
Walnut: Für den Übergang von einer Wachstumsphase in die nächste.
Rescue: Gegen alle Umwelteinflüsse.

Schnittblumen-Kombination:

Walnut: Für den Umgebungswechsel.
Wild Rose: Gegen apathisch hängende Köpfe, besonders im Winter.
Rescue: Gegen alle Umwelteinflüsse.

7. Kapitel

Fragen und Antworten

Frage: Kann ich, wenn ich frische Ginsterblüten esse, die gleiche Wirkung erzielen wie mit der Bach-Blüte Gorse?

Antwort: Nein. Das Essen der physischen Ginsterblüten wirkt auf den physischen Körper, zum Beispiel u. a. auf das Reizleitungssystem des Herzens. Die Blütenessenz Gorse ist feinstofflich und wirkt auf die feinstofflichen Ebenen des Menschen, hier ausgleichend auf das Gefühl der Resignation.

Frage: Ist es in jedem Fall wichtig, den eigenen seelischen Zustand bewußt zu erkennen, damit die Blüten wirken können?

Antwort: Nein. Wie die Behandlungserfolge bei »unbewußten« Kindern, Tieren und Pflanzen zeigen, genügt eine neutrale und offene Einstellung, damit sich die Wirkung entfalten kann. Trotzdem ist es immer empfehlenswert, sich nach Möglichkeit mit den Prinzipien der verordneten Blüten auch geistig auseinanderzusetzen.

Frage: Läßt sich eine Diagnose auch aufgrund von Wünschen nach den positiven Qualitäten oder transformierten Zuständen der Bach-Blüten stellen?

Antwort: Nein. Die Blüten helfen nur dann, wenn der negative Seelenzustand akut ist oder gerade akut zu werden droht. Da die Bach-Blüten nur dafür sorgen können, daß etwas, das aus dem Gleichgewicht geraten ist, wieder in Harmonie kommt, ist es sinnlos, sie einzunehmen, solange ein Zustand noch in Harmonie ist. So kann man z. B. nicht Holly einnehmen, um sich vorbeugend davor zu schützen, jemals im Leben eifersüchtig zu werden.

✳

Frage: Läßt sich die Blütentherapie auch mit anderen holistischen Methoden, z. B. Pränatal-Therapie oder Rebirthing u. ä., kombinieren?

Antwort: Wegen ihrer gemeinsamen Zielsetzung passen im Prinzip alle holistischen Methoden gut zusammen. Wegen möglicher Reaktionen ist es jedoch erfahrungsgemäß nicht immer glücklich, mit einer gezielten Bach-Blüteneinnahme zu beginnen und gleichzeitig eine zweite, stark in das Energiefeld eingreifende holistische Therapie anzufangen. Auch zur Selbstbeobachtung ist es besser, mit der zweiten Methode erst dann einzusetzen, wenn man seine Erfahrungen mit den Bach-Blüten kennt und richtig einzuschätzen weiß.

✳

Frage: Was ist der Unterschied zwischen Basismitteln und helfenden Mitteln?

Antwort: Basismittel oder Typmittel entsprechen Potentialen, die in der Charakterstruktur der Persönlichkeit angelegt sind und im Lebensverlauf in Abständen immer wieder notwendig werden können.

Helfende Mittel helfen der Persönlichkeit, zwar nicht charakteristische, aber vorübergehend akute negative Seelenzustände zu reharmonisieren: z. B. Ungeduld vor einer Reise oder kreisende Gedanken vor einem Prozeß. Alle 38 Bach-Blüten können sowohl Basismittel als auch helfende Mittel sein.

✳

Frage: Muß es im Laufe einer Bach-Therapie immer zu einer Erstreaktion, einer Intensivierung der Gefühle, kommen?

Antwort: Nein. Erstreaktionen kommen selten vor und hängen vom Charakter und von der Situation ab, in der sich der Mensch befindet. Grundsätzlich sind »Erstreaktionen« immer positiv zu bewerten, denn sie zeigen noch einmal schlaglichtartig die Problematik auf und verstärken so die Motivation zur Änderung. Beispiele:

Einer Frau, die sich vor Jahren von ihrem Mann getrennt hatte, diese Trennung aber nicht richtig akzeptiert und verarbeitet hatte, kommt nach der ersten Einnahme der Tropfen vorübergehend »alles wieder hoch«. Sie erkennt noch einmal in aller Schärfe, daß sie so etwas wie ihre frühere Ehe nicht noch einmal erleben möchte. Aufgrund dieser Entscheidung beginnt sie neue Verhaltensmuster zu entwickeln, die verhindern, daß sie sich wieder in eine ähnliche Situation hineinmanövriert.

Der Inhaber eines Verlages bekam nach der ersten Einnahme der Bach-Blüten eine heftige Grippe, die ihn zwang, zehn Tage lang im Bett zu bleiben. Genau das aber hatte er sich seit zehn Jahren nicht mehr zugestanden, weil er fürchtete, er könne seinen Betrieb nicht im Stich lassen.

Der englische Arzt Dr. Alec Forbes hat beobachtet, daß Patienten, die sehr plötzlich von Psychopharmaka auf Bach-Blüten umgestiegen waren, manchmal über Reaktionen wie Schwindel, Kopfschmerz, motorische Unruhe und Stimmungslabilität klagten. Dieses sind nach seiner Erfahrung keine Erstreaktionen auf die Bach-Blüten, sondern Entzugserscheinungen auf die zu plötzlich abgesetzten Psychopharmaka.

Frage: Was kann man tun, wenn es zu einer verstärkten Erstreaktion kommt?

Antwort: Hier hilft oft Rescue: zusätzlich einige Tage mehrmals täglich nach Bedarf einnehmen.

In ganz extremen Fällen, die allerdings selten sind, empfiehlt es sich, die Einnahme der Bach-Blüten für ein oder zwei

Tage zu unterbrechen und dann mit eventuell verringerter Dosis wieder einzusetzen. Besser ist es jedoch, die Erstreaktion, die ja eine seelische Heilkrise ist, zum eigenen Vorteil durchzustehen. Bis jetzt ist noch jede Heilkrise in kurzer Zeit vorübergegangen.

✳

Frage: Was könnte der Grund dafür sein, daß man nach regelmäßiger begeisterter Einnahme einer Blüten-Kombination ganz plötzlich von einem Tag zum anderen keine Lust mehr hat, auch nur noch einen einzigen Tropfen einzunehmen?

Antwort: Meistens ist es ein Zeichen dafür, daß die Blüten zu diesem Zeitpunkt ihre höchstmögliche Wirkung entfaltet haben. Der Zyklus ist abgelaufen. Manchen Menschen geht zu diesem Zeitpunkt ganz plötzlich das Einnahmefläschchen »verloren«, es fällt herunter und zerbricht, oder sie vergessen ganz einfach, die Tropfen einzunehmen.

✳

Frage: Was kann man tun, wenn sich nach einer gewissen Zeit die Therapie festfährt und man das Gefühl hat, nicht mehr voranzukommen?

Antwort: Edward Bach empfiehlt als »Öffner« die Blüten Holly und Wild Oat. Und zwar Holly für den mehr extravertierten, energischen Typ, Wild Oat für den eher passiven Typ. Bewährt hat sich ferner Star of Bethlehem als allgemeiner Katalysator und »Integrator der Persönlichkeit«. Kommt es bei einem Behandelten nach anfänglicher Begeisterung plötzlich zu Entmutigung und Zweifeln, gibt Gentian wieder die Überzeugung, daß sich die derzeitigen Schwierigkeiten überwinden lassen.

✳

Frage: Woran liegt es, daß jemand, der die Bach-Blüten einige Monate lang gern und mit Erfolg eingenommen hat, urplötzlich die ganze Therapie abbricht?

Antwort: Wahrscheinlich ist er durch die Therapie jetzt einem seiner wesentlichsten Probleme nahegekommen, das eine sehr einschneidende Veränderung, wie z. B. die Aufgabe einer Partnerschaft, von ihm fordern würde. Diese Veränderung kann oder will er zu diesem Zeitpunkt noch nicht in Angriff nehmen.

✳

Frage: Wirken die Bach-Blütenessenzen auf allen Kontinenten und in allen Klimazonen gleich?

Antwort: Die Erfahrung zeigt, daß in Indien, Australien und Südamerika die Blütenessenzen mit dem gleichen Erfolg wie in Europa verwendet werden. Der Grund: Die durch die Blütenessenzen angesprochenen archetypischen menschlichen Seelenkonzepte, z. B. Liebe und Haß oder Schuld und Reue, liegen auf einer übergeordneten, kollektiven, allen Menschen gemeinsamen Bewußtseinsebene.

✳

Frage: Zwei verschiedene Bach-Behandler haben mir am gleichen Tag zwei verschiedene Blüten-Kombinationen »verschrieben«. Einige Blüten darin stimmen überein, andere waren ganz anders. Ist eine von den Kombinationen falsch?

Antwort: Unter der Voraussetzung, daß beide Behandler etwa gleich qualifiziert sind, sind wahrscheinlich beide Diagnosen richtig.

Jeder Diagnoseprozeß ist eine energetische Kommunikation zwischen zwei Individuen. Daher wird jeder Diagnostizierende immer bestimmte Problem-Schwerpunkte im Charakter des anderen besonders klar wahrnehmen, und zwar diejenigen, die er selbst schon durchlebt und verarbeitet hat. In diesen kann er dem anderen am besten helfen; die entsprechenden Blüten werden empfohlen.

Da fast jeder Mensch zum gleichen Zeitpunkt mehr als

einen Problem-Schwerpunkt hat, könnten beide Diagnosen ähnlich, aber nicht identisch sein.

Es kommt allerdings auch vor, daß ein Behandler generell mehr die vordergründigen Prozesse und ein anderer mehr die unterschwelligen Probleme wahrnimmt. In diesem Fall könnten theoretisch beide Behandler zu völlig verschiedenen, trotzdem richtigen Diagnosen kommen.

Als Patient sollte man sich immer nur von *einem Behandler zur gleichen Zeit* behandeln lassen. Sonst kommt zuviel Unruhe in den energetischen Prozeß, und nichts kann sich richtig entwickeln.

✱

Frage: Zwei Frauen aus meinem Bekanntenkreis klagten über chronisches Hüsteln, das trotz langer medizinischer Behandlung seit Jahren bestand. Die erste bekam Star of Bethlehem und Chestnut Bud. Die zweite bekam vom gleichen Behandler Beech, Mimulus und Heather. Es wirken also alle fünf Blüten gegen chronisches Hüsteln?

Antwort: Grundsätzlich nein. Denn die Bach-Blüten sind ja nicht zur Heilung körperlicher Symptome, sondern zum Ausgleich disharmonischer seelischer Zustände gedacht. Indirekt kann wiederum jede Bach-Blüte gegen chronisches Hüsteln wirken, wenn der durch sie angesprochene seelische Zustand die Ursache für das Hüsteln ist.

Im Falle der ersten Frau war der Auslöser ein schockierendes Erlebnis in jüngeren Jahren (Star of Bethlehem). Aus diesem Erlebnis hatte sie aber keine Konsequenzen gezogen (Chestnut Bud). Deshalb brachte sie sich unbewußt immer wieder in ähnliche schockierende Situationen, die sie dann erneut »aushüsteln« mußte.

Die zweite Frau war einerseits sehr sensibel (Mimulus), andererseits besonders kritisch gegenüber anderen Menschen (Beech) und dabei noch sehr ich-bezogen (Heather). Die für sie unverdaulichen Tageserlebnisse mit anderen Menschen, die sie immer zu sehr auf ihre Person bezog, wurden abends wieder »abgehüstelt«.

✳

Frage: Seitdem ich die Bach-Blüten nehme, bin ich sensibler als früher, besonders reagiere ich auf atmosphärische Störungen und Wetterumschläge. Wie kommt das?

Antwort: Da Bach-Blüten zur Bewußtseinserweiterung beitragen, registriert man viele Dinge, die man früher nicht wahrgenommen hat, jetzt viel bewußter und reagiert seinem Typ entsprechend. Hinzu kommt, daß man in einer Phase von verstärkter psychischer Aktivität, in der sich innerlich vieles umstrukturiert, auch äußerlich labiler ist. Diese Phasen sind sehr wertvoll, weil sich gerade in solchen Stadien wirklich Änderungen vollziehen können. Wenn man diese labilen Zustände als positive Übergangsstadien erkennt und anerkennt, findet man automatisch auch die richtigen Mittel und Wege, um sie in den Griff zu bekommen.

Eine Bach-Blüte, die manchen Menschen bei Wetterumschwüngen hilft, ist Scleranthus.

✳

Frage: Meine Freundin benutzt die Bach-Blüten zur Behandlung trivialer, vorübergehender Wehwehchen, z. B. wenn sie morgens mit dem linken Fuß zuerst aufgestanden ist oder wenn sie gerade Schuldgefühle hat, weil sie ihrer Tochter gegenüber heftig geworden ist. Ist das sinnvoll, oder schwächt man dadurch die Wirkung der Blüten im Ernstfall ab?

Antwort: Das läßt sich nicht mit einem klaren Ja oder Nein beantworten. Denn es ist eine Frage der inneren Einstellung und des Bewußtseinsgrades, wie weit und wie oft man Hilfen für sich in Anspruch nimmt.

Grundsätzlich spricht nichts dagegen, vorübergehend auftretende negative Seelenzustände mit den Bach-Blüten wieder ins Gleichgewicht zu bringen. Bach selbst sagte: »Es ist so einfach: wenn man friert, sollte man sich etwas Warmes überziehen; ist man hungrig, sollte man etwas essen; wacht man eines Morgens auf und hat kein Selbstvertrauen, sollte man ein paar Tropfen Larch nehmen.«

✳

Frage: Man hört heute so viel von Krebs und von anderen schlimmen Krankheiten. Ich habe panische Angst, daß ich auch davon befallen werden könnte. Gibt es gegen diese Angst auch eine Bach-Blüte?

Antwort: Ja, sogar mehrere. Angst ist eine der Hauptursachen von Krankheit überhaupt. Lang andauernde Angst isoliert uns immer mehr von unserer Seele und damit von dem göttlichen Kraftstrom, der uns eine natürliche Widerstandsfähigkeit gegen Krankheiten verleiht. Zwar kann man generell sagen, daß sich wie bei allen konkreten Ängsten auch gegen Angst vor Krebs oft Mimulus bewährt hat, aber man sollte diese Angst doch nicht so isoliert betrachten, sondern eine für Ihren Charakter passende Kombination zusammenstellen und die Behandlung eine Zeitlang fortführen.

✳

Frage: Ich nehme seit einigen Wochen Bach-Blüten wegen lange bestehender depressiver Verstimmungen und innerer Spannungen. Meine Stimmung wurde besser, aber ich bekam plötzlich Hautausschlag und Ausfluß. Nun will ich die Tropfen absetzen, weil sie mir offensichtlich nicht guttun. Ist das richtig?

Antwort: Nein. Sie unterliegen einem Mißverständnis, indem Sie die Erfahrungen und Vorbehalte, die Sie im Laufe der Jahre mit herkömmlichen Medikamenten gesammelt haben, auf die Bach-Blüten übertragen.

Die Blütenessenzen wirken grundsätzlich anders als Medikamente. Sie dienen der geistigen, seelischen und auch körperlichen Reinigung und Entwicklung. Die Veränderung Ihrer Stimmungslage, der Hautausschlag und der Ausfluß zeigen, daß dieser Reinigungsprozeß auf allen Ebenen in Gang gekommen ist. Die körperlichen Reinigungserscheinungen werden, wenn Sie jetzt durchhalten, bald vorüber sein.

Bedenken Sie aber auch, daß Zustände, die sich über Jahre hinweg aufgebaut haben, nicht von heute auf morgen abgebaut werden können. Geben Sie sich Zeit und verfolgen Sie Ihren eigenen Reinigungs- und Klärungsprozeß mit Interesse und Liebe. Damit beschleunigen Sie ihn.

✳

Frage: Ich habe eine Magenkrankheit, die bei uns in der Familie liegt. Die Ärzte sagen, ich müsse damit leben. Hat es überhaupt Zweck, mit Bach-Blüten dagegen anzugehen?

Antwort: In jedem Fall. Statt allerdings »dagegen anzugehen«, können Sie mit Hilfe der Blüten jetzt dazu übergehen, sich mit dieser Krankheit auf einer anderen Ebene auseinanderzusetzen. Dabei werden Sie herausfinden, was der kranke Magen Ihnen sagen möchte, und welche Charakterschwächen bei Ihnen und in Ihrer Familie damit verbunden sind. Auch wenn bestimmte Charaktereigenschaften »in der Familie liegen«, braucht man sie nicht als naturgegeben hinzunehmen und sich damit abzufinden. Im Gegenteil, sie stellen eine Aufforderung zur Entwicklung der eigenen Persönlichkeit dar. Wenn Sie das erkannt haben, werden Sie eine andere Einstellung zu Ihrer Krankheit gewinnen, sie leichter ertragen und wahrscheinlich auch erheblich bessern können.

✳

Frage (eines Mitgliedes einer religiösen Alternativgruppe): Unser Meister sagt, es sei das Ziel, sein Ich aufzugeben, um mit der kosmischen Energie zu verschmelzen. Welchen Sinn kann es dann noch haben, mit den Bach-Blüten an seinem Charakter zu arbeiten? Ist es nicht besser, seine Fehler einfach zu ignorieren und den Geboten des Meisters zu folgen?

Antwort: Das ist ein heute sehr verbreitetes Mißverständnis. Aufgeben kann man nur etwas, das man besitzt, aber nicht etwas, das man noch gar nicht entwickelt hat. Alles, was man ignoriert, wohin man also keine bewußte Energie lenkt, kann sich nicht entwickeln, sondern nur verfestigen. Die meisten Religionen sind sich darin einig, daß unsere selbst gewählte Aufgabe auf diesem Planeten zunächst einmal darin besteht, durch Bewußtseinssteigerung und Erkennen der göttlichen Gesetze die Persönlichkeit so zu entwickeln, daß sie zu einem hochklassigen Instrument werden kann, mit dem jeder in seiner einmaligen, individuellen Weise seinen Beitrag zum Wohl des größeren Ganzen leisten kann. Durch die dabei gesammelten Erfahrungen wird sich die Persönlichkeit, bei einer positiven Grundhaltung, von selbst immer mehr verfeinern. Sie wird mehr und mehr das entwickeln, was Edward Bach Tugenden nennt.

Auf diesen Entwicklungsweg kann die Persönlichkeit zwar die Anregung von Meistern betrachten, muß aber ausschließlich ihrer eigenen inneren Gesetzmäßigkeit folgen. Denn nur über die Verbindung der eigenen verfeinerten Persönlichkeit mit der eigenen Seele ist ein echter Kontakt zu Gott möglich. Nur so kann eine »Verschmelzung mit dem Kosmos« stattfinden.

✶

Frage: In der Homöopathie werden immer wieder weitere Mittel entdeckt, die man zur Zeit Hahnemanns noch nicht kannte. Ist auch das Bach-System erweiterungsfähig?

Antwort: Nein. Edward Bach sagte kurz vor seinem Tod, daß sein System von 38 Blüten alle wesentlichen kollektiven menschlichen Seelenzustände umfasse und deshalb in sich abgeschlossen sei. Auf dieser angesprochenen Kollektivebene kann es nichts »Neues« geben. Deshalb ist das Bach-System weder erweiterungsfähig noch ergänzungsbedürftig.

✳

Frage: Ähnlich wie bei anderen feinstofflichen Methoden taucht auch im Zusammenhang mit den Bach-Blüten die unvermeidliche Frage nach dem Placebo-Effekt auf.

Antwort: Die zuverlässige Wirkung der Bach-Blüten auf »unbewußte« Tiere und Säuglinge sollte auch Skeptiker davon überzeugen, daß es sich hier nicht um Einbildung, sondern um eine, wenn auch sehr subtile Direktwirkung handelt.

✳

Frage: Beeinflußt die Schwingung der einen Flasche die andere, wenn zwei geöffnete stockbottles nebeneinander stehen?

Antwort: Nein. Es ist kein Unterschied, ob die Flaschen geöffnet oder geschlossen nebeneinander stehen.

✳

Frage: Ich habe aus Versehen die Pipette der stockbottle mit meiner Zunge berührt. Hat das eine nachteilige Wirkung auf den Inhalt der stockbottle?

Antwort: Nein. Die energetische Imprägnierung des Blüten-Konzentrats wird davon nicht beeinflußt.

✳

Frage: Manche sagen, daß man angebrochene stockbottles ohne Schwächung ihrer Wirkung immer wieder mit Brandy auffüllen kann, um sie so ewig zu benutzen. Ist das richtig?

Antwort: Nein. Hier liegt sicher ein Mißverständnis vor. Die Blüten-Konzentrate sind bei normaler Lagerung zwar unbegrenzt haltbar, aber natürlich nur in ihrer *originalen,* in sich harmonisch ausgewogenen Rezeptur.

Frage: Beim Zubereiten meiner Einnahmeflasche ist mir versehentlich ein Tropfen mehr als vorgesehen aus dem Vorratsfläschchen in die Einnahmeflasche getropft. Ist die Mischung in der Einnahmeflasche nun zu stark oder kann ich sie verwenden?

Antwort: Sie können sie verwenden. Da das Wasser in der Einnahmeflasche nur Trägersubstanz für die Blütenenergie, und bei den Bach-Blüten eine Überdosierung grundsätzlich nicht möglich ist, ist die genaue Zahl und Größe der Konzentrat-Tropfen nicht ausschlaggebend für deren Wirkung. Das beweist auch die Erfahrung, daß englisch zubereitete Blütenkombinationen (je zwei Tropfen auf eine 1-ounce- oder 30-ml-Flasche) die gleiche Wirkung zeigen, wie die nach der übersichtlichen Formel 1 : 10 (also zwei Tropfen auf eine 20-ml-Flasche) zubereiteten Blütenkombinationen.

Frage: Ich habe gehört, daß man Bach-Blütenessenzen auch nach dem Horoskop verordnen kann. Ist das richtig?

Antwort: Die pauschale Antwort auf diese pauschale Frage muß lauten: Nein. Da jeder Fall und jedes Geschehen in jedem Augenblick einmalig ist, wird eine optimale Diagnose nur in dem Moment zustande kommen, in dem sich Ratsuchender und Berater persönlich gegenübersitzen. Dagegen bleiben alle anderen Versuche Stückwerk, die oft mehr schaden als nützen können.

Frage: Mich stören die moralischen Bewertungen, die leicht mit einer Bach-Diagnose verbunden sein können. Läßt sich das nicht irgendwie neutraler sehen?

Antwort: Diese Frage hat zwei Aspekte. Sicher kann sich kein Mensch anmaßen, das Verhalten eines anderen wirklich beurteilen und bewerten zu können, denn niemand weiß, welchen inneren Gesetzen eine andere Seele folgt. Wie auch Bach sehr prägnant sagte: Etwas Schlechtes ist immer nur etwas ursprünglich Gutes am falschen Ort oder zur falschen Zeit. Das heißt aber nicht, daß man die Augen vor den offensichtlich destruktiven Charakterzügen eines anderen Menschen in lauer, sogenannter wohlwollender Neutralität verschließen sollte. Denn dieses Verhalten ist, so paradox es klingen mag, auch destruktiv. Wenn man das Leben auf diesem Planeten als einen riesigen gegenseitigen Lern- und Reifungsprozeß betrachtet, so ist jeder Mensch gefordert, die Lernprozesse, die an ihn herangetragen werden, nicht zu verweigern, sondern anzunehmen, und zwar nicht nur für sich selbst, sondern auch im Sinne des anderen Menschen und des größeren Ganzen. Das heißt auch, daß man auf das offensichtlich destruktive Verhalten eines anderen Menschen nach bestem Wissen und Gewissen engagiert reagieren muß, um ihm die Lernchance, die er damit unbewußt sucht, nicht zu verweigern.

✳

Frage: Wirken die Bach-Blütenessenzen intensiver, wenn man sie sich als Injektion verabreichen läßt?

Antwort: Nein. Da die Essenzen auf den feineren menschlichen Energieebenen wirken, würde eine Injektion in den physischen Körper keinen Vorteil bringen. Im Gegenteil. Diese vergleichsweise »brutale« Applikationsform wäre ihrer subtilen Wirkungsweise völlig wesensfremd und ist grundsätzlich abzulehnen.

✳

Frage: Lassen sich für Alkoholkranke die Bach-Blütenessenzen auch ganz ohne Alkohol herstellen?

Antwort: Soweit es das Herstellungsverfahren der Original-Konzentrate betrifft, nicht. Trotzdem kann man auf folgende Weise zu einer fast alkoholfreien Einnahme der Blütenessenzen kommen:

Bei der Herstellung der Einnahmeflasche verwendet man zur Konservierung Obstessig (statt Alkohol). Wenn man nun zwei Tropfen aus einer stockbottle in eine mit Wasser und Obstessig gefüllte 30-ml-Einnahmeflasche gibt, so hat die in der Einnahmeflasche befindliche Lösung nur noch einen Alkoholanteil von ca. 0,16 %. Zur Einnahme gibt man nun die Dosis von vier Tropfen nicht direkt auf die Zunge, sondern in ein Glas Mineralwasser oder Fruchtsaft aus dem Kühlschrank. Jetzt ist der Alkoholanteil auf ein nicht mehr meßbares Maß reduziert, darüber hinaus wird die Geschmacksempfindung durch die eisgekühlte Trinkflüssigkeit gedämpft.

*

Frage: Wo bekommt man nähere Informationen zur Bach-Blütentherapie und zu den Bach-Blütenkonzentraten?

Antwort: Die Bach-Blütenkonzentrate kann man heute in jeder Apotheke bestellen. Die Vorrats- oder Konzentratflaschen sind als komplette Sets aller 39 Mittel oder auch als Einzelflaschen lieferbar. Die Konzentrate sind außerordentlich ergiebig:

10,0 ml = ca. 130 Tropfen = Inhalt reicht für ca. 60 Einnahmeflaschen.

Bei normaler Lagerung sind diese Vorratsflaschen unbegrenzt haltbar.

Rescue gibt es auch als Creme; Rescue-Konzentrat ist in den Größen 10 ml und 20 ml erhältlich.

Alle weiteren Informationen sind unter den auf Seite 329 f. angegebenen Adressen zu erfragen.

Institute für Bach-Blütentherapie,
Forschung und Lehre,
Mechthild Scheffer

Lehrbeauftragte des Dr. Edward Bach Centre England,
für Deutschland, Österreich und die Schweiz

- Informationsservice für Interessenten
- Ausbildungsprogramm und Training für Selbst-
  anwender, Therapeuten und Fachbehandler
- Therapeutenlisten
- Vermittlung von Referenten
- Studien- und Diagnosematerial

Institut für Bach-Blütentherapie
Forschung und Lehre
Mechthild Scheffer
Dr. Edward Bach Centre, German Office

Postfach 20 25 51, D-20218 **Hamburg**
Telefon 040 / 43 25 77 10
Telefax 040 / 43 52 53
E-mail: info@bach-bluetentherapie.de

Institut für Bach-Blütentherapie
Forschung und Lehre
Mechthild Scheffer
Dr. Edward Bach Centre, Austrian Office

Börsegasse 10, A-1010 **Wien**
Telefon 01 / 533 86 40 0
Telefax 01 / 533 86 40 15
E-Mail: bach-bluetentherapie@aon.at

Institut für Bach-Blütentherapie
Forschung und Lehre
Mechthild Scheffer
Dr. Edward Bach Centre, Swiss Office

Mainaustr. 15, CH-8034 **Zürich**
Telefon 01 / 382 33 14
Telefax 01 / 382 33 19
E-Mail: bach-bluetentherapie@swissonline.ch

Anmerkungen

1 von griechisch holos = ganz

2 Die von ihm gefundenen sieben Bach-Nosoden sind ein fester Bestandteil des internationalen homöopathischen Arzneischatzes.

3 Anhänger der Homöopathie wird interessieren, daß Edward Bach seine grundlegende Philosophie bereits umrissen hatte, als er 1922 mit den Schriften Samuel Hahnemanns erstmalig in Berührung kam. Näheres über seine Persönlichkeit und sein Leben findet sich im Vorwort des Buches *Blumen, die durch die Seele heilen*, Hugendubel, München 1979. Außerdem in der Biographie von Nora Weeks: *Edward Bach: Entdecker der Blütentherapie*, Hugendubel, München 1988.

4 Umfassend dargestellt in seinem nur 59 Seiten umfassenden Hauptwerk »Heile dich selbst«, das in dem Buch *Blumen, die durch die Seele heilen* komplett enthalten ist.

5 enthalten in: *Blumen, die durch die Seele heilen*

6 Siehe S. 333

7 »Gerechtigkeit ohne Liebe macht hart. – Glaube ohne Liebe macht fanatisch. – Macht ohne Liebe macht gewalttätig. – Pflicht ohne Liebe macht verdrießlich. – Ordnung ohne Liebe macht kleinlich.« Dieses anonyme Zitat sagt es perfekt.

8 in *Blumen, die durch die Seele heilen*, S. 119.

9 Dieser Mechanismus soll am Beispiel einer anorexia mentalis (Pubertäts-Magersucht) verdeutlicht werden. Bach sagt: Die Leidende ist Sklave ihres Körpers. In diesem Fall war das Mädchen Sklave ihres starken, »habgierigen« Sexualtriebes. Weiter: Die Krankheit hindert das Ausleben dieser Wünsche und Süchte: Die Krankheit, d. h. die Weigerung zu essen, verzögert oder verhindert die Entwicklung zur Frau.

10 Ähnliches geschieht in der Musik- und Farbtherapie.

11 Nicht zu verwechseln mit dem Potenzierungsvorgang in der klassischen Homöopathie, bei dem mechanisch, mit Reiben und Schütteln, gearbeitet wird.

12 Nicht zu verwechseln mit dem chemischen Begriff »Essenz«.

13 Es gibt allerdings nur wenige glückliche Tage, an denen beides zusammenfällt: das wolkenlose, sonnige Wetter *und* der vollendete Reifezustand der Blüten.

14 Siehe Zeichnung auf Seite 32. Hier sind allerdings nur die vier für dieses Thema wichtigen Ebenen der Aura dargestellt.

15 Weder die getestete Person noch der Protokollant wissen, um welche Blütenessenz es sich jeweils handelt.

16 Hier ist natürlich keine Diagnose in der medizinischen Bedeutung des Wortes gemeint.

17 E. Berne: *Spiele der Erwachsenen,* Rowohlt Verlag.

18 Diese Erfahrungen gelten auch für den Einsatz von Testmethoden der Elektro-Akupunktur.

19 Siehe S. 334 f.

20 Eine Hilfestellung zur Selbstdiagnose bietet der in meinem Buch *Erfahrungen mit der Bach-Blütentherapie* abgedruckte Fragebogen. Hugendubel Verlag, München 1984.

21 Siehe S. 293

22 Interessant ist, daß Eichenbäume so widerstandsfähig sind, daß sie auch noch an Stellen mit so starker Erdstrahlung überleben können, an denen andere Bäume, wie z. B. Buchen, eingehen. Da solche Stellen auch besonders leicht Blitze anziehen, sagt man im Volksmund bei Gewitter: »Eichen mußt du weichen, Buchen sollst du suchen.«

23 Es ist interessant anzumerken, daß die Blüten des Sonnenröschens von besonders strahlendem Gelb sind. Gelb ist die Blütenfarbe, die die meisten Wärmestrahlen aus der Sonne speichern kann.

24 Siehe S. 333

25 Schock hier nicht zu verwechseln mit dem gleichlautenden medizinischen Begriff.

26 Interessant ist die optische Ähnlichkeit zwischen der Walnußfrucht und dem Großhirn. In der Großhirnrinde werden nach heutiger Auffassung die Entscheidungen gefällt.

27 Volksmediziner des 19. Jahrhunderts empfahlen gegen Kopfschmerzen, die mehr von den Nerven als vom Blutandrang im Gehirn herrühren, drei Tage lang drei rohe Kastanien bei sich zu tragen. Mit Erfolg.

28 Siehe S. 333

29 Der Ausdruck »to sow one's wild oats« bedeutet im volkstümlichen Englisch »sich die Hörner abstoßen«.

30 Schock hier nicht zu verwechseln mit dem gleichlautenden medizinischen Begriff.

31 Fall 3–5 aus: *Flowers to the Rescue* von Gregory Vlamis, Thorsons Publishing Group

32 Mit der Notfallkombination rettete Bach 1930 einem Fischer nach einem Sturm das Leben.

33 In England verwendet man Ein-ounce-Fläschchen (30 ml).

34 Ausnahme: aus der Rescue-stockbottle vier Tropfen (statt zwei) nehmen.

35 Siehe S. 333 f.

36 Das kann z. B. geschehen, wenn Patienten gegen ihren eigenen inneren Wunsch von wohlmeinenden Angehörigen zu einer Therapie überredet wurden.

Literaturhinweise

Mechthild Scheffer, *Die Original Bach-Blütentherapie*. Das gesamte theoretische und praktische Bach-Blütenwissen. München: Hugendubel 1999.

Das Standardwerk zur Bach-Blütentherapie mit der bisher ausführlichsten Beschreibung der 38 Bach-Blütenkonzepte sowie zusätzlichen Fragebögen, differentialdiagnostischen Vergleichen, Rezeptbausteinen, farbigen Abbildungen und Energiebildern aller 38 Bach-Blüten.

Edward Bach, *Blumen, die durch die Seele heilen:* Die wahre Ursache von Krankheit – Diagnose und Therapie, München: Hugendubel 1980.

Der Grundlagentext für Leser, die sich näher mit der Bach-Blütentherapie und ihrem Entdecker befassen möchten. Das Buch enthält die beiden von Bach hinterlassenen Originalschriften »Heal Thyself« und »The Twelve Healers and other Remedies« in deutscher Übersetzung sowie die klassischen farbigen Originalbezeichnungen der Blüten. Hier kann man Edward Bachs eigene Beschreibung aller 38 Blüten nachlesen.

Mechthild Scheffer, *Schlüssel zur Seele:* Das Arbeitsbuch zur Selbst-Diagnose mit den Bach-Blüten, München: Heyne 1998.

Das Buch baut auf dem Standardwerk *Bach-Blütentherapie. Theorie und Praxis* auf. Mit Hilfe eines Übungsprogramms zu den 38 Bach-Energien wird es dem Leser ermöglicht, sich sein persönliches Bach-Blütenprofil zu erarbeiten und die Selbst-Diagnose wesentlich zu erleichtern.

Mechthild Scheffer, *Original Bach-Blütentherapie:* Lehrbuch für die Arzt- und Naturheilpraxis, München: Urban & Fischer 1999.

Das erste offizielle Lehrbuch der Original Bach-Blütentherapie für Ärzte und Naturheilkundler. In kurzer, übersichtlicher Form werden dem Behandler alle wesentlichen Fakten der Bach-Blütentherapie vermittelt. Mit einer Tabelle zur Differentialdiagnose und über 100 Fallstudien. Es wird gezeigt, in welcher Weise sich diese Therapie auch in die Kassenpraxis integrieren läßt.

Mechthild Scheffer, *Die praktische Anwendung der Original Bach-Blütentherapie:* in Fragen und Antworten, München: Goldmann 1993.

Das praktische Nachschlagewerk für alle, die bereits eigene Erfahrungen mit den Bach-Blüten gemacht haben. Die häufigsten Fragen, die die Anwender im Umgang mit der Bach-Blütentherapie heute haben, werden präzise beantwortet.

Mechthild Scheffer, *Erfahrungen mit der Bach-Blütentherapie:* mit Fragebogen zur Selbstbestimmung der richtigen Bach-Blütenessenzen-Kombination, München: Hugendubel 1984.

In Ergänzung zu dem Standardwerk *Die Original-Bach-Blütentherapie* enthält dieses Buch die gesammelten Erfahrungen von Freunden der Bach-Blütentherapie – Ärzten, Heilpraktikern und interessierten Laien. Besonders geeignet für alle Anwender der Bach-Blüten, die an den praktischen Erfahrungen anderer interessiert sind. Mit Farbfotos, die die bioenergetische Strahlung verschiedener Bach-Blütenessenzen sichtbar machen, und einem ausführlichen Fragebogen zur Selbstdiagnose.

Mechthild Scheffer, *Selbsthilfe durch Bach-Blütentherapie:* Blumen, die durch die Seele heilen, München: Heyne 1996.

Besonders geeignet für Anfänger, enthält dieses Buch das Wesentliche aus den drei grundlegenden Werken *Blumen, die durch die Seele heilen, Bach-Blütentherapie* und *Erfahrungen mit der Bach-Blütentherapie* als Taschenbuch zusammengefaßt. Mit einem Kompaktfragebogen, der die Selbstbestimmung der aktuellen Bach-Blütenkombination ermöglicht.

Mechthild Scheffer und Wolf-Dieter Storl, *Die Seelenpflanzen des Edward Bach:* Neue Einsichten in die Bach-Blütentherapie, München: Hugendubel 1991.

Auch zweibändig als Taschenbuch erschienen:

Teil I: *Neue Einsichten in die Bach-Blütentherapie:* Vom Erbe der Blumengöttin, München: Heyne 1994.

Teil II: *Das Heilgeheimnis der Bach-Blüten:* Von der Weisheit der Pflanzenseelen, München: Heyne 1995.

Ein Buch für Leser, die einen tieferen Zugang zur Pflanzenwelt Edward Bachs suchen. Es bietet Einblick in die Hintergründe und Bedeutungszusammenhänge der Bach-Blütentherapie und enthält eine Fülle von Informationen aus pflanzenheilkundlicher, volksmedizinischer, anthroposophischer und ethnobotanischer Sicht. Neben ganzseitigen Farbfotos aller Blüten werden hier erstmals mit meditativer Kamera aufgenommene Meta-Fotos veröffentlicht, die eine völlig neue Wahrnehmungsebene der Pflanzenwelt zeigen.

Nora Weeks, *Edward Bach:* Entdecker der Bach-Blütentherapie, Sein Leben – seine Erkenntnisse, München: Hugendubel 1988.

Die Biographie über Edward Bach, geschrieben von Edward Bachs engster Mitarbeiterin, die nach seinem Tod gemeinsam mit Victor Bullen die Pflege seines Werks übernahm. Das Buch schildert den persönlichen und medizinischen Werdegang Edward Bachs und zeigt, wie er zu seiner Idee der »Heilung durch die Seele« kam. Die Entdeckung der 38 Blütenpflanzen wird ausführlich beschrieben.

Edward Bach, *Die nachgelassenen Originalschriften*, Hrsg. Judy Howard und John Ramsell, Kuratoren des Dr. Edward Bach Centre, England, München: Hugendubel 1991.

Diese Sammlung von Originalschriften aus den Archiven des englischen *Bach Centre* vermittelt ein lebendiges Bild von der Persönlichkeit Edward Bachs. Die Auswahl umfaßt z. T. in Faksimile wiedergegebene Artikel, Briefe, Fallstudien, philosophische Notizen und Vorträge. Eine Fülle von Informationen für Anwender der Bach-Blütentherapie, die sich für die Persönlichkeit ihres Entdeckers interessieren.

Mechthild Scheffer, *Bach-Blütenbilder:* für Harmonisierung, Zentrierung, Meditation, München: Hugendubel 1997.

Die 38 Blütenbilder sind in ihrer Darstellung einmalig. Als vierfarbige Blütenfotos erscheinen sie auf Karten im Format 18 x 18 cm mit ausführlicher Beschreibung im Begleitheft. Die 38 Blütenfotos der Original Bach-Blütenpflanzen wirken direkt auf unbewußte seelische Strukturen und können als Initialzündung zur persönlichen Auseinandersetzung mit den verschiedenen Bach-Prinzipien dienen.

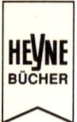

HEYNE BÜCHER

Bach-Blüten

Mechthild Scheffer
**Selbsthilfe durch
Bach-Blüten-Therapie**
08/9517 und 08/5048

Edward Bach
Die heilende Natur
08/9550

Mechthild Scheffer
Wolf-Dieter Storl
**Neue Einsichten in die
Bach-Blüten-Therapie**
08/9650

Mechthild Scheffer
Wolf-Dieter Storl
**Das Heilgeheimnis der
Bach-Blüten**
08/9659

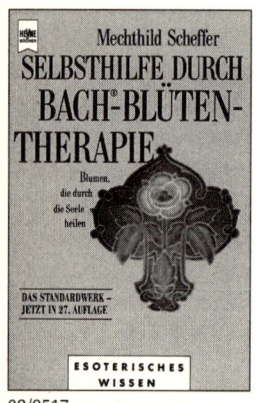

08/9517

HEYNE-TASCHENBÜCHER